肝脏疾病疑难与经典病例

第三辑

任 红 主编

科学出版社

北京

内 容 简 介

本书共包含 57 例肝脏病病例，以肝脏的常见病、多发病为重点，兼顾少见病及疑难病。内容上以完整临床病例描述为主线，以病例的临床特点及体征、症状为切入点，结合影像学和实验室检查；注重病案与学科新进展结合，并特邀数十位全国知名的肝脏病学专家主审和点评，从多角度分析和解决肝脏病相关临床问题。书中每个病例均体现了诊治过程中的临床思维和治疗原则，讨论病例的相关知识点及诊治过程中的经验和教训。

本书可供肝病科医师、研究生，以及其他相关科室医师参考。

图书在版编目（CIP）数据

肝脏疾病疑难与经典病例 . 第三辑 / 任红主编 . —北京：科学出版社，2017.11

　ISBN 978-7-03-054944-0

　Ⅰ . ①肝⋯　Ⅱ . ①任⋯　Ⅲ . ①肝疾病－病案－分析　Ⅳ . ① R575

中国版本图书馆CIP数据核字（2017）第256307号

责任编辑：沈红芬 / 责任校对：张小霞
责任印制：肖　兴 / 封面设计：黄华斌

科 学 出 版 社 出版

北京东黄城根北街16号
邮政编码:100717
http://www.sciencep.com

北京汇瑞嘉合文化发展有限公司 印刷
科学出版社发行　各地新华书店经销

*

2017年11月第　一　版　开本：787×1092　1/16
2017年11月第一次印刷　印张：17
字数：400 000

定价：108.00元
（如有印装质量问题，我社负责调换）

编 委 会

前　言

　　疑难与经典病例报道和研究是临床医师进行疾病诊断与鉴别诊断、培养思维能力的重要方式，深受临床医师的喜欢。

　　《中华肝脏病杂志》秉承求实创新、追求卓越的办刊理念，以为临床服务为宗旨，从2013年起连续5年主办的全国肝病疑难与经典病例征集与分享活动，获得全国肝病临床医生的积极响应和支持。我们现从2016年6月～2017年5月征集到的全国近千家医院的肝病医师提供的2000多份病例中，组织专家挑选出57份病例编撰而成《肝脏疾病疑难与经典病例　第三辑》，以供全国肝病专业医师参阅，也可供其他相关专业医师及医学生阅读。本书以肝脏的常见病、多发病为重点，兼顾少见病及疑难病。内容上以完整临床病例描述为主线，以病例的临床特点及体征、症状为切入点，结合影像学和实验室检查；注重病案与学科新进展结合，并特邀数十位全国知名的肝脏病学专家主审和点评，从多角度分析和解决肝脏病相关临床问题。力求用具体病例体现诊治过程中的临床思维和治疗原则，讨论病例的相关知识点及诊治过程中的体会、经验及教训。期盼能为临床医师及医学生进行疾病诊断与鉴别诊断、临床思维能力培养提供有益的实践训练。

　　由于篇幅限制和兼顾病种，同道们热情提供的不少病例只能忍痛割爱。在此，对所有提供病例的全国同道表示衷心感谢，并热情邀请和恳求你们继续提供支持与帮助，共同培育《肝脏疾病疑难与经典病例》丛书的发展。在此，我要感谢参与病例点评的各位专家，你们的点评，已成为每例经典病例的点睛之笔。同时，也要感谢正大天晴药业集团股份有限公司对本丛书出版所作出的无私奉献。

　　尽管我们有编写成一套精品经典病例丛书的愿望并尽了最大的努力，但由于疾病临床表现纷繁芜杂，临床工作永无止境，加之我们的水平和能力有限，书中疏忽、缺点甚至错误难免。因此，真诚祈盼同道和读者不吝赐教，提出宝贵意见和建议，以便《肝脏疾病疑难与经典病例》丛书日益完善。

2017年10月

目　　录

病例 1　恩替卡韦联合阿德福韦酯治疗耐药慢性乙型肝炎 2 例

关键词：肝炎，乙型，慢性；恩替卡韦；阿德福韦酯

一、病例介绍

病例 1

患者女，59 岁，为门诊随访患者，HBsAg 阳性 20 年，抗病毒治疗 12 年。患者 1996 年单位体检时发现 HBsAg 阳性，当时肝功能正常。于 2004 年 8 月出现乏力、纳差，HBeAg 阳性，肝功能生物化学指标：ALT 315U/L，AST 92U/L，结合胆红素 30.6μmol/L，HBV DNA 4.5×10^6IU/ml。诊断为"慢性乙型肝炎"，给予拉米夫定（LAM）100mg/d 口服及甘草酸二铵胶囊、水飞蓟宾胶囊保肝治疗 1 个月后肝功能恢复正常，HBV DNA<500IU/ml，停用保肝药，继续抗病毒治疗维持 1 年 3 个月，复查 HBV DNA 1.5×10^4IU/ml，肝功能正常，检测到 YMDD 变异，换用阿德福韦酯（ADV）10mg/d，治疗 6 个月后，HBV DNA 持续在 10^4IU/ml 左右，给予加用恩替卡韦（ETV）分散片联合治疗，3 个月后，HBV DNA<500IU/ml，病情稳定，门诊随访中。既往史：患者 HBsAg 阳性 20 年，否认高血压、糖尿病及其他疾病史，否认结核病、伤寒等其他传染病史。一直在上海生活，无烟酒嗜好。患者有乙型肝炎家族史。查体：神志清，皮肤、巩膜无明显黄染，肝掌（−）、蜘蛛痣（−），心肺未闻及病理性杂音，腹平软、无压痛及反跳痛，肝脾肋下未扪及，双下肢轻度水肿，扑翼样震颤（−）。

病例 2

患者男，46 岁，为门诊随访患者，HBsAg 阳性 8 年，抗病毒治疗 7 年。患者 2008 年因"腹胀、尿少 1 个月"在当地医院住院治疗，诊断为"乙型肝炎肝硬化失代偿期"，治疗 1 个月后腹水消退出院。2009 年 1 月查 HBV DNA 6.5×10^5IU/ml，予 LAM 100mg/d 抗病毒治疗，治疗 2 个月后，HBV DNA<500IU/ml，2010 年 2 月 5 日查 HBV DNA 536.9IU/ml，2010 年 7 月 23 日查 HBV DNA 3.6×10^4IU/ml，给予加用 ADV 10mg/d 联合抗病毒治疗，复查 HBV DNA 在 500～1000IU/ml 波动。2012 年 12 月 30 日查 HBV DNA 1.56×10^5IU/ml，检出 180L/M、204I 耐药突变，换用 ETV 片 +ADV 联合治疗，3 个月后 HBV DNA<500IU/ml，病情稳定，门诊随访中。既往史：患者 HBsAg 阳性 8 年，否认高血压、糖尿病及其他疾病史，否认结核病、伤寒等其他传染病史。一直在医院随访就诊，无烟酒嗜好。患者有乙型肝炎家族史。入院查体：神志清，皮肤、巩膜轻度黄染，肝掌（+）、蜘蛛痣（−），心肺未闻及病理性杂音，腹平软、无压痛及反跳痛，肝肋下未扪及，脾肋下扪及 2cm，双下肢轻度水肿，扑翼样震颤（−）。

二、诊疗体会

两个病例均为使用 LAM 后出现病毒变异，病例 1 换用 ADV 单药治疗后疗效不佳，采用 ETV 联合 ADV 后病毒学指标转阴；病例 2 使用 LAM 联合 ADV 后病毒控制不佳，采用 ETV 联合 ADV 后病毒学指标转阴。

慢性乙型肝炎是由 HBV 感染引起的一种慢性感染性疾病，全球约 20 亿人感染 HBV，其中 2.4 亿人为慢性 HBV 感染者，每年约有 65 万人死于 HBV 感染所致的肝衰竭、肝硬化和肝细胞癌。LAM 是美国批准的第一个用于治疗慢性乙型肝炎的核苷类药物，但随着 LAM 的广泛使用，已经发生基因型耐药的患者数量巨大，过去认为 YMDD 变异株的复制能力大大低于野生株，LAM 治疗后出现 YMDD 变异的患者，多数临床表现轻微。近来越来越多的报道表明，耐药后如果不采取干预，部分患者在发生 YMDD 变异后可出现血清病毒载量明显反弹，导致病情恶化，甚至最终发生肝衰竭。LAM 长期应用不但易产生病毒变异耐药，而且其耐药突变发生率随着疗程的延长而逐步升高[1]。LAM 易导致 HBV M204I/V+L180M 耐药株出现，难以实现充分病毒抑制，而 LAM 耐药的 YMDD 变异：M204I/V+rt180V/I 对 ADV 的治疗应答差，故 ADV 单药或 LAM+ADV 进行耐药后的挽救治疗，疗效较差。ADV 可使 LAM-R 导致的 M204V、L180M 位点置换的 ETV 耐药株受到不同程度抑制或者"封闭"，使 ETV 抑制 HBV 的敏感性逐渐得以恢复，重新获得对 HBV 病毒株强力抑制的能力。有研究表明，ADV 耐药不影响 ETV 的疗效。ETV 和 ADV 分别与 HBV DNA 反转录酶的天然底物三磷酸脱氧鸟嘌呤核苷及三磷酸脱氧核苷竞争，从不同位点抑制病毒反转录酶的活性，抗病毒作用明显增强，有效抑制 HBV 复制。

ETV 与 ADV 没有共同耐药通路，且抗病毒活性较 LAM 强[2]，起效迅速，适用于病情进展迅速，需要快速抑制 HBV DNA，阻止病情进展的患者。

HBV 耐药率升高目前有三种处理：换药（如对 LAM 耐药后可应用 ADV 治疗）、加药（如两种药物联合使用）及改用其他疗法（如使用干扰素）。目前认为单纯换药会使耐药出现概率大大增加。改用其他疗法还需要对患者的情况进行密切的临床观察。因此，目前广泛采用两种药物联合的方法，如 ADV 联合 LAM、ETV 联合 ADV，并注意科学用药，预防多重耐药的出现。

对于 LAM 耐药者，联用 ADV 是国内外广泛选用的方案，但近年来临床也出现 LAM 联合 ADV 治疗，仍然存在应答不佳及双重耐药问题[3]，因此 ETV 联用 ADV 现已成为有益的替代者。

三、专家点评

提供的 2 例病例，看似简单，实际上在中国病案中不少见。LAM 耐药应提倡联合替诺福韦酯（TDF）或 ADV，单纯换药以换用 TDF 为佳；LAM+ADV 耐药选用 ETV+ADV 或 ETV+TDF 是可行的；ETV 的强效低耐药可用于多数 LAM 或 LAM+ADV 耐药患者，但也有极少数多重耐药情况发生。结合该 2 例情况，建议首选 ETV 或 TDF 治疗，减少耐药发生。

作者：黄绍萍　李俊　樊贞瑜（上海市公共卫生临床中心消化科）

点评者：高志良（中山大学附属第三医院）

参 考 文 献

［1］Yuen MF，Kato T，Mizokami M，et al. Clinical outcome and virologic profiles of severe hepatitis B exacerbation due to YMDD mutations. J Hepatol，2003，39（5）：850-855.

［2］Scott LJ，KeatingGM. Entecavir：a review of its use in chronic hepatitis B. Drugs，2009，69（8）：1003-1033.

［3］Ryu HJ，Lee JM，Ahn SH，et al. Efficacy of adefovir add-on lamivudine rescue therapy compared with switching to entecavirmonotherapy in patients with lamivudine-resistant chronic hepatitis B. J Med Virol，2010，82（11）：1843-1849.

病例 2　恩替卡韦联合阿德福韦酯对拉米夫定经治耐药慢性乙型肝炎患者的临床疗效观察

关键词：肝炎，乙型，慢性；疗效；耐药；抗病毒治疗；阿德福韦酯；恩替卡韦

一、病例介绍

选择 62 例于 2012 年 1 月～2014 年 10 月在笔者所在医院治疗的慢性乙型肝炎（CHB）患者，符合以下纳入标准：① CHB 患者拉米夫定（LAM）耐药后联合阿德福韦酯（ADV）治疗半年以上，HBV DNA 仍在可测定水平以上，HBeAg 阳性、抗 -HBe 阴性；②明确存在 LAM 耐药位点；③肝功能稳定、正常；④未出现 ADV 耐药位点，按照患者意愿分为研究组和对照组，两组患者在性别构成、年龄、病毒载量等方面比较，差异无统计学意义（P 均 <0.05），具有可比性。对照组 27 例患者，继续应用原方案 LAM 100mg/d+ADV 10mg/d，研究组 35 例患者，停用原方案中的拉米夫定，换为恩替卡韦（ETV）0.5mg/d 与 ADV 联合治疗，观察期均为 1 年。疗效终点为 HBeAg 血清学转换或 HBsAg 清除。

治疗结果：① 62 例患者 LAM 初始治疗时 HBV DNA 载量最低都在 10^7 拷贝 /ml 以上，最高为 10^9 拷贝 /ml。LAM 出现耐药时 HBV DNA 载量，研究组有 2 例、对照组有 1 例为 10^5 拷贝 /ml，其余均为 10^6 拷贝 /ml。HBV DNA 突变位点为 rtM204V/I 和 rtL180M，未检测到 181 位点的变异，两组耐药位点和耐药位点数无统计学差异。② HBV DNA 基线水平在两组间无显著性差异。治疗 6 个月时两组的 HBV DNA 不可检测率开始出现显著性差异，研究组为 85.7%，对照组为 14.81%，在治疗 12 个月时研究组达到 100%，对照组为 37.04%（表 2-1）。③两组患者均为 HBeAg 阳性，在治疗 9 个月和 12 个月时，研究组的 HBeAg 转阴率分别为 42.85% 和 48.57%，显著高于对照组（表 2-2）。④在治疗 3 个月和 6 个月时，两组均无患者发生 HBeAg/ 抗 -HBe 转换，在治疗 9 个月和 12 个月时，两组均有患者出现 HBeAg/ 抗 -HBe 转换，但差异无统计学意义（表 2-3）。

表 2-1　两组 HBV DNA 不可检测率的变化比较

组别	n	HBV DNA 不可检测 ［例（%）］			
		3 个月	6 个月	9 个月	12 个月
研究组	35	5（14.28）	30（85.71）	35（100.00）	35（100.00）
对照组	27	0（0.00）	4（14.81）	7（25.93）	10（37.04）
χ^2 值	2.49	30.94	38.27	30.36	
P 值	>0.05	<0.001	<0.001	<0.001	

表 2-2　两组 HBeAg 转阴率比较

组别	n	HBeAg 转阴［例（%）］			
		3 个月	6 个月	9 个月	12 个月
研究组	35	0（0.00）	6（17.14）	15（42.86）	17（48.57）
对照组	27	0（0.00）	2（7.41）	3（11.11）	4（14.81）
χ^2 值	0.73	0.56	7.46	7.75	
P 值	>0.05	>0.05	<0.01	<0.01	

表 2-3　两组 HBeAg/ 抗 -HBe 转换率比较

组别	n	HBeAg/ 抗 -HBe 转换［例（%）］			
		3 个月	6 个月	9 个月	12 个月
研究组	35	0（0.00）	0（0.00）	1（2.86）	5（11.43）
对照组	27	0（0.00）	0（0.00）	1（3.70）	1（3.70）
χ^2 值	0.73	0.73	0.29	0.93	
P 值	>0.05	>0.05	>0.05	>0.05	

二、临床诊治思维过程

LAM 于 1998 年由美国 FDA 批准上市，是临床最早应用的抗乙肝病毒核苷类药，抗病毒疗效确切。但据文献报告，LAM 治疗 1 年的耐药率为 23%，治疗 5 年的耐药率高达 70% ～ 80%[1, 2]。所以，从 LAM 上市至今已积累了庞大的耐药群体，这部分患者的挽救治疗虽先后经历了阿德福韦的 "switch to"、"add on" 到 "加用 TDF" 的认识和实践过程，目前，LAM 加用 ADV 的联合治疗仍是拉米夫定耐药后最常选择的方案之一。基于以上考虑，本研究观察了 LAM 耐药后联合 ADV 治疗效果不佳者、改为 ETV 联合 ADV 抗病毒治疗的疗效，诊治结果分析如下。

首先，既往有研究显示，基线高病毒载量、初始治疗时 ALT 水平小于 2 倍正常值上限、治疗 24 周时的病毒学低应答与后期病毒反弹率较高相关[3]。追溯本组患者 LAM 初始治疗时，HBV DNA 载量最低为 10^7 拷贝 /ml，载量均处于一个高水平，故长期治疗易出现耐药，与文献报告一致。其次，导致 LAM 耐药的 HBV 变异位点主要是 rtL180M、rtM204I、rtM204V（本组患者未检测到 181 位点的变异）。由于 ADV 的耐药位点是 rtN236T 和 rtA181V/T，与 LAM 无交叉耐药性，所以 LAM 耐药后加用 ADV 联合治疗是挽救措施之一[4, 5]。再次，本组病例中，LAM 出现耐药时 HBV DNA 载量均为 10^5 ～ 10^6 拷贝 /ml，LAM 耐药后联合 ADV 治疗半年以上，HBV DNA 仍在可测定水平以上，提示应答不佳。但该组患者改用 ETV 联合 ADV 治疗后取得良好的疗效：治疗 6 个月和 12 个月时，研究组的 HBV DNA 不可检测率和 HBeAg 转阴率显著高于对照组。在治疗 12 个月时，研究组的 HBeAg 转换率亦高于对照组，但无统计学差异，其可能与样本量较小及疗程较短有关。最后，分析对照组疗效不佳的原因，一是病毒已经发生变异耐药，LAM 难以发挥作用；二是本组患者耐药后 HBV DNA 载量仍相对较高，而 ADV 因存在潜在的肾毒性，临床推荐的使用剂量非最佳有效剂量，故抗病毒作用较弱，疗效欠佳。

ETV 为环戊酰鸟苷类似物，在体内转化为三磷酸盐活性成分，从 3 个环节抑制 HBV 复制[1]：HBV 聚合酶的启动、前基因组 RNA 反转录为负链 DNA 及 HBV DNA 正链的

Infect Ther，2009，7（9）：1053.

［7］Lai CL，Shouval D，Lok AS，et al. Entecavir versus lamivudine for patients with HBeAg-negative chronic hepatitis B. N Engl J Med，2006，354（10）：1011.

［8］Heo J，Ahn SH，Kweon YO，et al. Entecavir plus adefovir versus adefovir plus lamivudine in hepatitis B virus e antigen-positive，lamivudine-resistant chronic hepatitis B. J Gastroenterol Hepatol，2014，29（7）：1485-1493.

［9］恩替卡韦临床应用专家共识：2014 年更新 . 中国肝脏病杂志（电子版），2014，6（1），85-90.

［10］Zeng T，Xu H，Liu JY，et al. Versus lamivudine add-on adefovir for lamivudine-resistant chronic hepatitis B：a meta-analysis. J Clin Pharmacol，2014，54（9）：959-967.

［11］慢性乙型肝炎防治指南（2015 年版）. 中国肝脏病杂志（电子版），2015，7（3）：1-18.

病例 3　序贯治疗后多药耐药换用恩替卡韦联合阿德福韦酯治疗 1 例

关键词： 肝炎，乙型；耐药；抗病毒治疗；管理

一、病例介绍

患者男，49 岁，农民，因"发现 HBsAg 阳性 10 余年，乏力、纳差、尿黄半个月"于 2013 年 5 月 12 日入院。患者于 10 年前体检发现"HBsAg 阳性"，但肝脏生化指标均"正常"。2008 年 9 月劳累后出现乏力、纳差等症状，外院检查肝功能异常，ALT 在 450～600U/L 波动，同时发现 HBV DNA 载量达 10^8 拷贝 /ml。肝脏 B 超未见明显异常。开始口服拉米夫定（LAM）100mg 每日一次抗病毒治疗，约 3 周后肝功能恢复正常，一直口服 LAM，未定期复查。抗病毒治疗约 2 年后再次出现上述症状，再次在当地医院检查肝功能提示异常、HBV DNA 阳性（约 10^6 拷贝 /ml），改用阿德福韦酯（ADV）10mg 每日一次抗病毒治疗。改服 ADV 18 个月后再次出现四肢乏力、食欲下降、尿色加深等症状半个月，转至笔者所在医院住院治疗。

既往史：除乙型肝炎外，无特殊；个人史：无特殊；家族史：母亲有 HBsAg 阳性史，无肝癌家族史。体格检查：精神差，巩膜轻度黄染，腹软，肝肋下 0.5cm、质尚软，脾肋下未触及，移动性浊音阴性。

肝脏生化指标：ALT 456U/L、AST 381U/L、TBil 73.7μmol/L；AFP 25ng/ml；PT 13s；肾功能：正常；血分析：正常。HBV 血清病毒学指标：HBsAg（＋）、HBeAg（＋）、抗 -HBe（－）、抗 -HBc（＋）；HBV DNA $3.7×10^8$ 拷贝 /ml；HBV 基因型耐药变异检测：rtM204V、rtA181V、rtN236T 变异。

腹部 B 超：肝脏光点稍粗；脾脏轻度肿大；胆囊、胰腺未见明显异常。

二、临床诊治思维过程

入院诊断为 HBeAg 阳性 CHB（中度）。这位患者出现 rtM204V、rtA181V、rtN236T 变异后病毒反弹，肝功能中度损害，所以在给予保肝治疗的同时，及时进行抗病毒挽救治疗。而换药治疗方案如何确定，挽救抗病毒治疗方案是加药还是换药？

表 3-1　CHB 抗病毒药物交叉耐药模式及通路

HBVrt 突变	敏感性水平				
	LAM	LdT	ETV	ADV	TDF
野生株	S	S	S	S	S
M204V/T	R	R	I	S	S

续表

HBVrt 突变	敏感性水平				
	LAM	LdT	ETV	ADV	TDF
L180M+M204V	R	R	I	S	S
A181T/V	I/R	R	S	R	I
N236T	S	S	S	R	I
L180M+M204V/I±I169T±V173L±M250V	R	R	R	S	S
L180M+M204V/I±T184G±S202I/G	R	R	R	S	S

注：S. 敏感；I. 中度；R. 耐药。

由表 3-1 可知，乙型肝炎主要的耐药模式有以下 5 种：① L 型核苷耐药模式，204 位点、180 位点突变，可引起 L 型核苷类药物，如 LAM 和替比夫定（LdT）耐药，进一步引起恩替卡韦耐药；②无环磷酸盐耐药模式，rt236 位点突变，rtN236T 可导致无环磷酸盐化合物 ADV 耐药，并降低替诺福韦酯（TDF）的敏感性；③共享（公共）耐药模式：rt181 位点突变，可导致 L 型核苷类药物和 ADV 耐药，并降低 TDF 的敏感性，这一模式可见于 40%ADV 治疗失败和 5%LAM 治疗失败患者；④双重耐药模式，rtA181T/V+rtN236T 位点突变，可显著降低 TDF 的抗病毒活性，导致持续的病毒血症；⑤ ETV 初治耐药模式，rtL180M+rtM204V/I+rtI169、rtT184、rtS202、rtM250 任意 1 个或多个位点突变[1, 2]。所以我们选择挽救方案：继续 ADV 10mg/d+ETV0.5mg/d 治疗，患者各项检查指标的监测结果见表 3-2。为何选择加用 ETV，rtA181V/T 变异不仅会对核苷酸类药物（ADV/TDF）耐药，也会对核苷类药物（LAM/LdT）耐药，仅对 ETV 仍可保持原有的敏感性。

表 3-2 挽救治疗后的监测结果

日期 （年 - 月 - 日）	治疗时间 （周）	HBV DNA（拷贝 /ml）	HBeAg/ 抗 -HBe	ALT（IU/L）	AST（IU/L）	TBil（μmol/L）
2013-05-12	0	3.7×10^8	+/-	456	381	73.7
2013-06-10	4	3.2×10^7	+/-	146	98	32.8
2013-08-10	12	4.2×10^3	+/-	43	30	16.8
2013-11-08	24	低于检测限	+/-	38	28	15.1
2014-02-16	36	低于检测限	+/-	38	27	14.8
2014-05-10	48	低于检测限	+/-	35	28	15.5
2015-06-02	96	低于检测限	+/-	30	25	16.4
2016-04-10	140	低于检测限	+/-	32	17	14.3

注：治疗过程中，肾功能、血磷、血钙等检测均正常。

为何未选择单独换用 TDF？ rtA181V+rtN236T 位点突变，双重耐药模式，可显著降低 TDF 的抗病毒活性，导致持续的病毒血症[3]。当然挽救治疗也可以用 TDF+ETV，但考虑当时费用太高，患者经济条件难以接受，没有采用。为何未考虑加用聚乙二醇干扰素 α(Peg-IFN-α)？首先，患者母亲为 HBV 慢性携带者，可能为母婴传播；其次年龄偏大、基线 HBV DNA 载量高；再次，对于发现核苷类似物（NAs）耐药患者，改用 Peg-IFN-α

治疗的应答率较低；最后，患者血清总胆红素高，生化学突破，为 IFN 治疗禁忌证。

随访计划[4]：①开始治疗 4 周后随访 1 次，以后每 2 ～ 3 个月随访 1 次；②第 12 周和第 24 周分析抗病毒原发性应答及早期应答；③获得完全病毒学应答，至少每 3 个月随访 1 次；④长期监测（随访内容包括乙型肝炎血清病毒标志物检测、HBV DNA 载量检测、肝肾功能检测、血磷和血钙检测等）。

三、诊疗体会

1. 不足之处

回顾此患者的治疗历程可以发现，治疗期间存在的不足：①初治使用低耐药基因屏障药物，初治选择低耐药屏障的 LAM，对于初治 CHB 患者，LAM 治疗 1 年的耐药率为 24%，治疗 5 年的耐药率高达 70%[5]；②低耐药屏障药物单药序贯治疗，增加多药耐药和交叉耐药的风险；③治疗过程中缺乏规律随访和监测，错过优化和挽救治疗时机，导致病毒性突破、生化学突破。

2. 治疗体会

影响 NAs 耐药的因素包括患者、药物及病毒因素。其中，患者因素包括患者的依从性、免疫状态、肝脏再生能力、抗病毒治疗史、体重指数等；药物因素包括抗病毒效能、耐药基因屏障、药代动力学等；病毒因素则包括病毒复制水平、肝内闭合环状 DNA、突变对病毒适应性的影响等[6]。耐药不但会导致疾病反弹，并且给后续治疗带来诸多困难。这是因为 HBV 在聚合酶区域出现的耐药模式比较复杂，多种核苷类药物之间存在一定的交叉耐药现象。因此，初治首选强效、高耐药基因屏障药物（ETV、TDF）；避免低耐药基因屏障药物单药序贯治疗；rtA181T/V 是多种 NAs 共有的原发性耐药位点，必须特别引起注意；治疗过程中的规律随访和监测对治疗效果同样重要，可以保证患者长期治疗的依从性，及时优化和挽救治疗。

四、专家点评

耐药是 NAs 长期治疗 CHB 所面临的主要问题之一。耐药可引发病毒学突破、生化学异常及肝炎发作，少数患者可出现肝功能失代偿、肝衰竭，甚至死亡。因此，耐药的预防和处理贯穿整个 NAs 抗病毒治疗过程中。

本文是一例 CHB 患者序贯使用 LAM、ADV 抗病毒治疗，出现多位点（rtM204V、rtA181V、rtN236T）耐药突变，后采用 ETV 和 ADV 联合方案，HBV 定量逐渐下降至检测值以下，肝功能恢复正常，病情稳定，从而成功实施挽救治疗的案例。通过该病例学习有以下几点启示：

（1）初治若使用低耐药基因屏障药物如 LAM，耐药发生率高，一旦发生耐药，不仅出现病毒学突破、肝功能异常，病情反复和加重，还可能给后续药物选择带来困难。因此初治时 NAs 的选择，优先选用强效低耐药的 ETV 或 TDF。

（2）单药序贯治疗是导致多药耐药发生的主要原因，因此应避免单药序贯治疗。

（3）治疗中需规范检测，定期检测 HBV DNA，评估治疗应答效果，以及时发现原发性无应答及应答不佳或病毒学突破，及时调整治疗方案，适时采用优化治疗，避免或减少耐药的发生。一旦发生病毒学突破，需要进行基因型耐药的检测，并尽早给予挽救治疗，以免发生生化学突破和病情加重。

（4）无交叉耐药的药物联合治疗（ETV+TDF 或 ETV+ADV）是目前多药耐药挽救治疗的有效措施。

作者：谢能文（南昌市第九医院肝一科）

点评者：蔺淑梅（西安交通大学第一附属医院）

参 考 文 献

［1］中华医学会肝病学分会，中华医学会感染病学分会 . 慢性乙型肝炎防治指南（2015 更新版）. 中华肝脏病杂志，2015，23（12）：888-905.

［2］European Association For The Study Of The Liver. EASL clinical practice guidelines：management of chronic hepatitis B virus infection. J Hepatol，2012，57（1）：167-185.

［3］Liaw YF，Kao JH，Piratvisuth T，et al. Asian-Pacific consensus statement on the management of chronic hepatitis B：a 2012 update. Hepatol Int，2012，6（3）：531-561.

［4］乙型肝炎病毒耐药专家委员会 . 核苷和核苷酸类药物治疗慢性乙型肝炎的耐药及其管理 . 中华肝脏病杂志，2013，5（1）：15-22.

［5］Yao GB，Zhu M，Cui ZY，et al. A 7-year study of lamivudinc therapy for hepatitis B virus e antigen-positive chronic hepatitis B patients in China. J Dig Dis，2009，10（2）：131-137.

［6］Liaw YF，Gane E，Leung N，et al. 2-year GLOBE trial results：telbivudine is superior to lamivudine in patients with chronic hepatitis B. Gastroenterology，2009，136（2）：486-495.

病例 4 育龄女性替比夫定治疗过程中发生耐药突变 1 例

关键词： 乙型肝炎，慢性；妊娠；耐药

一、病例介绍

患者女，27 岁，公司职员，其母有慢性乙型肝炎病史，自幼有乙型肝炎病史，2014 年 2 月诊断为 1 型糖尿病，开始予以优泌林（重组人胰岛素混合注射液）早 14U、中 14U、晚 14U，以及来得时（甘精胰岛素注射液）睡前 16U 治疗，血糖控制在正常范围。否认烟酒嗜好，否认输血史，否认其他药物及保健品等服用史。

患者于 2014 年 7 月自觉厌油腻，开始在瑞金医院随访，查肝功能（2014-07-10）：ALT 88IU/L，AST 225IU/L，TBil 11.8μmol/L；HBV DNA 1.59×10^5 IU/ml。予以甘草酸二铵保肝治疗。2014 年 9 月复查，肝功能（2014-09-11）：ALT 145IU/L，AST 109IU/L，TBil 10.7μmol/L；HBV DNA 8.03×10^5 IU/ml。建议抗病毒治疗，患者诉近期内有生育要求，而替诺福韦酯需自费且费用高昂，与患者充分沟通后予替比夫定抗病毒治疗。2014-11-12 患者尿妊娠试验阳性，明确妊娠 4 周。2014-11-28 复查肝功能正常，HBV DNA<500IU/ml。此后该患者定期（2～3 个月）前来随访。2015-01-16 复查 HBV DNA 1.63×10^3 IU/ml，肝功能及肌酸激酶（CK）正常。2015-04-03 复查 HBV DNA 3.54×10^3 IU/ml，肝功能及肌酸激酶正常。2015 年 9 月顺产一名婴儿，诉产前及产后检查肝功能正常。2015-12-18 随访，肝功能检测显示 ALT 367IU/L，AST 251IU/L，TBil 13.2μmol/L；HBV DNA 5.1×10^6 IU/ml。考虑替比夫定耐药，予核苷类耐药检测，同时予口服甘草酸二铵及水飞蓟素保肝降酶。2016-01-09 核苷类耐药检测结果提示替比夫定耐药。开始加用阿德福韦酯联合替比夫定抗病毒治疗，同时辅助用甘草酸二铵肠溶胶囊护肝降酶治疗。2016-03-11 检测 HBV DNA 2.91×10^4 IU/ml；肝功能检测 ALT 62IU/L，AST 44IU/L，TBil 11.3μmol/L。继续服用阿德福韦酯及替比夫定抗病毒。2016-06-15 检测 HBV DNA<500IU/ml，肝功能正常。

体格检查：神志清、精神可，查体合作，对答切题。全身皮肤、巩膜未见黄染，未见瘀点、瘀斑，浅表淋巴结未触及肿大。未见肝掌及蜘蛛痣，胸腹壁静脉未见扩张。双肺呼吸音稍粗，未闻及明显啰音。心律齐，未闻及病理性杂音。腹平软，无压痛及反跳痛，无肌卫，肝脾肋下未及，Murphy 征（-），移动性浊音（-），肠鸣音 5 次 / 分，双下肢无水肿，NS（-）。

辅助检查结果见表 4-1。

表 4-1 替比夫定治疗过程中辅助检查结果

日期 （年 - 月 - 日）	ALT（IU/L）	AST（IU/L）	TBil（μmol/L）	CK（IU/L）	HBV DNA（IU/ml）	其他
2014-07-10	88	225	11.8		1.59×10^5	大三阳，肝脾 B 超正常
2014-09-11	145	109	10.7		8.03×10^5	

续表

日期 （年-月-日）	ALT（IU/L）	AST（IU/L）	TBil（μmol/L）	CK（IU/L）	HBV DNA（IU/ml）	其他
2014-11-28	42	39	12.5	53	$<5.0 \times 10^2$	
2015-01-16	25	31	7.7	50	1.63×10^3	大三阳
2015-04-03	29	29	5.4	37	3.54×10^3	
2015-12-18	367	251	13.2	81	5.1×10^6	
2016-01-09	185	132	10.3			耐药检测提示 耐药*
2016-03-08	25	32	7.8		3.96×10^3	
2016-03-11	62	44	11.3		2.91×10^4	
2016-06-01	22	24	9.2		<500	

*核苷类耐药：替比夫定 rtL80M 变异(+)，rtM204I 变异(+)；恩替卡韦 rtM204I 变异(+)；拉米夫定 rtL180M(+)，rtM204I(+)。

二、临床诊治思维过程

1. 鉴别诊断

（1）酒精性脂肪肝：有长期饮酒史，一般超过 5 年，折合乙醇量男性 ≥ 40g/d，女性 ≥ 20g/d，或 2 周内有大量饮酒史，折合乙醇量 >80g/d[1]。该患者否认既往长期饮酒史，近期内也无大量饮酒史。此次出现急性肝炎的表现不考虑酒精性脂肪肝的可能。

（2）药物性肝损害：发病前 1 个月常有肝损药物、中药或保健品等服用史，肝功能检查可出现转氨酶升高、总胆红素升高等[2]。该患者否认药物及保健品等服用史，暂不考虑药物性肝损害。

（3）其余类型的病毒性肝炎：患者否认输血、针刺等高危因素，暂不考虑丙型肝炎。而甲、戊型肝炎多为急性经过，有不洁饮食饮水等病史，病情较轻时短期内可自愈，不会造成持续性肝损害。必要时可予以完善各项肝炎病毒指标检查以排除。该患者产检建卡中显示 HAV/HCV/HDV/HEV 均为阴性，因此也不考虑乙型肝炎以外的嗜肝病毒感染。

（4）自身免疫性肝炎：可有月经不调、关节酸痛，伴随其余系统自身免疫疾病，辅助检查可提示转氨酶、碱性磷酸酶、球蛋白等升高，该患者为年轻女性，有 1 型糖尿病，必要时可予以完善自身抗体等相关指标检查以排除。但从当前的乙型肝炎病史及随后的抗病毒疗效来看，不像自身免疫性肝炎。

2. 诊断过程及其依据

患者为育龄女性，其母有慢性乙型肝炎病史，诉自幼有慢性乙型肝炎病史。2014 年 7 月患者首次出现肝损害，虽未问及饮酒、药物等可导致肝损害的原因，但为排除 HBV 以外原因引起的肝损害，嘱清淡饮食、适当休息，并辅以保肝药治疗。2 个月后复查肝功能并未得到明显改善，结合当时患者 HBV DNA 载量较高，考虑为 HBV 活跃导致的持续肝损害。因此按照 2015 年《慢性乙型肝炎防治指南》予以抗病毒治疗，可以首选干扰素或核苷类似物。患者诉正在备孕，因此建议患者服用妊娠 B 级用药替诺福韦酯[3]或者替比夫定[4]，考虑到替诺福韦酯为自费用药，价格高昂，患者选择服用替比夫定。抗病毒

2 个月后 HBV DNA 降低至不可测，且肝功能恢复正常，抗病毒治疗效果很好。但由于替比夫定存在一定的耐药性及肌损害等不良反应[5]，嘱患者每 3～6 个月定期检查肝功能、肌酸激酶[6]、HBV 载量等指标。随后的随访中虽然肝功能正常，但病毒载量开始反弹。因患者已经怀孕，不建议加用阿德福韦酯，可考虑换用替诺福韦酯，但在笔者所在医院及妇产科医院随访中患者肝功能正常，经过与患者充分沟通后，暂时仍服用替比夫定控制病毒，直到患者顺产。患者产后 3 个月再次前来随访时发现伴随病毒载量的升高，出现肝功能受损。2016 年 1 月核苷类耐药实验提示患者有两个替比夫定位点耐药。建议换用替诺福韦酯或者加用阿德福韦酯，患者出于经济考虑，选择加用阿德福韦酯联合替比夫定抗病毒治疗。

3. 治疗及结果

该患者明确替比夫定耐药后，采用阿德福韦酯联合替比夫定抗病毒的方案治疗 2 月余，复查病毒水平已较前下降，肝功能基本恢复正常。联合治疗 5 月余时复查病毒已低于检测限，肝功能正常。这种联合抗病毒方案使患者 2 个月生化指标恢复正常，5 个月病毒转阴，目前随访患者病情控制可，治疗效果好。

三、诊疗体会

（1）该例患者是在定期体检过程中发现的肝炎发作，由此得出 HBV 携带者定期检查非常重要，多数慢性乙型肝炎急性发作者丙氨酸氨基转移酶（ALT）波动在 100～200IU/ml，但临床可以无任何症状及体征，若不定期体检，不容易及时发现病情，得不到及时治疗，容易发展成肝硬化。

（2）慢性乙型肝炎长期抗病毒治疗过程中，患者的依从性非常重要。服药过程中必须严格按照指南要求定期随访，一旦出现病毒学反弹，必须警惕耐药的可能，尤其是服用拉米夫定、阿德福韦酯、替比夫定等低耐药屏障的核苷类药。该患者依从性较好，按时在门诊随访，因此能及时发现耐药、病毒学反弹，进而密切随访，及时改变抗病毒方案，控制病毒，改善肝脏炎症。

（3）该患者初期使用替比夫定，2 个月实现病毒学转阴，肝功能基本恢复正常，可见替比夫定对该患者效果很好。按照替比夫定 RGT 路线图应该属于低耐药人群，但该患者还是出现了耐药。该患者有 1 型糖尿病，长期使用胰岛素控制血糖，且每天胰岛素总剂量约 58U，不知是否与该患者替比夫定耐药有关，但目前未见这方面的确切报道。

（4）该患者初治时即有妊娠需求，虽然替诺福韦酯为指南推荐的 B 级、强效低耐药、一线抗病毒药物，但当时替诺福韦酯仍为昂贵的自费药，而同样属妊娠 B 级的替比夫定则为医保范畴的药物，因此该患者首选替比夫定。在妊娠晚期出现 HBV 反弹，但肝功能尚在正常范围，嘱患者密切监测，必要时可予以更换替诺福韦酯。而近期随着替诺福韦酯的降价及逐步进入医保，以后在妊娠合并慢性乙型肝炎急性发作方面可能会得到更广的应用。

四、专家点评

目前优先推荐的慢性乙型肝炎的抗病毒治疗药物是聚乙二醇干扰素、恩替卡韦和替诺福韦酯。2015 年中国慢性乙型肝炎防治指南、2016 年亚太肝病学会指南、2017 年欧洲肝病学会乙型肝炎管理指南推荐替比夫定或替诺福韦酯可用于育龄期女性的抗乙型肝炎病毒治疗。

2. 鉴别诊断

（1）原发性肾小球肾炎：患者现出现尿蛋白（++）、肾小球滤过率（EGFR）低于正常值，故不排除此疾病，但患者短期内出现尿蛋白增加，且有明显的低血尿酸、低血磷，故暂不考虑该疾病。

（2）肝硬化：患者有双下肢水肿，有慢性乙型肝炎病史，故不排除该疾病。但患者辅助检查提示肾小管受损，尿蛋白（++），彩超未提示肝硬化，故暂不考虑该疾病。

（3）右心功能不全：患者有明显双下肢水肿，故不排除该疾病。右心功能不全临床表现为双下肢肿胀、腹胀、肝脾淤血肿大，甚至出现胸腔积液和腹水，但无肾功能损伤，故暂不考虑该疾病。

3. 治疗及结果

患者给予调整电解质、纠酸、补充白蛋白治疗后，症状较前明显改善。改用恩替卡韦抗病毒治疗，HBV DNA 低于检测下限。口服维生素 D_3。随访半年后，血生化指标：ALT 21IU/L、AST 17IU/L、TB 51g/L、Alb 25g/L、ALP 78IU/L、GGT 68IU/L、TBil 12.1μmol/L、DBil 5.4μmol/L、CRE 110μmol/L、UA 314μmol/L、BUN 8.1mmol/L、GLU 7.1mmol/L、K^+ 4.1mmol/L、Cl^- 107mmol/L、P 1.24mmol/L、Ca^{2+} 2.2mmol/L。尿常规：pH 6.77，比重 1.02，尿蛋白（±）、尿糖（-），患者血 K^+、Ca^{2+}、ALP 基本恢复正常，尿蛋白 152mg/24h，EGFR 基本恢复正常。

三、诊疗体会

1. 心得与收获

尿呈碱性，比重低，尿蛋白、尿糖阳性，尿钙、钾、磷、尿酸增高；血钙、磷、钾、尿酸、二氧化碳结合力降低，血氯升高，血碱性磷酸酶升高；发现骨质疏松、尿路结石，EGFR 下降，尿蛋白（++），考虑肾小管损伤所致范科尼综合征。结合患者替诺福韦酯抗病毒治疗慢性乙型肝炎用药史，故诊断为范科尼综合征。改用恩替卡韦后，并对症治疗，患者肾功能得到恢复[3-5]。

2. 经验教训

对于老年人群，尤其是伴有高血压及糖尿病者，已经出现早期肾损伤，在使用核苷类似物抗病毒治疗慢性乙型肝炎时，应考虑用药安全。恩替卡韦作为指南推荐抗病毒一线药物，安全性好，故应考虑使用。

四、专家点评

本例患者诊疗过程虽较简单，但诊断及时、处理正确，避免了更严重的不良事件发生，值得临床医师借鉴。肾小管损伤，甚至是范科尼综合征，是替诺福韦酯和阿德福韦酯较为常见的不良反应，随着核苷类似物在临床上日益广泛使用，类似报道不断增多。定期对口服核苷类似物患者进行肾及肾小管功能监测应成为临床医师的共识，一般每半年应检查一次。

作者：杨潇瑾（复旦大学附属上海市第五人民医院感染科）

点评者：毛青（陆军军医大学西南医院）

参 考 文 献

［1］刘旭辉，赵小丽，杨萱，等．河南省首例艾滋病病人替诺福韦治疗导致范可尼综合征．中国艾滋病性病，2011，（5）593-593.

［2］Atefeh Jafari，Hossein Khalili. Tenofovir-induced nephrotoxicity：incidence，mechanism，risk factors，prognosis and proposed agents for prevention. European Journal of Clinical Pharmacology，2014，（9）1029-1040.

［3］Yuen MF，Lai CL. Treatment of chronic hepatitis B：evolution over two decades. Journal of Gastroenterology and Hepatology，2011，138-143.

［4］Hassane Izzedine，Vincent Thibault，Marc Antoine Valantin，et al. Tenofovir/probenecid combination in HIV/HBV-coinfected patients：how to escape Fanconi syndrome recurrence?AIDS，2010，（7）1078-1079.

［5］Dirk Lebrecht，Ana C Venhoff，Janbernd Kirschner，et al. Mitochondrial tubulopathy in tenofovir disoproxil fumarate-treated rats. Journal of Acquired Immune Deficiency Syndromes，2009，（3）258-263.

6.8kPa，γ- 球蛋白 19.1%，明显增高，HBV 感染具体时间不详，貌似慢性乙型肝炎感染，但追问病史，3 年前患者在上海肺科医院行胸腺瘤手术前查 HBV 标志物全阴性，且经积极治疗患者肝功能恢复快，出现 HBsAg 血清学转换，HBV DNA 低于检测下限，临床治愈，最终排除慢性乙型肝炎，诊断为急性乙型肝炎。

四、专家点评

该例患者为成年期感染，急性过程，不进行抗病毒治疗是正确的。不足之处，病史及治疗过程描述不规范，既往史胸腺瘤手术描述不详细，胸腺切除后对乙型肝炎的影响未加分析。肝癌家系实际风险高危，但如果不是婴幼儿时期感染，预后相对会好一些。另外，如果抗 -HBc IgM、基因型、肝组织 cccDNA 检测到位，会对疾病描述更准确。

作者：金宏慧（上海市浦东新区南华医院肝病科）
点评者：高志良（中山大学附属第三医院）

参 考 文 献

［1］陈胜华，江金华 . 乳源县瑶族人群乙型肝炎病毒感染危险因素分析 . 中国热带医学，2015，16（6）：692-694.

［2］黎健，刘景一 . 上海市乙型肝炎病毒感染家族聚集性及感染模式研究 . 中华疾病控制杂志，2013，17（8）：681-683.

［3］Ucmak H，Faruk Kokoglu O，Celik M，et al. Intra-familial spread of hepatitis B virus infection in eastem Turkey. Epixlemiol Infeet，2007，135（8）：1338-1345.

［4］梁剑，邵晓萍 . 广东省急性乙型病毒性肝炎影响因素病例对照研究 . 华南预防医学，2017，2（43）：17-22.

病例 7　乙型肝炎肝硬化合并肾炎综合征 1 例

关键词：抗病毒耐药；乙型肝炎相关性肾病

一、病例介绍

患者男，29 岁，工人，因"发现乙型肝炎标志物阳性 12 年，反复腹胀、水肿 5 年"于 2015-10-10 由笔者所在医院门诊以"肝硬化"收住院。

病史特点：患者于 12 年前体检发现 HBsAg、HBeAg、抗 -HBc 阳性，HBV DNA 阳性，肝功能正常；5 年前开始出现腹胀、双下肢水肿，于当地医院就诊，HBsAg、HBeAg、抗 -HBc 阳性、HBV DNA 阳性，肝功能异常，血常规三系降低，腹部彩超提示肝硬化、脾大、腹水，诊断为"乙型肝炎肝硬化（失代偿期）"，给予护肝、利尿治疗；4 年前因三系降低，当地医院行脾切除术；1 年前发现尿蛋白及隐血阳性、血白蛋白 20g/L、肾功能正常，诊断为"肾炎综合征"，开始给予拉米夫定抗乙型肝炎病毒治疗；6 个月前因 HBV DNA 持续阳性、肝功能持续异常，加用阿德福韦酯联合抗病毒治疗。以上当地医院资料均未见化验单，患者依从性良好，规范化服药。

体格检查：慢性肝病面容，皮肤、巩膜无黄染，肝掌、蜘蛛痣阳性，腹壁静脉显露，移动性浊音阳性，双下肢中度凹陷性水肿，其余无阳性体征。

入院辅助检查：血常规：WBC 6.67×10^9/L，Hb 133g/L，PLT 152×10^9/L；尿常规：尿蛋白（＋），隐血（＋），其余阴性；蛋白定量 1113.7mg/24h；肝功能：ALT 344U/L、AST 473U/L、ALP 136U/L、GGT 167U/L、TBil 14.3μmol/L、DBil 7.4μmol/L、Alb 26g/L、Glob 36g/L、TBA 55μmol/L；AFP 20.5ng/ml；肾功能：CRE 42μmol/L，BUN 2.95mmol/L，UA 438μmol/L；24h 内生肌酐清除率 110ml/min；血脂：TG 2.01mmol/L，TC 5.11mmol/L；链球菌溶血素"O"试验阴性，CRP 21mg/L；凝血功能：TT 20.20s，其余正常；电解质正常；甲状腺功能未见异常；自身免疫性肝炎、ANA、ENA 抗体谱、ANCA 抗体谱均阴性；IgA 升高，IgM、IgG 正常；补体 C3、C4 水平正常；乙型肝炎标志物 HBsAg、抗 -HBe、抗 -HBc 阳性，HBV DNA 1.132×10^8IU/ml，HBV 基因耐药变异及基因分型：B型、L180M、M204V 突变；抗 -HAV、抗 -HCV、抗 -HEV、抗 -HIV 均阴性；心电图正常；腹部及泌尿系彩超：肝硬化，门静脉增宽（1.35cm），脾脏切除术后，胆囊壁毛糙，胰、双肾未见异常，泌尿系未见异常；FibroScan 36.8kPa。患者拒绝行肾活组织检查。

入院诊断：①乙型肝炎肝硬化（失代偿期），活动性；②肾炎综合征，HBV 相关性肾炎？肝硬化相关性肾炎？IgA 肾病？其他？

二、临床诊治思维过程

综合患者病情，乙型肝炎肝硬化（失代偿期）诊断明确，由于病程前期抗乙型肝炎

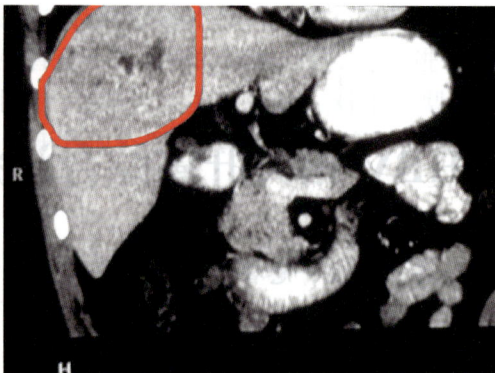

图 8-1 患者第一次 CT 检查示右肝占位

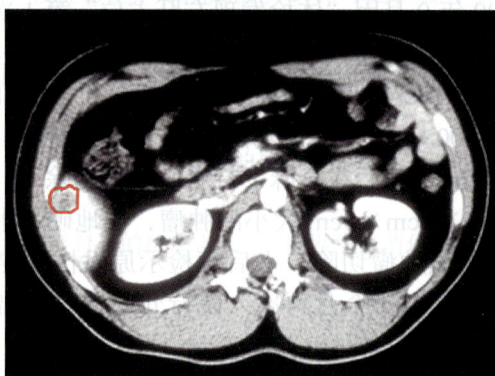

图 8-2 患者第二次 CT 检查示右肝 S6 段占位

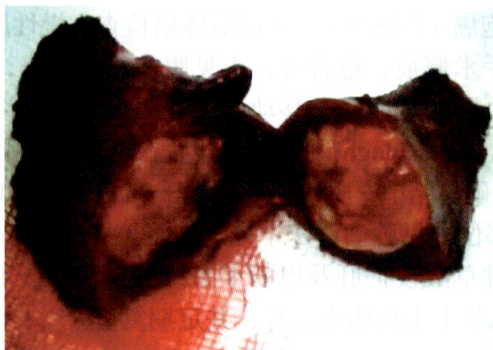

图 8-3 术中切除肝肿瘤

三、诊疗体会

1. 全程抗病毒治疗

肝细胞癌（HCC）是我国的高发恶性肿瘤之一，外科手术切除是目前最有效的治疗手段。但大量临床研究报告显示，HCC 患者根治性切除术后 5 年生存率约 50%，10 年生存率不足 30%[1]，如何有效地降低肿瘤的复发及提高肝癌的远期生存率常困惑着临床医生。HBV 感染及乙型肝炎相关性肝硬化是我国 HCC 的主要致病因素。有研究指出 HBV 复制水平和 HCC 之间有密切的关系，血清中 HBV 复制持续阳性，是导致患者肝硬化及肝癌发生、发展的主要危险因素，HBV DNA 高载量（$\geq 10^4$IU/ml）与 HCC 的发生及外科术后复发呈正相关[2]。而且有研究表明，HBV 相关性 HCC 患者接受肝切除、肝动脉灌注化疗栓塞术、射频消融术及肝移植能够激活肝炎病毒，而病毒激活可能会加重肝功能受损，甚至造成患者病死[3]。1609 例 HCC 术后随访资料：术后 1 年内出现 HBV 再激活（19.1%）；HBV DNA<10^3 拷贝/ml 组再激活率明显低于 HBV DNA $\geq 10^3$ 拷贝/ml 组（16.7% 比 29.4%，$P<0.001$）。术后 HBV 再激活的患者，肝衰竭发生率明显高于未激活组（11.8% 比 6.4%，$P=0.002$），预防性抗病毒治疗患者术后 HBV 再激活发生率明显低于未抗病毒组（4.7% 比 20.6%，$P<0.001$）[4]。目前常规抗 HBV 药物包括干扰素和 NAs。中华医学会肝病学分会和感染病学分会公布的《HBV/HCV 相关性肝细胞癌抗病毒治疗专家建议》建议选用强效低耐药、安全的 NAs 治疗。有研究显示，恩替卡韦可以延长肝切除术后总体生存期，并提高 HCC 肿瘤小于 3cm 患者的无瘤生存期。根据现有证据，相比于其他 NAs 类药物（拉米夫定、阿德福韦酯）对 HBV 相关性 HCC 患者根治治疗后的生存改善，恩替卡韦表现出显著的优越性[5]。

2. 肝癌术后复发及再发仍有可能手术治疗

《肝细胞癌外科治疗方法的选择专家共识》给出了复发性肝癌外科治疗方法的选择原则：距上次肝切除手术后 6 个月内复发的患者，原则上不考虑行再次手术切除，可采用其他外科或非外科方法治疗。距上次手术 6 个月以后复发者，外科治疗原则与首次发现肝癌时相同[6]。日本肝脏学会 2013 版《肝癌诊疗指南》指出，肝癌肝切除术后复发的治疗与首发的标准相同，肝功能良好或单发病例，仍建议手术切除。韩国肝癌研究组及韩国国立癌症中心制定的 HCC 诊疗指南则认为可考虑行补救性肝移植。因此，对于术后复发及再发者依据患者一般情况、肝脏储备功能及局部病变情况来选择外科治疗方式。目前常用的外科治疗方式包括手术切除、肝移植及射频消融术。然而肝移植因供体严重缺乏限制了其应用，手术切除仍是首选治疗方案，但是手术对患者的创伤和肝功能的影响较大，对患者肝功能的要求较高，易出现多种并发症。据报道，肝癌术后复发行再次手术机会仅为 30%[7]，射频消融提供了一种较好的治疗方式。有 Meta 分体提出，对于复发性肝癌的治疗，两种治疗方法的总体生存率无明显差异，但手术切除治疗的无瘤生存率优于射频消融。后者具有安全性相对较高、住院时间较短等优势[8]。

3. 重视术后长期终生随访

全程抗病毒治疗可以延缓肝硬化的发生及肝癌的复发，这需要患者能长期坚持服用抗病毒药物。肝癌切除术后复发，可以采用手术射频等治疗，仍有可能延长生存期。但该治疗的基础是早期发现复发，而早期发现复发的方法是定期随访。我们对该患者术后 5 年内每 3～4 个月进行 B 超、肝功能、HBV 及甲胎蛋白检查，在 B 超有疑问时行 CT 平扫及增强检查，同时督促患者坚持抗病毒治疗。

四、专家点评

该病例基本上是个成功的病例，诊断较明确，术前术后给予积极规范的抗病毒治疗，及时行外科手术切除，术后规范随访。

值得进一步商榷的是：

（1）患者是个 34 岁的年轻人，尽管目前肝癌患者有低龄化的趋势，但是大多数还是以中老年患者为主。作为一名医师不能仅仅满足于治疗和随访，而应该进一步探讨造成年轻患者发生肝癌的可能原因，遗憾的是该病例遗漏了患者的个人史、家族史等，使得医师无法了解到除了乙型肝炎之外其他可能潜在的肝癌风险因素，加以进一步防范。

（2）HBV 相关的 HCC 与 HCV 相关的 HCC 不同，即少数患者可以不经过肝硬化基础而发生肝癌，从提供的病例资料中有关术中肝脏的描述提示，该患者似乎属于此类。这种情况常与 HBV 的某些基因片段整合入宿主染色体与肝癌发生发展相关的位点，使肝细胞产生克隆性扩张，提示这种患者如果只是仅仅使用 NAs 抑制 HBV 的复制，不足以减少、防止肝癌的复发或再发，必须考虑其他的治疗手段，如聚乙二醇干扰素 α。

（3）肝癌手术治疗与 HBV 的再激活并没有直接关系，因此第一次住院，先用恩替卡韦治疗 1 周后再手术是没有根据的，换句话说，没有任何必要地延长了 1 周的住院时间。另外，在抗病毒治疗中，有少数患者在 HBV DNA 下降的过程中会出现肝炎的再燃，甚至出现严重的肝炎，该病例也没有提供此方面的任何信息。

（4）两次手术前均未提供是否排除了肝外转移，无法指导患者的后续随访治疗等。

（5）肝癌术后疗效的评估不规范。

作者：赵志坚（株洲市中心医院肝胆胰外科）

点评者：江家骥　李友炳（福建医科大学附属第一医院）

参 考 文 献

［1］Shimada K，Sano T，Sakamoto Y，et al. A long-term follow-up and mangement study of hepatocell carcinoma patients surviving for 10 years or longer after curative hepatomy. Cancer，2005，104（9）：1939-1947.

［2］Zhou JY，Zhang L，Li L，et al. High hepatitis B virus load is associated with hepatocellular carcinomas development in Chinese chronic hepatitis B patients：a case control study. Virol J，2012，9（1）：1-5.

［3］Zhong JH. Nucleos（t）ide analogue therapy for HBV-related HCC after hepatic resectio：clinical benefits and unanswered questions. Tumour Biol，2014，35（12）：12779-12784.

［4］Xu J，Liu C，Zhou L，et a1. Distinetions between clinicopathological factors and prognosis of alpha-fetoprotein negative and positive hepatocellular carcinoma patients. Asian Pacific J Cancer Prey，2012，13（2）：559-562.

［5］Schiff ER，Lee SS，Chao YC，et al. Long-term treatment with entecavir induces reversal of advanced fibrosis or cirrhosis in patients with chronic hepatitis B. Clin Gastroenterol Hepatol，2011，9（3）：274-276.

［6］中华医学会外科学分会肝脏外科学组 . 原发性肝癌外科治疗方法的选择 . 中华外科杂志，2001，39，（10）：762-763.

［7］王峰杰、陈焕伟、甄作均，等 . 腹腔镜射频消融术在治疗复杂肝细胞癌中的应用 . 中华肝脏外科手术学电子杂志，2016，5（5）：304-307.

［8］陈曦、刘鹏、张贤彬，等 . 复发性肝细胞癌再次手术切除与射频消融临床疗效比较的 Meta 分析 . 中华肝脏外科手术学电子杂志，2017，6（1）：34-39.

病例9 肝癌合并非霍奇金淋巴瘤（弥漫性大B细胞性）1例

关键词： 干细胞癌；霍奇金淋巴瘤；脾脏

一、病例介绍

患者男，49岁，个体经营者，既往体健，因7d前无意中发现左上腹部无痛性肿物于2016年4月入院。肿物约拳头大小，质硬，活动度差，无压痛，无搏动，无腹痛、腹胀，无寒战、发热，无胸闷憋气，无咳嗽咳痰，无皮肤及巩膜黄染，无皮肤瘙痒等症状，遂于当地医院就诊。行上腹增强CT示脾脏肿瘤，考虑恶性可能性大，肝内异常强化灶，考虑肿瘤可能性大，脾门区淋巴结增大，未给予特殊处理。患者自发病以来，精神好，饮食、睡眠良好，大小便无异常，体重无明显减轻，体力状况较前未见明显变化。

既往史：高血压病史1年余，平时血压130/80mmHg，最高血压180/100mmHg，未予治疗。否认心脏病、糖尿病等慢性病史，否认重大外伤、手术史，否认药物、食物过敏史，无输血史。预防接种史不详。

个人史：生于原籍，无外地久居史，否认疫区、疫水接触史，否认特殊化学品、毒物及放射线接触史。吸烟30年，40支/日。饮酒20余年，72g/d［酗酒诊断标准：有长期饮酒史，一般超过5年，折合乙醇量男性≥40g/d、女性≥20g/d；或2周内有大量饮酒史，折合乙醇量>80g/d。乙醇量换算公式为：乙醇量（g）=饮酒（ml）×乙醇含量（%）×0.80］。家族史：父亲已逝，具体死因不详，母亲体健。否认家族中有遗传病、传染病及类似病史。

腹部查体：腹平软，未见胃肠型及蠕动波，无腹壁静脉曲张，左上腹肋缘下可触及一大小约7cm×6cm的肿物，质硬，活动度差，边界欠规则，无压痛及搏动感，腹壁未触及其他异常结节；肝肋下未触及，Murphy征阴性，肝肾区无叩击痛，移动性浊音阴性，肠鸣音正常。

入院诊断：①脾脏占位性病变；②肝占位性病变；③高血压；④慢性乙型肝炎。

辅助检查：肝功能：GGT 54U/L，Alb 33.7g/L，ALT 55.9U/L，AST 47.5U/L，TG 0.74mmol/L，CRE 72μmol/L，K^+ 4.43mmol/L，IBil 6.4μmol/L，ALP 95U/L，DBil 4.1μmol/L，TBil 10.5μmol/L。凝血功能：APTT 0.89s，TT 12.9s，PTA 88.57%，APTT-R 0.89，PT-INR 1.11。血常规：WBC $4.6×10^9$/L，MON% 13%，RBC $4.42×10^{12}$/L，HCT 0.43，LYM% 37.4%，BAS% 0.2%，EOS% 3%，Hb 141g/L，PLT $101×10^9$/L，NEU% 46.4%。

感染性指标抗-HCV阴性，HCVcAg阴性，抗-HAV阴性，抗-HDV阴性，抗-HEV阴性，抗-HBe阴性，HBeAg阴性，抗-HBs阴性，HBsAg阳性，抗-HBc阳性。HBV DNA定量测定 $7.7×10^6$IU/ml。

上腹部CT平扫+增强：脾脏肿瘤，考虑恶性可能性大，肝内异常强化灶，考虑肿瘤可能性大，脾门区淋巴结增大。上腹强化磁共振提示：①肝右顶叶（Ⅶ段、Ⅷ段）多发结节病变，DWIBS信号增浓，符合多发肝脏转移瘤特征（图9-1）；②脾脏巨大肿块影，DWIBS信号增浓，符合恶性肿瘤特征，考虑脾脏肉瘤可能性大（图9-2）；③腹膜后散在轻度增大淋巴结；④脾周少量积液。胸部及其他部位影像学未见转移。

肿瘤标志物：AFP 28.33ng/ml，CA125 135.1U/ml，CA199 0.6U/ml，CEA 4.54ng/ml。

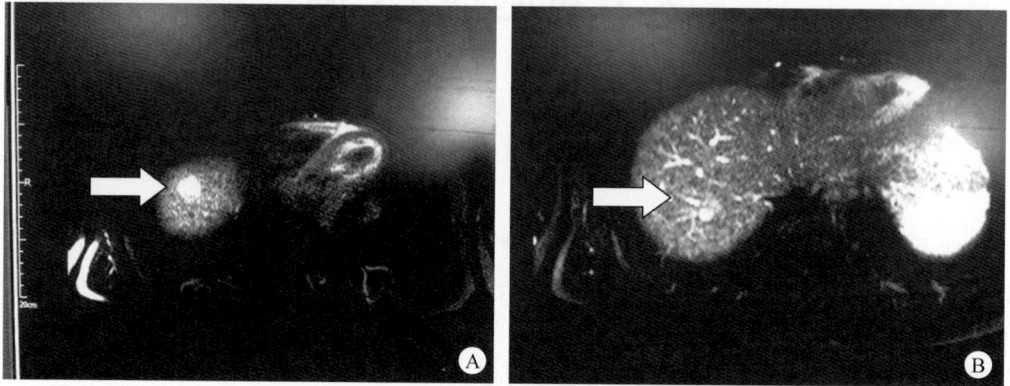

图9-1　肝右顶叶（Ⅶ段、Ⅷ段）多发结节病变，符合多发肝脏转移瘤

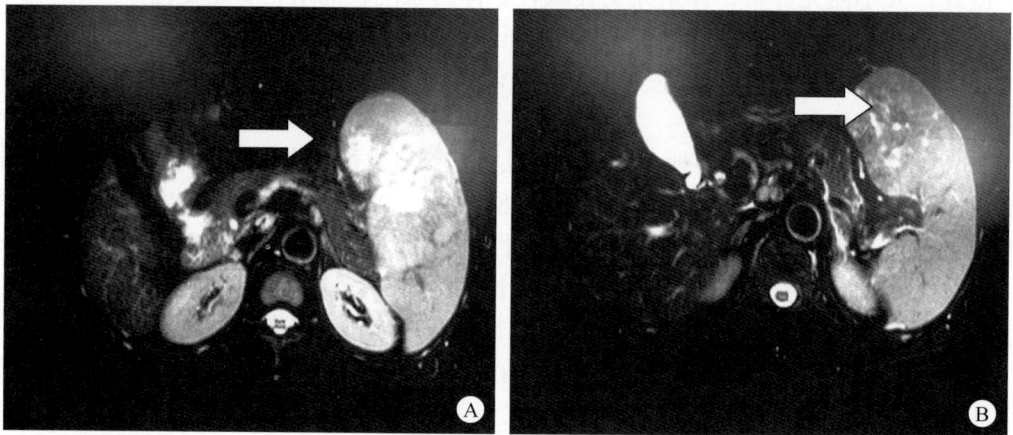

图9-2　脾脏恶性肿瘤

二、临床诊治思维过程

患者入院后完善相关检查，行上腹部强化CT及上腹部强化MRI检查。患者既往高血压病史1年，血压控制可，无其他疾病史及家族史，入院后完善血生化检查，乙型肝炎病毒五项中两项阳性，肝功能及凝血功能基本正常，血常规未见异常及脾功能亢进表现，排除手术禁忌证，存在手术指征，术前诊断考虑为脾脏恶性肿瘤并肝脏多发转移（局部）。脾脏恶性肿瘤在临床上是一种少见病，同时合并肝脏的局部转移，术前积极评估，原则是，患者无远处转移，存在一次性手术R0切除可能性就行手术切除，于2016年4月在全麻下行手术治疗。术中见：腹腔无腹水，脾脏下极肿瘤，约15cm×10cm×8cm大小，质硬，浸透胰腺体尾部，脾门可触及肿大淋巴结，肝脏呈小结节性肝硬化表现，肝脏第Ⅷ段膈

顶触及一大小约 2cm×3cm 质硬肿物，胃、肠、盆腔未发现转移，遂决定行脾脏＋胰体尾切除术＋肝脏肿瘤切除术＋术中肝脏 B 超检查术。

　　术后病理学检查：肝细胞肝癌，中等分化，最大直径 2cm。脾脏肿物结合免疫组织化学诊断：非霍奇金淋巴瘤，弥漫性 B 细胞性淋巴瘤。免疫组织化学：肝肿物 Hepatocyte（弱＋）、Glypican-3（＋）、CD34（＋）。脾脏肿物 LCA（＋）、CD20（＋）、CD3（－）、CD23（－）、Vimentin（－）、S-100（－）、EMA（－）、Hepatocyte（－）、Glypican-3（－）、CD34（－），Ki-67 阳性细胞比例占 80%（图 9-3～图 9-5）。

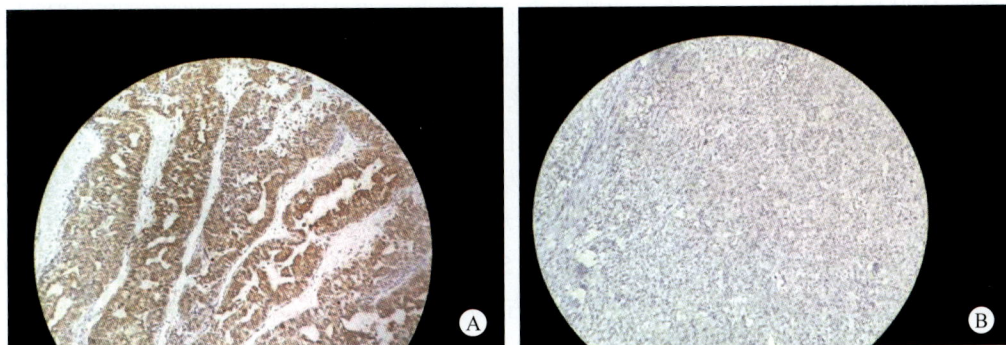

图 9-3　肝癌 Glypican-3（＋），胞质黄色为阳性（A）；脾脏肿物 Glypican-3（－）（B）

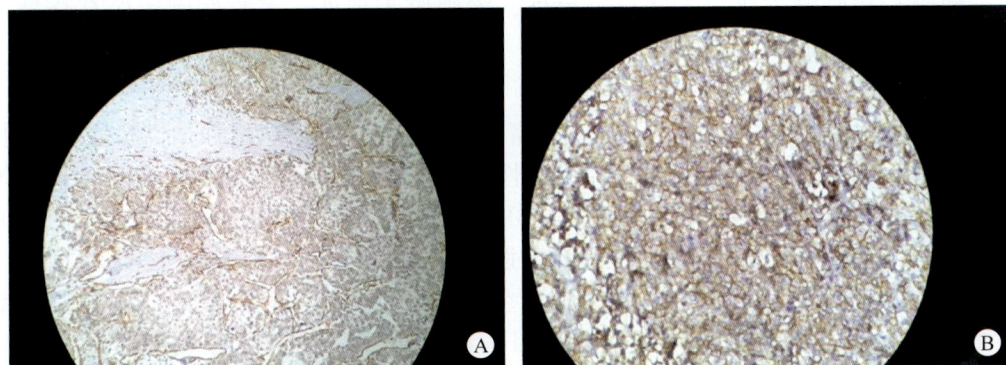

图 9-4　肝癌 CD34（＋），毛细血管内皮阳性（A）；脾脏肿瘤 LCA（＋），淋巴系统来源均阳性（B）

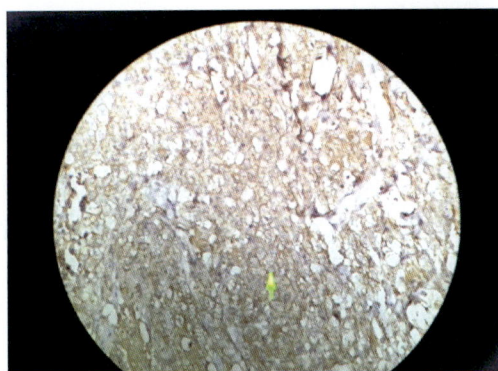

图 9-5　脾脏肿瘤免疫组织化学 CD20（＋）

鉴别诊断：

（1）脾血管肉瘤：脾脏血管肉瘤非常罕见，是由脾窦血管内皮细胞恶性增生形成的肿瘤，多发生于中老年，偶见于幼儿及青少年，恶性程度极高，预后极差。其早期症状常不典型，临床上最初的症状是左上腹闷胀不适或疼痛，有些病例由于脾脏肿瘤的迅速增大，压迫邻近胃肠道引起恶心、呕吐、腹胀、消化不良等症状。部分病例可出现贫血、白细胞减少、血小板减少等异常，晚期可出现消瘦、发热和黄疸等症状。少数病例可以由于自发性脾破裂伴腹腔出血、失血性休克就诊，急诊手术后才明确诊断。由于脾脏血窦丰富，该肿瘤极易经血行转移，多数患者在确诊前已发生转移，可转移至肝、肺、骨、脑等，部分病例可转移至消化道引起出血等症状。体检可触及肿大脾脏，有压痛，B超、CT、MR等影像学检查有助于发现病变。该患者早期症状不典型，也未予重视，至症状加重并由于肝转移出现其他一些相关症状才在检查时发现病变。

（2）脾脏淋巴瘤：脾脏淋巴瘤分为原发性和继发性两类，以继发性淋巴瘤较多见，多为非霍奇金淋巴瘤（NHL）。根据形态大体分为4种类型：脾脏均匀弥漫性增大，无肿块形成型；粟粒结节型，病灶为1～5mm大小；多发肿块型，病灶为2～10cm大小；巨块型，病灶>10cm。其中前两型占37%，后两型占27%。前两型表现为脾大，CT平扫及增强常难以发现具体病灶，或增强扫描显示脾脏内弥漫性细小结节样低密度区，后两型CT平扫显示单发或多发等密度病灶，后者肿瘤中心易坏死，形成更低密度区，增强扫描肿瘤强化多不明显。另外，除脾脏表现外，多数病例还伴有全身多处淋巴结肿大，有人认为，当病灶<1cm时，CT仅表现为脾大，病灶>1cm时方可出现局灶性低密度。

（3）脾脏恶性肿瘤的鉴别：①脾血管瘤，血管瘤边缘清楚，增强扫描病灶强化明显，延时期病灶呈等密度。②淋巴管瘤，多呈囊性水样密度病灶，边缘清楚，囊壁薄而均匀，部分有分隔，增强扫描囊壁及分隔强化。③脾错构瘤，脾内低密度实质病灶，内可见脂肪与钙化灶，边界欠清楚，增强后可有轻度强化。

患者术后恢复顺利，无相关并发症发生，并于术后第11天出院。患者为乙型肝炎病毒携带者，并伴有肝炎后肝硬化，因病毒含量高，肝功能轻微损害，术前给予抗病毒（恩替卡韦）治疗4d，术后第2天继续服抗病毒治疗，术后第10天病毒含量$1.66×10^5$IU/ml，出院后患者持续抗病毒治疗。2016年7月病毒含量低于最低检测值（表9-1），并持续抗病毒治疗至今。

出院诊断：①脾脏恶性肿瘤（非霍奇金淋巴瘤）；②原发性肝癌；③肝硬化；④慢性乙型病毒性肝炎；⑤高血压。

术后第1个月，2016年5月回院行肝动脉造影化疗栓塞术（TACE），术中检查未见肝脏肿瘤复发，介入前及介入后肝功能及血常规均正常。术后第2个月，2016年6月给予CHOP强化方案化疗，化疗期间，持续抗病毒治疗。本次治疗前后行影像学及PET检查均未见肿瘤复发及转移。术后第3个月，2016年7月上腹部强化MRI（图9-6）显示：①肝右叶胆囊水平多发结节，血供丰富，符合原发性小肝癌MRI表现；②胰腺体部后方团块影，轻度强化，建议观察随访。7月底再次行CHOP方案化疗。8月底行肝动脉造影化疗栓塞术（TACE），术中造影见肝右叶胆囊水平肿瘤结节染色，碘油沉积，行化疗栓塞。患者术前及术后肝功能及血常规正常，术后恢复顺利。

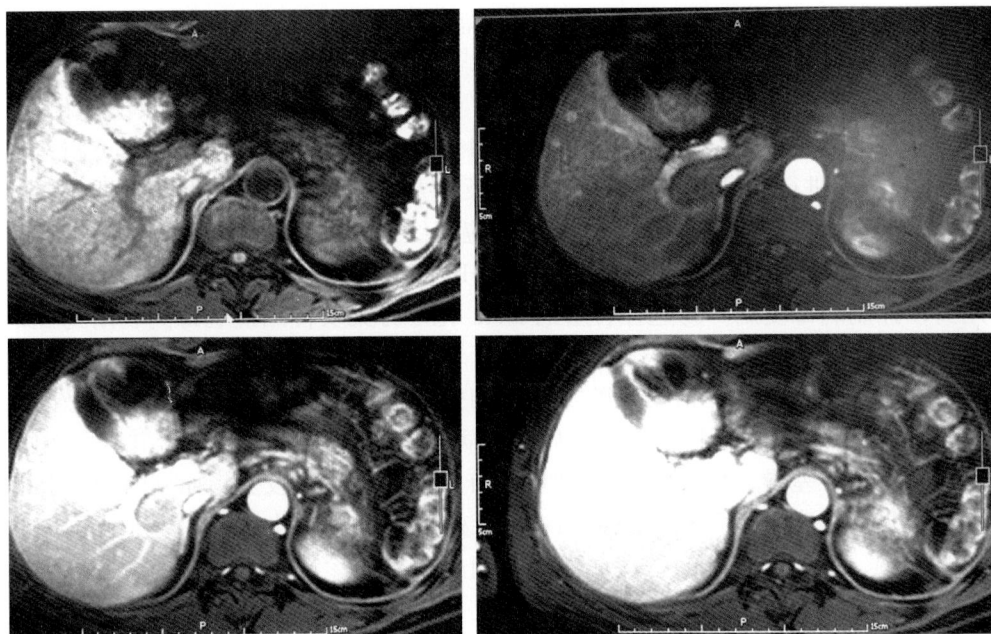

图 9-6　上腹部强化 MRI 结果

表 9-1　AFP、HBV DNA 水平在治疗期间的变化情况

指标	时间（年 - 月 - 日）			
	2016-04-12	2016-04-25	2016-05-24	2016-08-20
AFP（ng/ml）	55.9	16	17.49	36.22
HBV DNA（IU/ml）	7.7×10^6	1.6×10^6	3.28×10^3	低于检测值

目前患者病情稳定，2017 年 2 月复查上腹部强化 CT，显示肝脏肿瘤较前无明显变化，碘油沉积良好，淋巴瘤行 CHOP 方案化疗后控制良好。患者自感无不适。在恩替卡韦抗病毒治疗下，乙型肝炎病毒 DNA 持续低于检测值，影像学检查肝脏肿瘤无进展，且全身脏器未见转移及复发，效果满意。

三、诊疗体会

研究发现 NHL 患者 HBV 感染率是一般人群的 2.9 倍[1]。尤其是 B 细胞性非霍奇金淋巴瘤。HBV 存在嗜肝细胞性和嗜淋巴细胞性。HBV 也能在肝外组织中大量复制，包括淋巴结及骨髓，可导致基因突变而引起淋巴细胞过度增殖，发挥致瘤作用[2]。研究发现，50% 的患者 HCC 与 NHL 同时被诊断，而 42% 的患者先发生 NHL 后发生肝癌；近一半患者 HCC 的发生晚于 NHL[3]，这可能与肝脏的损伤修复机制更强有关，表明合并 HBV 感染的非霍奇金淋巴瘤患者仍需要定期接受肝功能、AFP、超声或 CT 等影像手段筛查肝癌。

糖皮质类固醇激素的化疗可以导致 HBV 再激活，引起肝功能损害，所以恶性淋巴瘤伴 HBV 感染的患者在选择治疗方案时，应尽量避免或减量使用激素，并选用对肝功能损害较轻的化疗药物及化疗方案[4]。对恶性淋巴瘤进行化疗前应该常规进行 HBsAg 感染指标的检测，对于已感染的患者必须在化疗前开始预防性应用抗病毒复制的药物治疗，阻止病毒的再激活，改善慢性病毒感染的恶性肿瘤患者的远期预后[5]。化疗前 HBV DNA>3×10^5 IU/ml 增加了病毒再激活的可能性[6]。

通过本例患者的治疗，总结出的经验有：①针对 HBV 相关性 HCC，采取内科抗病毒与外科手术并举的手段，治疗肝癌。②针对 HCC 和 NHL 并存的情况，可将 TACE 术与 NHL 化疗交叉进行，尽可能降低化疗不良反应及骨髓抑制，并控制糖皮质激素的使用及用量。③合并 HBV 感染者行 NHL 化疗时应继续口服抗病毒药物，预防 HBV 激活及 HCC 复发。④ HCC 术后患者定期复查 AFP、HBV DNA 以了解抗病毒治疗耐药性，及时调整用药以控制病毒复制。⑤选择合适的 NHL 化疗方案及检测抗病毒药物耐药性，必要时用替代方案。

回顾性分析本例患者，根据入院及术前相关检查，我们倾向于诊断脾脏恶性肿瘤并肝内转移。我们实行了诊断性手术，术后患者病理学检查证实为 HCC 合并脾脏 NHL。这与前期的预判存在差异，NHL 因脾脏肿块为首发症状的病例较少，而同时合并肝癌的患者更是不常见。按常理大多数医师会用一种疾病解释，然而此患者却为完全不同的两种疾病同时出现，这引起我们的重视，提醒我们在以后的诊治过程中，多一些思考，不要固化思维。

四、专家点评

该患者肝多发性占位（最大直径 2cm）伴脾巨大占位，HBV 阳性，HBV DNA>10^5 IU/ml，AFP 28.33ng/ml，因此首先诊断与鉴别诊断很重要。患者合并 HBV 阳性，MRI 为典型 HCC 表现，AFP 轻度升高，因此首先肝占位需要考虑为 HCC。而肝癌转移至脾脏非常少见，因此脾脏肿瘤也应考虑为原发性，故双原发癌不能除外。肝、脾穿刺活组织检查可获得确诊。该患者无手术禁忌证，行肝肿瘤及脾切除术，术后病理学证实为双原发癌。脾脏淋巴瘤较常见，因此影像学检查发现脾实质性占位时首先应考虑淋巴瘤可能，脾脏常见的良性肿瘤为血管瘤与淋巴管瘤，有时与淋巴瘤难以鉴别，脾穿刺活组织检查是确诊的有效方法。

作者：耿超　李世平（潍坊医学院附属医院肝胆外科）
点评者：周伟平（海军军医大学附属东方肝胆外科医院）

参 考 文 献

[1] 刘卫平,郑文,王小沛,等. 405 例非霍奇金淋巴瘤患者乙型肝炎病毒感染率分析. 中华血液学杂志, 2011, 32（8）：521-524.

[2] Anderson LA, Pfeiffer R, Warren JL, et al. Hematopoietic malignancies associated with viral and alcoholic hepatitis. Cancer Epidemiol Biomarkers Prev, 2008, 17: 3069-3075.

[3] Cocco P, Piras G, Monne M, et al. Risk of malignant lymphoma following viral hepatitis infection. Int J Hematol, 2008, 87: 474-483.

[4] Loomba R, Rowley A, Wesley R, et al. Systematic review: the effect of preventive lamivudine on hepatitis B reactivation during chemo-therapy. Ann Intern Med, 2008, 148（7）：519-528.

［5］Ferreira R，Carvalheiro J，Torres J，et al. Fatal hepatitis B reactiva-tion treated with entecavir in an isolated anti-HBs positive lympho-ma patient：a case report and literature review. Saudi J Gastroen-terol，2012，18（4）：277-281.

［6］牛建花，杨华，张琪，等 . HBsAg 阳性弥漫大 B 细胞淋巴瘤化放疗后 HBV 再激活伴肝衰竭肝移植疗效个例报告 . 中国实验血液学杂志，2014，22（4）：1005-1011.

病例 10　HIV/HBV 感染并慢加亚急性肝衰竭 1 例

关键词：乙型肝炎病毒；人类免疫缺陷病毒；肝衰竭

一、病例介绍

患者男，45 岁，自由职业者。发现 HBsAg 阳性 10 余年，未规律复查及治疗。因"乏力、纳差、尿黄 29d"入院。29d 前出现乏力、纳差、尿黄，至某医院就诊，查肝功能示"TBil 78μmol/L，ALT 800U/L"，乙型肝炎标志物提示"乙型肝炎小三阳"，门诊诊断为"慢性乙型肝炎"，遂住院治疗。住院期间总胆红素明显上升，且 HIV 确诊试验阳性，至笔者所在医院就诊前已开始拉米夫定抗 HBV 治疗 2d。个人史：有男男同性性行为史，其余无特殊。入院查体：T 36.2℃，P 75 次 / 分，R 19 次 / 分，BP 115/60mmHg。神志清，精神尚可。全身皮肤、黏膜重度黄染，可见肝掌，未见蜘蛛痣。颈软，双肺呼吸音清，未闻及干湿啰音，心界叩诊无扩大，心律齐，无杂音，腹部平坦，腹部无压痛、反跳痛及肌紧张，双下肢轻度凹陷性水肿。入院辅助检查：肝功能：ALT 161U/L，AST 69U/L，TBil 269.1μmol/L；凝血象全套：PT 26.2s，PTA 38%；HBV DNA 5.07×10^4IU/ml，$CD4^+$ T 淋巴细胞计数 568 个 /μl；HIV DNA 3.4×10^4IU/ml；腹部 CT：腹水（少量），胆囊结石，肝囊肿。

入院诊断：慢加亚急性肝衰竭，慢性乙型病毒性肝炎，HIV 感染，胆囊结石，肝囊肿。

入院后予护肝、降酶、退黄、抗 HBV（改拉米夫定为阿德福韦酯）治疗，并行单重血浆置换术 2 次，患者精神、食欲明显好转，出院回当地治疗。出院时辅助检查：ALT 26U/L，TBil 62.8μmol/L，Alb 33.0g/L，PT 17.2s，PTA 55%。已与当地疾病预防控制中心联系，出院后开始抗反转录病毒（ARV）治疗，建议方案为替诺福韦酯 + 拉米夫定 + 依非韦伦。

患者 3 个月后因"腹胀 1 周"再次入院治疗，此时其仍未开始 ARV 治疗（患者拒绝），入院体检：皮肤、巩膜轻度黄染，腹水征阳性，双下肢轻度凹陷性水肿。入院辅助检查：ALT 85U/L、AST 54U/L、TBil 42.6μmol/L、Alb 26.0g/L；PT 20.8s，PTA 50.2%；HBV DNA 8.24×10^2 IU/ml；$CD4^+$ T 淋巴细胞计数 340 个 /μl；腹部 CT 示肝硬化并腹腔积液，胆囊结石，肝囊肿。

入院诊断：乙型肝炎肝硬化失代偿，艾滋病，胆囊结石，肝囊肿。

入院后予利尿、补充白蛋白、停用阿德福韦酯，加用 ARV 治疗 [替诺福韦酯（TDF）+拉米夫定（3TC）+ 依非韦伦（EFV）]，患者腹水消退，一般情况好转。出院前检查：TBil 37.8μmol/L、Alb 38.0g/L；PT 20.8s，PTA 54%；HBV DNA<500IU/ml。

随访半年患者病情稳定，HIV 及 HBV 病毒载量均低于检测值的下限，TBil 41μmol/L、PTA 62%，$CD4^+$T 淋巴细胞计数上升至 534 个 /μl。

二、临床诊治思维过程

第一次入院时抗 HBV 药物选择：患者诊断明确，为乙型肝炎造成的慢加亚急性肝衰竭，此时应开始抗 HBV 治疗。但是患者合并有 HIV 感染，这时候根据国内外指南应该选用 ARV 治疗[1-3]，且方案应该对 HIV 及 HBV 均有效 [含有 TDF+3TC 或 TDF+ 恩曲他滨（FTC ）]。但是如果此时开始 ARV 治疗，结合我国情况，方案为 TDF+3TC+EFV 或者 TDF+3TC+ 洛匹那韦 / 利托那韦（LPV/r）。其中 TDF 及 3TC 兼有抗 HIV 及 HBV 的作用，值得注意的是 EFV 及 LPV/r 仍有加重肝损伤的可能，而患者目前已经有肝衰竭，若此时再加重肝损伤，可能造成严重后果。另外，对于 HIV/HBV 合并感染者，开始 ARV 治疗后，可能导致针对 HBV 的免疫重建炎性综合征（immune reconstitution inflammatory syndrome，IRIS），加重肝损伤。

而如果仅选用单药抗 HBV 治疗，在我国目前已有抗 HBV 的核苷（酸）类似物中，3TC、ETV、TDF 均同时有抗 HIV 及抗 HBV 的作用，单药使用时能控制 HBV 复制，但会诱发 HIV 耐药，从而造成今后 ARV 治疗失败。抗 HBV 药物中，仅对 HBV 有作用、对 HIV 无效的药物为 ADV 和替比夫定（LdT），而根据国内外指南，该两种药物在 HBV 所致肝衰竭时，不作为首选用药。

综上所述，考虑患者目前虽有肝衰竭，但其一般情况尚可，且 HBV DNA 相对较低，$CD4^+$ T 淋巴细胞计数较高。权衡利弊，我们选用了 ADV 抗 HBV 治疗，并对该患者进行了单重血浆置换术。患者治疗效果可，肝功能及 PTA 均明显好转。

第二次入院时抗 HBV 药物选择：患者在第一次出院时，肝功能已经稳定。这个时候应该尽早开始 ARV 治疗，选用对 HIV 及 HBV 均有效的方案（在当地疾病预防控制中心领药）。开始 ARV 治疗后，ADV 即可停用。但是患者并未开始 ARV 治疗，再次入院时，已经进展为肝硬化失代偿期。故我们和当地疾病预防控制中心联系，予患者 ARV 治疗，方案为 TDF+3TC+EFV，取得了满意的效果。

三、诊疗体会

1. 慢性乙型肝炎患者在开始抗 HBV 治疗前需筛查 HIV

考虑到 ARV 药物所致的肝脏损伤作用，HIV 感染者在进行 ARV 治疗前均需行肝功能、乙型肝炎标志物及丙型肝炎抗体检查。而在对慢性乙型肝炎患者行抗 HBV 治疗前，临床却很少进行 HIV 筛查，这给临床工作带来了隐患。因为 HIV 阳性人群中，HBV 感染率亦高，这些患者可能仅表现为慢性乙型肝炎活动而就诊。由于 3TC 、ETV 和 TDF 兼有抗 HBV 和 HIV 的活性，单用存在诱发 HIV 耐药风险，其中我们现在临床最常用的 ETV，如果单用于 HIV/HBV 合并感染者进行抗 HBV 治疗，可能导致 M184V 突变，从而使 HIV 对 3TC 及 FTC 耐药[4]，给今后的 ARV 治疗带来影响，故对于 HIV/HBV 合并感染的患者，应禁止使用以上三种药物中的单药治疗 HBV。EASL 指南（2012 年版）明确提出在治疗 HBV 感染之前，所有的 HBsAg 阳性患者均应进行 HIV 筛查[1]。而在实际临床工作中，很少对准备开始抗 HBV 治疗的患者进行 HIV 筛查，故该工作以后需加强。

2.HIV 合并 HBV 感染者抗病毒药物及时机的选择

国内外的指南均认为对于需要进行抗 HIV 或 HBV 治疗的患者，应该开始 ARV 治疗，方案应包括 TDF+3TC 或 TDF+FTC[1-3]，该建议意味着只要两者其一需要治疗时，就应该选用对 HIV 及 HBV 均有效的 ARV 方案进行治疗。但是对于合并 HIV/HBV 感染的慢加急 / 亚急性肝衰竭患者，未特殊说明。而对于慢加急 / 亚急性肝衰竭患者，如果开始 ARV 治疗，方案中除 TDF+3TC 外的 EFV 或 LPV/r 仍有加重肝损伤的可能。且 ARV 治疗后，可能造成针对 HBV 的 IRIS，加重肝损伤，特别是在开始 ARV 治疗后的 6～12 周内[5]。故对 HIV/HBV 合并感染的慢加急 / 亚急性肝衰竭患者，此时选择 ARV 治疗存在较大风险。有研究表明，对于 HIV/HBV 合并感染者，在 CD4+ T 淋巴细胞计数 >500 个 /μl 时，仅仅需要抗 HBV 治疗时，可以选用长效干扰素、ADV 或者 LdT 抗 HBV 治疗[6]。而 EASL 指南（2012 年版）建议由于 ADV 及 LdT 耐药屏障低，如果选择这两种药物抗 HBV 治疗 1 年，HBV 病毒载量未降低到可检测水平以下时，需要考虑 ARV 治疗[1]。

根据笔者所在科室临床经验，我们初步认为对于 HIV/HBV 合并感染时，如果肝功能正常或者仅为轻度或中度肝损伤时，可以开始 ARV 治疗，方案应包括 TDF+3TC。而当患者存在重度肝损伤或者慢加急 / 亚急性肝衰竭的时候，先行抗 HBV 治疗（此时选用仅对 HBV 有效的 ADV 或者 LdT），待患者肝功能及凝血功能好转后，再选择对 HIV 及 HBV 均有效的 ARV 方案。以上是我们的经验，在未来需要积累更多的病例进一步研究。

四、专家点评

HIV/HBV 合并感染患者治疗药物的选择需结合 HIV 及 HBV 感染的状况。我国 2015 年版《慢性乙型肝炎防治指南》推荐：对于 HBV 合并 HIV 感染者，若 CD4+ T 淋巴细胞 ≤ 500 个 /μl，无论 CHB 处于何种阶段，均应开始针对艾滋病的联合抗病毒治疗（ART），优先选用含有 TDF 加 LAM，或 TDF 加 FTC 方案。2015 版《艾滋病诊疗指南》指出：当患者需要抗 HBV 治疗时，无论其 CD4+ T 淋巴细胞计数高低，建议尽早开始高效联合抗反转录病毒治疗（HAART）。为避免 HBV 相关的 IRIS 的发生和避免单用核苷类所致耐药问题，HIV/HBV 合并感染者的 HAART 方案核苷类药物选择推荐 TDF+3TC（FTC）。治疗过程中需要每 3～6 个月监测 HBV DNA（定量）。如因为肾功能不全而不能使用 TDF，HAART 方案需加用恩替卡韦。

该例报道在 HIV/HBV 合并感染出现慢加急性肝衰竭时，CD4+ T 淋巴细胞计数 568 个 /μl，HBV DNA 5.07×10⁴IU/ml，HIV RNA 3.4×10⁴IU/ml，肾功能未见异常，依照上述指南，可选用 TDF+3TC 或 FTC 治疗。作者考虑到安全性，单药应用的耐药性，先选择 ADV 抗 HBV 治疗。3 个月后患者出现失代偿期肝硬化，HBV DNA 8.24×10²IU/ml；CD4+ T 淋巴细胞计数 340 个 /μl；予以更换 ADV 为 TDF+3TC+EFV，取得满意效果。提示在免疫功能低下的患者，应选择合适的时机、合适的药物进行抗 HIV/HBV 治疗，以免疾病进展、预后不佳。

作者：梁科　熊勇　高世成（武汉大学中南医院感染科）

点评者：南月敏（河北医科大学第三医院）

参 考 文 献

［1］Liver EAftSot. EASL clinical practice guidelines：management of chronic hepatitis B virus infection. Journal of Hepatology，2012，57（1）：167-185.

［2］Department of Health and Human Services. Guidelines for Prevention and Treatment of Opportunistic Infections in HIV-Infected Adults and Adolescents. 2016.

［3］中华医学会肝病学分会、中华医学会感染病分会 . 慢性乙型肝炎防治指南（2015 年版）. 中国肝病学杂志，2015，7（3）：1-18.

［4］McMahon MA，Jilek BL，Brennan TP，et al. The HBV drug entecavir-effects on HIV-1 replication and resistance. The New England Journal of Medicine，2007，356（25）：2614-2621.

［5］Crane M，Oliver B，Matthews G，et al. Immunopathogenesis of hepatic flare in HIV/hepatitis B virus （HBV）-coinfected individuals after the initiation of HBV-active antiretroviral therapy. The Journal of Infectious Diseases，2009，199（7）：974-981.

［6］Rockstroh JK，Bhagani S，Benhamou Y，et al. European AIDS Clinical Society（EACS）guidelines for the clinical management and treatment of chronic hepatitis B and C coinfection in HIV-infected adults. HIV Medicine，2008，9（2）：82-88.

病例 11 弥漫性大 B 细胞淋巴瘤化疗后 HBV 再激活治疗 1 例

关键词：肝炎病毒，乙型；药物疗法，联合；非霍奇金淋巴瘤；抗病毒治疗

一、病例介绍

患者男，58 岁，因"颈部淋巴结肿大 1 月余"于 2013-03-19 入院。查体：右侧锁骨上可触及 3cm×3cm 大小淋巴结团，右侧腋窝可触及 1 个肿大淋巴结，1cm×1cm 大小，质韧，无压痛，活动度一般，心、肺、腹部体检无明显异常。既往史：1998 年体检发现 HBsAg（＋）、抗 -HBs（－）、HBeAg（－）、抗 -HBe（＋）、抗 -HBc（＋），转氨酶正常，未查 HBV DNA，未行抗病毒治疗。

入院后行增强 CT 检查提示：右肺门、纵隔、右侧腋窝淋巴结肿大，肝、胆、脾、胰、双肾及腹腔淋巴结未见异常。乙型肝炎病毒血清标志物：HBsAg（＋）、抗 -HBs（－）、HBeAg（－）、抗 -HBe（＋）、抗 -HBc（＋），转氨酶正常，HBV DNA<10^3 拷贝 /ml。行手术活组织病理学检查，确诊为：非霍奇金淋巴瘤（NHL），弥漫性大 B 细胞性，Ⅱ 期。于 2013-04-02 开始用"R-CHOP"方案（利妥昔单抗＋环磷酰胺＋多柔比星＋长春新碱＋泼尼松）全身化疗，因当时患者拒绝及医生认识的局限性，未行预防性抗病毒治疗。2013-04-18 开始出现乏力、厌食，予以对症支持治疗效果不佳，复查血象提示无骨髓抑制。肝功能检测结果：ALT 241U/L，AST 127U/L，无黄疸。诊断考虑药物性肝炎，予以硫普罗宁 0.2g 每日一次，静脉滴注。2 周后，症状无明显好转，并出现黄疸，复查肝功能：TBil 55μmol/L，DBil 26μmol/L，IBil 29μmol/L，ALT 380U/L，AST 201U/L。

遂请肝病科会诊，进一步复查 HBV DNA 为 10^5 拷贝 /ml，更新诊断为"乙型病毒性肝炎再激活"。予以恩替卡韦 0.5mg 每日一次口服，异甘草酸镁针 200mg 每日一次静脉滴注，化疗推迟。治疗 3 周后复查肝功能提示恢复正常，1 个月后复查 HBV DNA<10^3 拷贝 /ml，继续开始"R-CHOP"方案全身化疗，同时继续口服恩替卡韦，间断使用异甘草酸镁针、甘草酸二铵、硫普罗宁等保肝药物治疗，2014-02 结束全部化疗疗程，患者肿瘤完全缓解，期间未再出现肝功能明显异常。两次复查 HBV DNA<10^3 拷贝 /ml。嘱患者口服恩替卡韦 2 年，目前复诊病情稳定。

二、临床诊治思维过程

该病例"弥漫性大 B 细胞淋巴瘤，HBsAg 携带者"诊断明确，化疗方案的选择是得当的。化疗前我们也曾经向患者提出需要行预防性抗 HBV 治疗，但患者由于家庭经济原因及对化疗后 HBV 再激活的认识不够深刻，没有坚持抗乙肝病毒治疗。当化疗后患者出现了一系列症状时我们的诊治思维过程如下：

（1）化疗后不良反应：化疗药有细胞毒性，因其选择性是有限的，在杀伤肿瘤细胞的同时，也会对正常组织细胞带来伤害。常见的不良反应包括：厌食、恶心、呕吐、腹泻、乏力、骨髓抑制、肝肾功能损害及脱发等。化疗后患者出现乏力、厌食时，按照思维惯例，我们首先考虑化疗不良反应。特别是对于淋巴瘤患者，一般采用较强的化疗方案，不良反应更明显，常在化疗后 1 ～ 2 周出现。所以，最初就按照化疗不良反应来进行处理，血分析结果显示造血功能未抑制，予以止吐、抗酸、饮食调节及中医中药治疗，但疗效不理想。

（2）药物性肝炎：这时我们进一步检查了肝功能，发现肝功能受损。首先想到的是药物性肝炎，因为很多化疗药物都会引起肝功能损伤，我们用的 R-CHOP 方案中的多柔比星和环磷酰胺均有明显的肝毒性。HBsAg 阳性且 HBV DNA 升高的患者易出现重症药物性肝炎，而且 HBsAg 阳性患者更易出现药物性肝炎[1]。药物性肝炎可以表现为目前所知任何类型急性或慢性肝脏疾病，其中急性肝损伤占报告病例数的 90% 以上。大多数药物性肝炎出现在服药后 1 ～ 12 周[1]，临床症状可有肝区不适、腹胀、食欲减退、恶心、乏力等。实验室检查，最早最常见的为血清转氨酶增高，亦可发生黄疸，血清胆红素增高。治疗主要包括充分休息，配合饮食疗法，补充足量热量、蛋白质及多种维生素等以利于肝细胞修复和再生。根据患者的临床情况可适当选择抗炎保肝药物治疗。我们对患者进行了相关的饮食指导，并选择了硫普罗宁保肝治疗，但疗效也不理想。

（3）HBV 再激活：再次复查提示肝功能进一步恶化，结合用的 "R-CHOP" 方案（利妥昔单抗 + 环磷酰胺 + 多柔比星 + 长春新碱 + 泼尼松），我们考虑到 HBV 再激活的可能。HBV 再激活是指慢性 HBV 感染合并肿瘤时接受细胞毒性或免疫抑制剂治疗期间出现 HBV 复制，可导致细胞连续性坏死或肝功能进行性下降，最终产生程度不一的损坏，轻者表现为肝炎症状，重者出现暴发性肝衰竭。在我们用的这个方案中，环磷酰胺、长春新碱和蒽环类药物联合化疗易导致已有 HBV 感染者体内的 HBV 再激活[2, 3]。抗 CD20 单克隆抗体（如利妥昔单抗）已广泛用于治疗 B 淋巴细胞系的 NHL 和免疫系统疾病。有研究结果显示[4]，对于 HBsAg 阳性的 B 淋巴细胞瘤患者来说，如不给予预防性抗病毒治疗，其在接受了含有利妥昔单抗的方案化疗后，HBV 再激活率可以高达 75%，并且病死率高达 13%。另外，HBV DNA 中含有糖皮质激素的应答元件，能促进 HBV 再感染。同时，糖皮质激素可以溶解淋巴细胞，也降低了 B 淋巴细胞和 T 淋巴细胞的功能，所以，糖皮质激素可以明显增加 HBV 再激活的风险，研究表明含糖皮质激素化疗组的 HBV 再激活率为 73%，明显高于不含糖皮质激素化疗组（38%）[6]。所以，利妥昔单抗是该方案引起 HBV 再激活的主要因素，再加上糖皮质激素后，危险性更大。2013《淋巴瘤免疫化疗 HBV 再激活预防和治疗中国专家共识》、《慢性乙型肝炎防治指南》（2015 年版）均明确了淋巴瘤患者进行免疫化疗前的 HBV 筛查和防治的流程（图 11-1）。

在抗 HBV 药物的选择上以前大多为拉米夫定，然而拉米夫定的主要问题是其耐药率很高，以及继而导致的病毒学突变、肝炎发作甚至肝病失代偿。可能会导致化疗终止，从而影响淋巴瘤的预后。因此，2013 年版的中国淋巴瘤合并 HBV 感染患者管理专家共识推荐有条件者尽可能采用高效、低耐药的抗病毒药物进行预防。恩替卡韦为强效抗病毒药物，且耐药率极低，是理想的预防用药新选择。有研究提示[7, 8]：恩替卡韦有更低的病毒学突破率及肝炎突发率，对保证 NHL 化疗的顺利进行及提高无事件生存率方面有更好的作用。因此，HBsAg 阳性的 NHL 患者接受抗 HBV 前如 HBV DNA 阳性，恩替卡韦是更好的选择。

```
┌──────────────────────────────┐
│   计划进行免疫化疗的淋巴瘤患者    │
└──────────────────────────────┘
              │
┌──────────────────────────────┐
│ 检测乙肝五项("两对半")和HBV DNA │
└──────────────────────────────┘
```

┌─────────────┐ ┌─────────────┐ ┌─────────────┐
│ HBsAg(+)   │ │ HBsAg(−)   │ │ HBsAg(−)   │
│   │ │ 抗-HBc(+) │ │ 抗-HBc(−) │
└─────────────┘ └─────────────┘ └─────────────┘

┌─────────────┐ ┌─────────────┐   ┌─────────────┐
│ HBV DNA   │ │ HBV DNA   │   │ 不需预防治疗 │
│ >2000IU/ml │ │ ≤2000IU/ml │   └─────────────┘
└─────────────┘ └─────────────┘

┌──────────────────────────┐ ┌──────────────────────────────────┐
│ 1. 尽早开始抗病毒治疗，推   │ │ 1. 至少于免疫化疗前1周开始预防性 │
│   荐使用强效、低耐药的抗   │ │   抗病毒治疗，持续至免疫化疗结束 │
│   病毒药物(如恩替卡韦和   │ │   后至少6个月。具体疗程应根据患 │
│   替诺福韦酯)   │ │   者实际情况制定   │
│ 2. 何时开始免疫化疗及何时 │ │ 2. 推荐使用强效、低耐药的抗病毒药 │
│   停止抗病毒治疗请肝病专 │ │   物(如恩替卡韦和替诺福韦酯)   │
│   科医师会诊共同制定   │ │ 3. 治疗期间每月检测HBV DNA，此   │
│   │ │   后每3个月检测HBV DNA一次   │
└──────────────────────────┘ └──────────────────────────────────┘
              │   发生HBV再激活时   │
              └─────────────────────────────┘

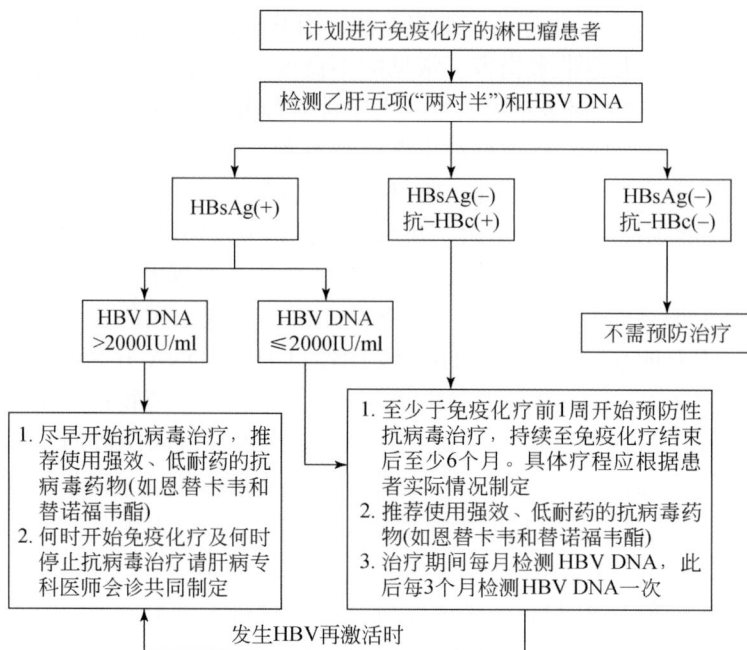

图 11-1　淋巴瘤患者化疗前的 HBV 筛查流程和预防治疗策略

（资料来源：淋巴瘤免疫化疗 HBV 再激活预防和治疗中国专家共识）

请肝病科会诊，查 HBV 滴度明确了 HBV 激活，进行恩替卡韦抗病毒治疗，鉴于硫普罗宁不良反应较多，我们换用异甘草酸镁保肝治疗。患者病情好转，问题终于得到了解决。

三、诊疗体会

1. 心得收获

我们深刻地认识到，对于合并 HBV 感染的淋巴瘤患者，化疗前需及时给予预防性抗 HBV 治疗。2013《淋巴瘤免疫化疗 HBV 再激活预防和治疗中国专家共识》也给出了相关建议：

（1）所有即将进行免疫抑制治疗和（或）免疫化疗的淋巴瘤患者，都必须进行肝功能检测、病毒性肝炎血清病毒学标志物和 HBV DNA 检测。

（2）对于 HBsAg 阳性的患者，无论其 HBV DNA 是否可测，都应该接受预防性抗病毒治疗，且最迟应在免疫化疗前 1 周开始。

（3）对于抗 -HBc 阳性、HBsAg 阴性、抗 -HBs 阴性、HBV DNA 不可测患者，治疗方案中使用 HBV 再激活高风险的药物时，如糖皮质激素和（或）利妥昔单抗及蒽环类化疗药等，需要预防性抗病毒治疗；并持续监测乙型肝炎病毒血清标志物、HBV DNA 和肝脏生物化学指标。

（4）预防性抗病毒治疗时，应优先选用抑制 HBV 作用强、作用迅速且耐药率低的核苷（酸）类似物，目前推荐使用恩替卡韦和替诺福韦酯，尤其是对于免疫化疗前病毒载量高且预计抗病毒时间较长的患者。

（5）预防性抗病毒治疗的疗程，建议不少于 12 个月，至少要达到免疫化疗结束后 6 个月以上。

（6）早期的预防性抗病毒治疗效果明显优于 HBV 再激活出现后的干预治疗。免疫化疗期间，需每月检测 HBV DNA 定量，如果病情平稳，此后应每 3 个月监测 HBV DNA 定量一次。

（7）如果患者已经发生 HBV 再激活，应及时与肝病专科医师取得联系，积极合作，共同处理。

2. 经验教训

在这个病例中，我们也应该吸取一定的教训。首先，在开始化疗之前，我们也想到了需要行抗 HBV 治疗，但由于患者拒绝，加上当时认识的局限性，我们就没有坚持。对于有利于患者的治疗来讲，我们不应该让步，应该向患者多做些工作，陈述利弊，一般来说多数患者还是可以接受的。其次，多学科会诊诊疗模式现在已经逐渐被大家接受，而且在广泛推广，我们在这个病例中，虽然最后也请了肝病科会诊，但是如果请肝病科更早地参与，可能思路会更加宽广，治疗也会得到更好的效果。

四、专家点评

免疫抑制药物分为高、中、低风险三类。高风险免疫抑制剂是指引起 HBV 再激活的可能性超过 10%，如 B 淋巴细胞活性抑制剂、蒽环霉素衍生物或类固醇激素如泼尼松 10 ～ 20mg/d 持续 4 周以上或甚至更高剂量者。中风险免疫抑制剂是指引起 HBV 再激活的可能性在 1% ～ 10%，如肿瘤坏死因子抑制剂、其他细胞因子或整合素抑制剂、酪氨酸蛋白酶抑制剂、类固醇激素 <10mg/d 但持续 4 周以上者。低风险类免疫抑制剂是指可能引起 HBV 再激活的可能性在 1% 以下，如咪唑硫嘌呤、甲氨蝶呤等，或口服类固醇激素少于 1 周。

慢性 HBV 感染者在接受肿瘤化疗或免疫抑制治疗，尤其是接受大剂量类固醇治疗过程中，有 20% ～ 50% 的患者可以出现不同程度的乙型肝炎再活动，重者出现急性肝衰竭甚至病死。我国《慢性乙型肝炎防治指南》（2015 年版）推荐意见和建议：对于所有因其他疾病而接受化疗、免疫抑制剂治疗的患者，在起始治疗前都应常规筛查 HBsAg、抗 -HBc 和 HBV DNA，并评估接受免疫抑制剂的风险程度给予相应的处理，包括预防性抗病毒治疗和临床监测。

本例所使用的利妥昔单抗是 B 淋巴细胞活性抑制剂，同时联合蒽环霉素衍生物和类固醇激素均属于高风险免疫抑制剂，患者基线 HBsAg（＋）、抗 -HBe（＋）和抗 -HBc（＋），虽然 HBV DNA 低于检测值下限，属非活动性 HBsAg 携带，也应该预防性使用强效低耐药的核苷（酸）类似物，如恩替卡韦或替诺福韦酯进行抗 HBV 治疗。抗病毒治疗需至少维持至结束免疫抑制剂治疗后 12 个月（使用 B 淋巴细胞活性抑制剂），停药后可出现复发甚至病情恶化，应注意随访和检测。

该病例是临床上并不少见的典型病例，主管医生做了很好的总结，谈到了临床思维过程和体会，对主管医生本人和广大医生都有很好的启发。正如作者所述，硫普罗宁在保肝药中，的确疗效一般、不良作用较多，在肝脏炎症明显时，建议选用甘草类制剂保肝药如异甘草酸镁等。

作者：曹永新（东莞东华医院肿瘤内科）
点评者：王磊（山东大学第二医院）

参 考 文 献

[1]赵冬，李洪璐，刁振瀛，等.141例药物性肝炎患者的临床分析.中华实验和临床感染病杂志（电子版），2013，7（2）：262-265.

[2]Hsu CH, Hsu HC, Chen HL, et a1.Doxorubicin activates hepatitis B virus（HBV）replication in HBV-harboring bepatoblastoma cells.A possible novel mechanism of HBV reactivation in HBV carriers receiving systemic chemotherapy.Anticancer Res, 2004, 24（5A）：3035-3040.

[3]杨松.非霍奇金淋巴瘤化疗相关HBV感染再激活研究进展.中国医学前沿杂志，2010，02（2）：52-55.

[4]Evens AM, Jovanovic BD, Su YC, et a1.Rituximab-associated hepatitis B virus（HBV）reactivation in lymphopruliferative diseases：meta-analysis and examination of FDA safety reports.Ann Oneol, 2011, 22（5）：1170-1180.

[5]Pei SN, Chen CH, Lee CM, et al.Reactiovation of hepatitia Bvirus following rituximab-based regimens：a serious complication in both HBsAg-positive and HBsAg-negative pmients.Ann Hematol, 2010, 89（3）：255-262.

[6]侯春阳，李方治.恩替卡韦对慢性乙型肝炎抗病毒治疗的临床分析.实用用药物与临床，2010，11（1）：9-11.

[7]盛秋菊，丁洋，窦晓光.恩替卡韦治疗慢性乙型肝炎疗效的早期分层评价.实用药物与临床，2010，13（3）：167-171.

[8]中国临床肿瘤学会，中华医学会血液学分会，中国医师协会肿瘤医师考核委员会.淋巴瘤免疫化疗HBV再激活预防和治疗中国专家共识.临床肿瘤学杂志，2013，18（10）：935-942.

病例 12 慢性 HBV 感染者抗结核治疗后肝炎暴发 1 例

关键词：病毒性肝炎，乙型；结核；治疗；肝炎暴发

一、病例介绍

患者男，31 岁，财务工作人员，因"发现 HBsAg 阳性 14 年，乏力、纳差 8d"就诊。患者于 14 年前体检发现"HBsAg（＋）、HBeAg（＋）、抗 -HBc（＋）"，HBV DNA 及肝功能情况不详，曾予拉米夫定治疗 4 月余遵医嘱停药，并予中药保肝治疗 1 月余。尔后每年体检复查肝功能正常，乙型肝炎血清病毒学标志物及 HBV DNA 未检测。2016 年 7 月 1 日体检胸片提示"肺部阴影"，考虑"肺结核"。进一步至上海肺科医院就诊，结合肺部增强 CT 等检查，诊断为"继发性肺结核"，于 7 月 14 日开始"抗结核"（HREZ）治疗，定期监测肝功能正常。2016 年 9 月 19 日复查肝功能：ALT 55U/L，AST 70U/L，口服"中成药"保肝治疗。9 月 27 日再次复查肝功能提示转氨酶进一步增高，遂停用抗结核药物，并至杭州市红十字会医院就诊，检测结果：HBV DNA $9.75×10^8$IU/ml，ALT 397U/L，AST 341U/L，予"保肝、降酶"等治疗肝功能无好转。10 月 1 日开始患者感乏力、纳差、尿黄，伴恶心、呕吐（呕吐物为胃内容物），10 月 8 日复查肝功能：TBil 46.5μmol/L、ALT 640U/L、AST 418U/L。患者无发热、盗汗、腹痛、牙龈出血等症状。一般情况可，精神、睡眠可，大小便正常，体重无明显变化。无输血史。有"慢性乙型肝炎"家族史（母亲及姐姐）。10 月 10 日入院后查体：皮肤、巩膜轻度黄染，无肝掌及蜘蛛痣，皮肤、巩膜轻度黄染。心肺无异常。腹平软，肝脾不大，移动性浊音阴性，双下肢无水肿。肝功能：TBil 76.8μmol/L、ALT 454U/L、AST 357U/L、Alb 38g/L、前白蛋白 66mg/L。HBsAg 120 474.61IU/ml、HBeAg 2.755 S/CO、HBV DNA $2.44×10^6$IU/ml，PT 17.7s；T-SPOT A 抗原 12 个、B 抗原 10 个；自身免疫抗体均为阴性，甲、丙、戊型肝炎抗体均阴性。胸部增强 CT：左肺上叶及右肺下叶病灶，炎性病灶可能，请结合临床随访；肝右叶小囊肿，肝脏小钙化灶，脂肪肝。肺穿刺病理：大部分凝固性坏死，坏死组织边缘见肉芽肿形成，其中见上皮样细胞及多核巨细胞，可能为结核，因组织学特征为非特异性，请结合临床考虑。诊断：① CHB，HBeAg（＋），中度；②药物性肝损害；③肺结核。暂不予抗结核治疗，用恩替卡韦抗病毒治疗，同时辅以保肝、降酶、退黄等治疗。10 月 14 日复查肝功能：TBil 126.5μmol/L，ALT 418U/L、AST 345U/L，Alb 38g/L，前白蛋白 83mg/L，PT 15s。继续前治疗方案，患者肝功能逐渐好转（图 12-1），病情稳定后出院至其他医院进一步治疗肺结核。

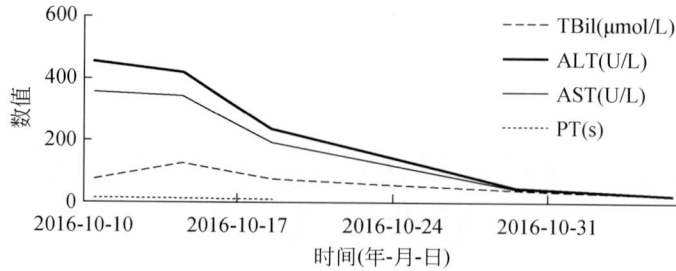

图 12-1 患者疗程中肝功能变化

二、临床诊治思维过程

抗结核治疗后肝炎暴发：第一次就诊时根据患者提供的辅助检查，根据 2015 版《慢性乙型肝炎防治指南》，患者符合 CHB 诊断。当时予拉米夫定治疗 4 个月病毒载量低于检测值下限后停药，后定期监测肝功能正常，并未检测乙型肝炎血清学指标及病毒学指标，考虑停药后已发生 HBV 反弹，结合肝功能考虑处于免疫耐受期。故认为患者本次起病并不是 HBV 的激活，而是抗结核治疗后肝炎暴发。进一步结合患者其他病史及相关辅助检查，排除免疫相关、其他肝炎病毒相关、酒精相关等肝损原因后，考虑肝炎暴发包括以下两方面因素：

（1）CHB 免疫激活：由此引出两个问题，第一，HBV 感染者是否在抗结核治疗过程中更容易出现肝损害。研究表明，HBV 感染者对有较大肝脏毒性的药物耐受力更低，与未感染 HBV 者相比，在抗结核治疗过程中其肝脏功能受损更为严重[1]。抗结核药致肝损害的发生率，以 HBV DNA 阳性组最高，HBV 血清标志物阳性且 HBV DNA 阴性组其次，HBV 血清标志物阴性组最低[2, 3]。HBV DNA 阳性者病毒复制活跃，肝细胞病理改变更加严重，抗结核治疗后肝损害发生率更高。肝病时，肝血流灌注障碍，肝血流量减少，使药物清除率下降，肝药酶活性下降，肝固有清除率降低，也影响了药物的清除。肝病者血浆白蛋白含量下降，使其结合部位性质发生改变，降低了药物与血浆蛋白的结合。这些改变均导致多种药物清除变慢，生物半衰期延长，游离药物浓度增高，从而增加了药效和毒性。第二，慢性 HBV 感染者抗结核治疗后 HBV DNA 是否较基线水平进一步升高。有学者认为，抗结核药并非免疫抑制药，因而不会激活 HBV DNA，但结核患者本身就存在一定程度的免疫缺陷。研究发现，HBV DNA 阳性患者，HRZE 抗结核治疗（H：异烟肼，R：利福平，Z：吡嗪酰胺，E：乙胺丁醇）是诱发其 HBV DNA 复制进一步活跃、肝脏病情活动的危险因素[4]。

（2）抗结核药物导致药物性肝损害：HRZE，其中 HRZ 3 种药物中任何 1 种单用均可引起肝功能损害，联合后肝损害作用相应增加。N- 乙酰化酶 2（NAT2）乙酰化慢基因型是异烟肼（INH）所致肝功能损伤良好的预测因素，但在利福平（RIF）和吡嗪酰胺（PZA）诱导的肝功能损伤中的地位不明确。在 NAT2 乙酰化慢基因型患者，RIF 增加 INH 水解酶活性及 INH 毒性代谢产物，INH 及其有毒代谢物增加 PZA 对肝细胞的毒性。故认为，血清 INH 及其代谢物水平的升高可能间接增加了 RIF 及 PZA 的肝细胞毒性。

总体来说，大多数文献认为 HBV 活跃复制所诱导产生的炎症环境，可改变肝脏解毒作用并增加药物肝脏毒性。肝炎病毒与药物所致毒性之间的相互作用有待进一步研究。但无论是哪一种原因占主导，抗病毒治疗对患者有益无害，故我们启动了恩替卡韦抗病毒治疗，及时控制病情进展。最终患者肝功能、PT 等指标逐渐好转，病情稳定后出院，并至专科医院进一步治疗肺结核。

三、诊疗体会

1. 心得体会

（1）该患者十多年前短期拉米夫定抗病毒治疗，诉当地医院医嘱停药，因当时抗病毒治疗前及治疗后 HBV 载量及肝功能情况未知，故是否达到抗病毒治疗指针、停药指针应是一个疑问。因此，临床医生需严格掌握抗病毒治疗指针及停药指针。

（2）停药之后患者仅仅每年体检时查肝功能，并未按指南要求定期检测肝功能，更没有监测乙型肝炎血清病毒学标志物、HBV DNA、肝脏影像学等，没有结合其他相关检查评估病情变化。因此，病程中医生应交代患者随访要求及监测项目，以尽可能精准评估病情变化，以便及时调整治疗方案。

（3）HBV DNA 阳性且肝功能正常患者，并非均处于免疫耐受期，其中有相当一部分乙型肝炎在进展，一旦免疫力下降或服用肝损药物，病情可能进一步加重。结核患者本身存在免疫缺陷，HRZE 抗结核治疗可能诱发其 HBV DNA 复制进一步活跃、肝脏损害进展。所以，结核患者在抗结核治疗前后应仔细询问病史，常规监测肝功能、乙型肝炎血清学及病毒学指标，必要时及时启动抗病毒治疗预防肝炎暴发。

（4）慢性 HBV 感染者，尤其是 HBV DNA 阳性患者病毒复制活跃，肝细胞病理改变明显，肝血流灌注障碍，肝药酶活性下降，药物清除率下降，抗结核治疗更容易导致肝损。一旦 HBV 感染者肝炎暴发，应及时启动抗病毒治疗控制病情进展，同时监测结核活动情况，权衡利弊，必要时抗病毒治疗、抗结核治疗同时进行。本例患者结核病情相对稳定，故我们选择暂时中止抗结核治疗、及时抗病毒和保肝等治疗才获得良好预后。

2. 经验教训

（1）CHB 或 HBV 携带者需密切监测 HBV DNA 及肝功能。

（2）抗结核治疗前后需监测肝功能、乙型肝炎血清学标志物及 HBV DNA、肝脏影像学等，及时予抗病毒预防肝炎暴发。

（3）及时启动抗病毒治疗有利于及时控制乙型肝炎暴发患者病情进展。

（4）抗病毒治疗同时监测结核病情进展，必要时抗病毒及抗结核治疗同时进行。

四、专家点评

合并肺结核的乙型肝炎患者抗结核治疗后引发肝功能损害在临床上并不少见。该例患者肝功能损害原因主要与三方面有关：抗结核前 CHB 治疗不彻底，不恰当停药，导致病毒学、生化学复发；抗结核药物对肝脏的损害。此时，继续抗结核必然加重肝功能损害。因此，首先停用抗结核药，予以恩替卡韦抗病毒治疗和加强保肝治疗。待肝功能完全恢复后再重新评估是否继续抗结核。从该例患者得到的启示：①CHB 患者的核苷类似物抗病毒治疗需要规范、长期、足疗程，并定期复查，以减少复发风险。②由于抗结核药物有肝脏毒性，抗结核开始之前，应对患者有无肝脏疾病进行筛查，评估肝功能储备情况，如合并有 HBV DNA 阳性的 CHB 患者，除予护肝治疗外，应先抗病毒后抗结核，或同时进行，以减少对肝脏损害的因子。抗结核期间严密观察病毒指标和肝功能指标。

作者：余思雨（海军军医大学附属长海医院感染科）

点评者：江建宁（广西医科大学附属第一医院）

参 考 文 献

[1] 陈银松，周文一. 肺结核合并 HBV 感染者抗结核治疗肝损害临床观察. 中国现代医药杂志，2013，15（9）：73-74.

[2] 陈要燕. 抗结核药物对乙型肝炎病毒 DNA 阳性肺结核患者肝功能的影响. 右江民族医学院学报，2010，32（4）：500.

[3] 王晓艳，刘慧，朱俊，等. 抗结核药物对肺结核患者肝功能的影响. 临床合理用药，2010，3（9）：61.

[4] 崔小亚，陈永平. 抗病毒治疗对 HBVDNA 阳性的结核病人临床意义观察. 上海预防医学，2012，24（12）：649-652.

病例 13 肺癌 HBV 再激活 1 例

关键词： 肺癌；抗肿瘤联合化疗方案；放射治疗；乙型肝炎病毒再激活

一、病例介绍

患者男，51 岁，农民，主因"确诊为右肺小细胞神经内分泌癌 5 年余"就诊。患者 5 年余前因"咳嗽咳痰、痰中带血 1 个月，发热畏寒 18d"于当地医院就诊，查胸部 CT 示右肺中央型肺癌伴阻塞性肺炎，阻塞性肺不张。随后至笔者所在医院就诊，支气管镜活组织病理示（右中叶开口）癌，分化差，细胞较小；免疫组织化学提示小细胞神经内分泌癌，免疫组织化学结果：CD56（－），NSE（＋＋＋），CgA 局灶（＋），Syn（＋＋＋），细胞角蛋白（CK）5/6（－），p63（＋），CK34BE12（－），CD45（LCA）（－）。患者神志清、精神可，胃纳、睡眠可，大小便正常，体重无明显变化。无输血史，否认结核病史，吸烟 20 年，约 20 支 / 日，已戒烟，否认饮酒史。查体：皮肤、巩膜无黄染，无肝掌、蜘蛛痣，浅表淋巴结未触及肿大，心肺无异常，腹平软，无反跳痛及压痛，肝脾肋下未触及，移动性浊音阴性，双下肢无水肿。实验室检查：HBV 血清学标志物示 HBsAg（1.96IU/ml）、抗 -HBe 和抗 -HBc 均阳性，抗 -HBc（IgM）阴性；肝功能示 ALT 174U/L，AST 101U/L；HBV DNA 情况不详。

入院后降酶保肝治疗至肝功能正常并排除化疗禁忌后于 2011-06-05、2011-06-28 和 2011-07-21 行 EP［VP-16 0.1g/d（第 1 ～ 5 天）+DDP 40mg/d（第 1 ～ 3 天）］化疗 3 次，序贯局部放疗，疗效评价显示部分缓解；2011-09-15 和 2011-10-08 行原 EP 方案化疗 2 次，疗效评价显示完全缓解。第 5 次化疗前查肝功能示 ALT 82U/L，AST 54U/L，TBil 23.8μmol/L，DBil 6.7μmol/L，IBil 17.1μmol/L。2011-10-31 入院拟行第 6 次 EP 方案化疗，查血清学标志物：HBsAg（250IU/mL）、抗 -HBe、抗 -HBc 和抗 -HBc（IgM）均阳性，HAV、HCV、HEV 和 HIV 血清标志物均阴性，肝功能示 ALT 741U/L，AST 949U/L，TBil 159.9μmol/L，DBil 94.8μmol/L，IBil 65.1μmol/L，HBV DNA 9.36×10^5 IU/ml。考虑化疗诱导 HBV 再激活所致乙型肝炎再活动，随后转至另一家省级医院感染科住院治疗，经恩替卡韦抗病毒，辅以保肝、降酶和退黄治疗 1 个月后好转出院。此后患者长期服用抗病毒药物控制病毒，定期门诊复查，病情稳定。

一年半前复查胸部 CT 示右肺下叶内侧基底段肿块，纵隔淋巴结稍增大，考虑为肺癌进展。查 HBV 血清学标志物：HBsAg 阴性，抗 -HBs（147.25mIU/ml）、抗 -HBe 和抗 -HBc 均阳性。肝功能示 ALT 20U/L，AST 20U/L，HBV DNA<1000IU/ml，排除化疗禁忌后再次于 2014-12-12、2015-01-06、2015-02-01 和 2015-03-09 行 EP 方案化疗 4 次，疗效评价显示部分缓解。并于 2015-05-07 和 2015-06-11 予肺部肿瘤及纵隔淋巴结区 6MV X 线 D95 GTV 6160cGy/28F，D95 PTV 5040cGy/28F 分 5 野放疗。放疗后复查胸部 CT 提示病

变稳定。2015-07-14 和 2015-08-15 再次行 EP 方案化疗 2 次，后复查提示病变进展。此后患者开始常规门诊随访，定期复查肝功能和 HBV DNA（未出现反跳）。2016-07-07 复查肝功能 ALT 22U/L，AST 19U/L，HBV DNA<100 IU/ml。

二、临床诊治思维过程

1. 化疗前 HBsAg 低滴度

该患者 5 年余前确诊为右肺小细胞神经内分泌癌，需要接受化学药物治疗。当时我国 2010 年版《慢性乙型肝炎防治指南》指出，对于因其他疾病而接受化疗的患者，建议常规筛查 HBsAg[1]。HBV 血清学标志物提示 HBsAg 低滴度（1.96IU/ml），抗 -HBe 和抗 -HBc 均阳性，抗 -HBc（IgM）阴性，遗憾的是当时并未进行 HBV DNA 检测，目前只能根据当时 HBV 血清学标志物推测该患者 HBV DNA 可能为低载量。尽管该患者化疗前有轻度肝功能异常，当时考虑到患者 HBsAg 低滴度，接近阴性，只是给予保肝降酶治疗，并未预防性给予抗 HBV 治疗。患者在进行了 4 次化疗后发现 ALT 和 AST 轻度升高，当时考虑肝酶升高可能与化疗有关，未及时复查肝炎标志物和 HBV DNA。

2. 化疗过程中 HBsAg 升高

患者再次入院拟行第 6 次化疗前，查肝功能明显异常，HBsAg 和 HBV DNA 也明显升高，而 HAV、HCV 和 HEV 血清标志物均阴性，在排除其他病毒性肝炎引起肝功能异常的情况下，当时考虑化疗诱导 HBV 再激活所致乙型肝炎再活动。该患者经积极恩替卡韦抗病毒，同时辅以保肝、降酶和退黄等对症支持治疗后，肝功能恢复正常，并且在接受恩替卡韦抗病毒治疗 3 年后，实现了 HBsAg 消失，抗 -HBs 阳转，HBV DNA 低于检测值下限，肝功能持续正常，获得满意的病毒学应答。尽管该患者目前 HBsAg 阴性，抗 -HBs 阳性，考虑到患者肿瘤多次复发进展，可能需要再次化疗，仍存在 HBV 再激活风险。我国 2015 版《慢性乙型肝炎防治指南》明确指出，慢性 HBV 感染者在接受肿瘤化疗或免疫抑制治疗过程中，有 20%～50% 的患者可以出现不同程度的乙型肝炎再活动，重者出现急性肝衰竭甚至病死[2]。因此，我们建议该患者继续抗病毒治疗，主要目的是降低 HBV 再激活导致乙型肝炎再活动风险。

三、诊疗体会

1. 心得体会

（1）我国慢性 HBV 感染者较多，许多患者常常因为其他疾病而就诊于感染科以外的科室，可能由于对 HBV 再激活认识不足，而贻误抗病毒治疗最佳时间。因此，对于 HBsAg 阳性患者，在接受化疗或免疫抑制治疗前，有必要请感染科会诊指导抗病毒用药。

（2）因肺癌而接受化疗的患者，要常规筛查 HBV 血清学标志物，如果 HBsAg 阳性，不论 HBV DNA 情况如何均需要预防性抗 HBV 治疗，以防止 HBV 再激活，不能因为 HBsAg 低滴度而不进行预防性抗 HBV 治疗。

（3）HBsAg 阳性的化疗患者，如果肝功能异常，需常规完善血脂、肝炎病毒血清标志物、自身免疫性肝病系列，以及肝、胆、脾、胰 B 超等检查，将有助于判断肝功能异常原因。该患者最初入院时肝功能异常的原因至今不清，主要是由于当时相关检查不完善所致。

（4）对于有 HBV 再激活风险的患者，进行预防性抗病毒治疗时，应该选用强效低耐药的 ETV 或 TDF 治疗[3，4]。

2. 经验教训

（1）该患者化疗前 HBsAg 阳性，并且存在肝功能异常，当时未及时给予预防性抗 HBV 治疗，导致在数次化疗后出现 HBV 再激活所致乙型肝炎再活动。因此，对于 HBsAg 阳性并接受化疗的肺癌患者，要及时给予预防性抗 HBV 治疗，以防止 HBV 再激活。

（2）该患者化疗前 HBsAg 阳性，并且存在肝功能异常，但当时未检测 HBV DNA 水平，导致不清楚患者化疗前是否存在 HBV 复制。因此，对于肝功能异常的 HBsAg 阳性患者，即使 HBsAg 低滴度，仍需要检测 HBV DNA 水平，以明确 HBV 的复制情况。

四、专家点评

慢性 HBV 感染患者在接受肿瘤化疗或免疫抑制治疗过程中，可以出现不同程度的乙型肝炎再活动，重者出现急性肝衰竭甚至病死，需引起足够的重视。

本文报道因肺癌化疗致 HBV 再激活 1 例。该例患者化疗前即发现 HBsAg 阳性，并且存在肝功能异常，但遗憾的是未引起医生足够重视，不仅未进行 HBV DNA 检测及对肝脏疾病的全面评估，而且在未给予预防性抗 HBV 治疗，仅给予保肝降酶治疗后即开始化疗，导致在数次化疗后出现肝功明显异常，HBV DNA 达 936 000IU/ml，排除其他原因所致肝损伤，考虑为乙型肝炎再活动系 HBV 再激活所致。所幸后来转入感染病专科经积极应用恩替卡韦抗病毒，同时辅以保肝、降酶和退黄等对症支持治疗后，肝功能恢复正常，后持续恩替卡韦抗病毒治疗，HBV DNA 达到检测限以下，并且出现了 HBsAg 向抗 -HBs 的转化，获得满意疗效。

本文提醒我们对应用化疗和免疫抑制剂治疗的患者均应警惕 HBV 再激活的问题。①对于所有因其他疾病而接受化疗或免疫抑制剂治疗的患者，在起始治疗前都应常规筛查 HBsAg、抗 -HBc 和 HBV DNA。②HBsAg 阳性者，无论 HBV DNA 载量如何，在开始应用免疫抑制剂及化疗药物前即开始抗病毒治疗，并建议选用强效低耐药的 ETV 或 TDF 治疗。即使 HBsAg 阴性、但抗 -HBc 阳性者，也应密切监测 HBV DNA 和 HBsAg，若出现阳转则应及时加用抗病毒治疗。若使用 B 淋巴细胞单克隆抗体等，可以考虑预防性使用抗病毒药物。③相关学科（如肿瘤科、血液科、肾脏病科、风湿免疫科及移植科等）医生应加强该方面知识的学习培训，必要时请专科医生会诊指导。

作者：吴学杰（浙江大学医学院附属第二医院感染性疾病科）

点评者：蔺淑梅（西安交通大学第一附属医院）

参 考 文 献

[1]中华医学会肝病学分会，中华医学会感染病学分会.慢性乙型肝炎防治指南（2010 年版）.中华肝脏病杂志，2011，19（1）：13-24.

[2]中华医学会肝病学分会，中华医学会感染病学分会.慢性乙型肝炎防治指南（2015 更新版）.中华

肝脏病杂志，2015，23（12）：888-905.

［3］Li HR，Huang JJ，Guo HQ，et al. Comparison of entecavir and lamivudine in preventing hepatitis B reactivation in lymphoma patients during chemotherapy. J Viral Hepat，2011，18（12）：877-883.

［4］Perrillo RP，Gish R，Falck-Ytter YT. American Gastroenterological Association Institute technical review on prevention and treatment of hepatitis B virus reactivation during immunosuppressive drug therapy. Gastroenterology，2015，148（1）：221-244.

病例 14 晚期肺癌靶向治疗致 HBV 再燃 1 例

关键词：吉非替尼；非小细胞肺癌；乙型肝炎病毒再燃

一、病例介绍

患者女，81 岁，主因"HBsAg 阳性 30 年，腹胀、恶心 1 月余，皮肤、巩膜黄染 2 周"入院。患者 30 年前发现"HBsAg 阳性"，自述为"HBV 携带者"，未监测肝功能及病毒指标，1 月余前因"肺癌术后复发转移"自服中药治疗 2 周后患者自觉腹胀、恶心，未检查肝功能，外院医师建议口服吉非替尼治疗；自 2015 年 11 月至 2016 年 1 月口服吉非替尼 250mg 每日 1 次，治疗期间自觉憋气好转，2 周前逐渐出现腹胀与皮肤、巩膜黄染。既往病史：5 年前因"右肺周围性肺癌"在日本行"右肺癌切除术"，病理学检查结果：右肺下叶腺癌，侵犯胸膜，无淋巴结转移，T2aN0M0；3 个月前患者出现憋气，难以平卧，伴咳嗽、咳痰，为白色黏痰；自诉行肿瘤组织表皮生长因子受体（EGFR）基因检测，提示有 EGFR19 外显子基因突变。1 个月前查胸部 CT：右肺门软组织团块，纵隔淋巴结肿大伴右下肺阻塞性不张，右肺弥漫性病变，右侧胸腔中至大量积液，少量心包积液，双侧胸膜增厚，右肺间质增厚。高血压病史 4 年余，血压最高为190/110mmHg，目前未使用降压药物，血压 120～130/80～90mmHg；自诉糖耐量异常 5 年，未规律用药。入院查体：慢性疾病面容，皮肤、巩膜中度黄染，心律齐，双肺呼吸音清，右下肺呼吸音低，腹部平坦、软，无压痛，移动性浊音可疑阳性，双下肢无水肿。入院时辅助检查：胸部 CT 示肺门软组织团块较前缩小，纵隔淋巴结肿大较前缩小，伴右下肺阻塞性不张好转，右肺弥漫性病变范围较前略缩小，右侧胸腔积液较前略减少，心包积液较前增加，双侧胸膜增厚加重；右肺间质增厚好转，左肺新发间质病变，左侧胸腔新发少量积液。肝、肾功能＋电解质：ALT 590U/L，AST 576U/L，GGT 124U/L，Alb 28.4g/L，TBil 246.4μmol/L，DBil 185.7μmol/L；HBsAg（＋）；血常规：WBC 19.62g/L，NEU% 78.6%，Hb 144g/L，PLT 325g/L。入院后检查：PTA 42.80%；乙型肝炎五项：HBsAg 233.52IU/ml(＋)，抗 -HBs 35.51mIU/ml（＋），HBeAg 82.64S/CO（＋），抗 -HBe 1.80S/CO，抗 -HBc 8.97S/CO（＋）；HBV DNA 3.14×10^6IU/ml。肝功能：ALT 253.4U/L，AST 216.9U/L，TBil 196.3μmol/L，DBil 159.5μmol/L，Alb 22.9g/L，ALP 68.6U/L，GGT 87.2U/L，CHE 2103U/L。血常规：WBC 11.16×10^9/L，NEU% 80.20%，Hb 120.0g/L，PLT 238.0×10^9/L。腹部彩超：肝脏弥漫性病变；胆囊大，胆囊壁继发性改变；腹腔积液，最深 66mm；右侧胸腔积液。入院初步诊断：慢性乙型肝炎；腹水，低白蛋白血症；胆汁淤积；肺癌术后复发，多发转移；间质性肺炎。给予恩替卡韦 0.5mg 每日一次、还原型谷胱甘肽 1.2g 每日一次、异甘草酸镁注射液 150mg 每日一次、注射用丁二磺酸腺苷蛋氨酸 1.0g 每日一次及抗生素、利尿治疗。3d 后 PTA 45.4%；肝功能：ALT 161.1U/L，AST 131.5U/L，TBil 245.9μmol/L，DBil

193.6μmol/L，Alb 25.7g/L，ALP 60.9U/L，GGT 98.3U/L，CHE 1728U/L。考虑并非吉非替尼导致肝损害，3d 后继续加用吉非替尼 250mg 每日一次。入院 5d 后腹部 MRI：肝硬化表现、脾大、食管下段静脉曲张、腹水。右侧胸腔积液；心包积液。修正诊断为：乙型肝炎肝硬化失代偿期。入院后 1、2、3 周和 4 周监测肝功能指标和 PTA，提示肝功能好转，转氨酶和胆红素逐步恢复正常，PTA 上升。出院时（第 4 周）PTA 64.0%；肝功能：ALT 19.9U/L，AST 34.7U/L，TBil 55.1μmol/L，DBil 44.3μmol/L，Alb 30.7g/L，ALP 105.0U/L，GGT 51.4U/L，CHE 1022U/L（图 14-1）。同时 HBV DNA 病毒复制量显著下降、病毒复制短期内转阴，至第 4 周 HBV DNA<100 拷贝 /ml，提示抗病毒药物治疗敏感，血清学应答良好（图 14-2）。出院后每 4 周随访一次，在吉非替尼治疗期间第 6、8、10 周和 12 周 HBV DNA 仍为阴性（<100 拷贝 /ml），肝功能基本恢复正常（见图 14-1）。

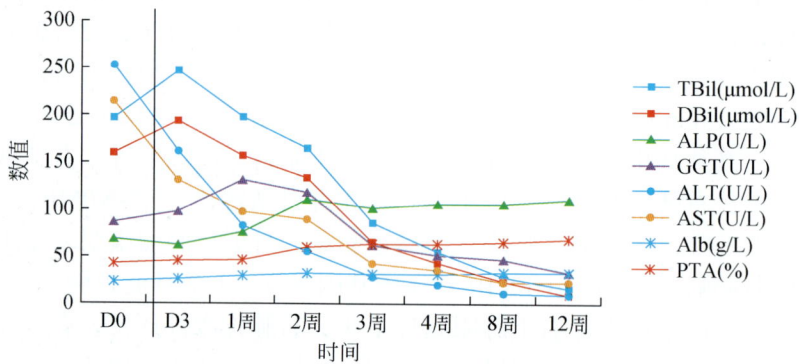

图 14-1　肝功能变化图

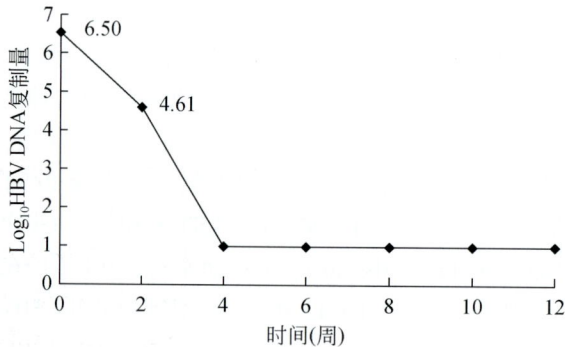

图 14-2　HBV DNA 复制情况

二、临床诊治思维过程

患者为老年女性，腹胀、恶心 1 月余，皮肤、巩膜黄染 2 周，乙型肝炎病史明确，本次发病的主要病因，考虑为药物性肝损害或分子靶向药物治疗中出现的 HBV 再激活，根据后续的诊治经过，完善相关检查，最终明确诊断。

鉴别诊断：

（1）药物性肝损伤（DILI）：中药或小分子酪氨酸激酶抑制剂等多种药物均可造成

肝功能损害，该患者在服用中药和吉非替尼过程中出现肝功能损害，需除外该病。诊断基本条件：药物暴露史及与之一致的潜伏期，免疫特质性多为 1 ~ 5 周；代谢特质性则为数周、数月，甚至长达 1 年以上；排除其他原因或疾病导致的肝功能异常或损害；一旦拟诊断为 DILI，停药后，ALT 在 2 ~ 3 周后逐步下降，并于 30d 内不再上升，其他肝功能指标亦同时改善。参考条件：偶尔因再次用药，激发病变复发；血常规提示嗜酸性粒细胞增多（>6%）；肝外系统表现；药物性肝病的组织学病变。患者在入院 3d 后再次开始吉非替尼治疗并未诱发肝功能损害加重，无显著嗜酸性粒细胞增多，与该患者不符合。

（2）HBV 再激活：老年女性，HBsAg 阳性病史大于半年，既往肝功能正常，HBV病毒复制量正常，未行抗病毒治疗，该病例在肺癌术后 5 年因肿瘤复发转移进行分子靶向药物治疗期间出现 HBV DNA 复制阳性和肝功能损害。Meta 分析提示，HBV 再激活多发生于使用蒽环类药物、利妥昔单抗和 TNF-α 抑制剂，与免疫力下降或免疫抑制有关；曾报道 1 例晚期肺腺癌停用 TKI（厄洛替尼）后出现 HBV 再激活。分析该病例肿瘤复发时免疫力下降，进而可能导致 HBV 激活，依据 HBV 再激活的定义可诊断该病。HBV 再激活的诊断条件：慢性 HBV 感染或过去感染 HBV 者；在免疫抑制治疗期间或之后；体内 HBV 复制从低水平增加到高水平，血清 HBV DNA 水平比基线水平升高 10 倍或以上，或者 HBV DNA 绝对值超过 10^9 拷贝 /ml；或者血清 HBV DNA 从阴性转为阳性者；需排除其他原因导致的肝功能损害，该患者已基本除外药物性肝损害和其他类型病毒性肝炎、自身免疫性肝炎。

确诊为 HBV 再激活时再次启动分子靶向药物吉非替尼治疗，肝功能损害未加重，且入院后及时给予恩替卡韦抗病毒治疗，后续肝功能损害恢复伴随 HBV DNA 复制转阴，患者症状显著缓解，好转出院，进一步验证了我们的诊断。

三、诊疗体会

1. 心得体会

（1）恶性肿瘤开展化疗、分子靶向药物治疗前是否需要检测乙型肝炎五项（HBsAg、抗 -HBs、HBeAg、抗 -HBe、抗 -HBc）和 HBV DNA？

我国乙型肝炎患者多，HBsAg 阳性率个别地区高达 12.0%，但是在抗肿瘤治疗前检测率并不尽如人意（仅 85.5% 进行过检测）。尽管 Meta 分析提示 HBV 再激活多发生于使用蒽环类药物、利妥昔单抗和 TNF-α 抑制剂，但是任何影响机体免疫力的化疗药物和分子靶向药物、激素均可能造成 HBV 再激活[1-3]，继而造成肝功能损害，导致治疗中断，甚至威胁肿瘤患者的生命，因此第一步检测至关重要。

（2）对于 HBsAg 阳性、但是 HBV DNA 复制阴性的患者，是否需要预防性给予核苷类似物？

目前现有临床数据显示，即便检验结果 HBsAg 阳性，可能因 HBV DNA 阴性或其他原因，预防性使用核苷类似物抗病毒的概率仅 45.5%；实际上预防给药与不预防用药相比，HBV 再燃率显著下降（1.6% 比 15.1%）。一项 445 例晚期非小细胞肺癌（NSCLC）的回顾性分析提示，HBV 感染与不良预后有关，不良预后可能与未预防性使用核苷类似物有关[4]。提示对于 HBsAg 阳性、但是 HBV DNA 阴性的患者，如开展抗肿瘤治疗，需预防性使用核苷类似物[5]。

（3）预防性使用核苷类似物，哪种效果更好？

在弥漫性大 B 细胞淋巴瘤抗病毒诊治指南中[6]，特别推荐使用高效抗病毒药物，如恩替卡韦或替诺福韦酯。结合目前慢性乙型肝炎诊治指南，笔者认为在开展抗肿瘤治疗前如需预防性使用核苷类似物，建议使用高效抗病毒药物恩替卡韦或替诺福韦酯。

2. 经验总结

（1）晚期非小细胞肺癌患者进行分子靶向治疗之前需及时检测 HBsAg，必要时检测 HBV DNA 复制量。

（2）对于"HBsAg 阳性"患者，须警惕肺癌术后复发转移可能会同时合并乙型肝炎病毒再燃。

（3）对于"HBsAg 阳性"晚期非小细胞肺癌患者，尽早预防性使用高效核苷类似物非常必要。

四、专家点评

这是一例吉非替尼靶向治疗右下肺腺癌术后复发转移期间诱发慢性 HBV 感染再活动的病例。慢性 HBV 感染患者在接受肿瘤化疗或免疫抑制剂治疗过程中，有 20% ～ 50% 的患者可以出现不同程度的乙型肝炎再活动，重者出现肝衰竭甚至死亡。治疗前高病毒载量是发生乙型肝炎再活动最重要的危险因素，但病毒载量阴性者仍有乙型肝炎再活动的风险。因此，应在化疗或免疫抑制治疗前充分评估慢性 HBV 感染者的肝病病情，及早启动预防性抗病毒治疗以尽可能避免乙型肝炎再活动，药物选择则建议强效低耐药的恩替卡韦或替诺福韦酯。

本例患者有明确的慢性 HBV 感染病史，在靶向治疗 2 个月后肝功能重度损害，经抗病毒治疗病情稳定后再次使用分子靶向药物吉非替尼，肝功能损害未加重，提示靶向药物治疗肿瘤也有可能引起乙型肝炎病毒激活。因此，靶向药物治疗肿瘤前应再次评估肝病病情并予预防性抗病毒治疗以避免乙型肝炎再活动。本例患者在出现肝功能损害时影像学显示肝硬化、脾大及食管下段静脉曲张，提示患者在靶向治疗前即已存在慢性乙型肝炎和肝硬化；患者平素若能定期至专科门诊随访，或在靶向治疗前评估肝病病情，均有可能提前获得抗病毒治疗及护肝等治疗，从而避免本次肝炎的明显活动。所幸本例患者经过积极的抗病毒、护肝等治疗，肝功能得到恢复。因此，慢性乙型肝炎患者的定期检查随访十分重要。

作者：丁晓燕（首都医科大学附属北京地坛医院肿瘤内科）
点评者：马元吉 唐红（四川大学华西医院）

参 考 文 献

[1] Lalazar G，Rund D，Shouval D. Screening, prevention and treatment of viral hepatitis B reactivation in patients with haematological malignancies. Br J Haematol，2007，136（5）：699-712.

［2］Bui N，Wong-Sefidan I. Reactivation of hepatitis B virus after withdrawal of erlotinib. Curr Oncol，2015，22（6）：430-432.

［3］Voican CS，Mir O，Loulergue P，et al. Hepatitis B virus reactivation in patients with solid tumors receiving systemic anticancer treatment. Ann Oncol，2016，27（12）：2172-2184.

［4］Peng JW，Liu DY，Lin GN，et al. Hepatitis B virus infection is associated with poor prognosis in patients with advanced non small cell lung cancer. Asian Pac J Cancer Prev，2015，16（13）：5285-5288.

［5］Sun WC，Hsu PI，Yu HC，et al. The compliance of doctors with viral hepatitis B screening and antiviral prophylaxis in cancer patients receiving cytotoxic chemotherapy using a hospital-based screening reminder system. PLoS One，2015，10（2）：e0116978.

［6］European Association for the Study of the Liver，Lampertico P，Agarwal K，et al. EASL 2017 clinical practice guidelines on the management of hepatitis B virus infection. J Hepatol，2017，pii：S0168-8278（17）30185.

病例 15　肝硬化自发性胃肾分流 1 例

关键词：肝硬化；自发性胃肾分流；诊断

一、病例介绍

患者女，67 岁，主诉"腹胀 2 个月，黑便 1 个月，呕血 1d"。2 个月前无明显诱因出现腹胀，进食后加重，排便后稍缓解。无反酸、嗳气、恶心、呕吐，不伴腹痛，未行相关检查及治疗。1 个月前解柏油样大便 3 次，50 克 / 次，排便后感头晕，不伴头痛。1d 前呕血 1 次，量约 10ml，伴昏迷，遂入院。该患者 10 年前发现"慢性乙型病毒性肝炎"，7 年前诊断为"肝炎后肝硬化"，均未正规抗病毒治疗。入院查体：R 18 次 / 分，HR 76 次 / 分，BP 96/63mmHg，呼之不应，肝病面容，可见肝掌，未见蜘蛛痣。心肺查体未发现异常。腹部平坦，全腹无压痛、无肌紧张及反跳痛。肝未扪及肿大，脾脏于肋下可扪及，肝区无叩击痛，移动性浊音阴性。实验室检查：血常规：WBC $1.62×10^9$/L、RBC $2.5×10^{12}$/L、Hb 81g/L、PLT $92×10^9$/L。肝功能：ALT 31.2U/L、AST 35.2U/L、TBA 40.40μmol/L、IBil 19.7μmol/L、TBil 26.4μmol/L、Alb 31.7g/L、GLP 33g/L、LDH 247.7U/L、ADA 24.9U/L。凝血项：PT 19.4s、PT-INR 1.69、APTT 41.30s、FIB 1.16g/L、TT 22.7s、D-D 436.00μg/L。乙型肝炎标志物：HBsAg（+）、抗 -HBS（-）、HBeAg（-）、抗 -HBe（+）、抗 -HBc（-）。HBV DNA 测定 <100.00IU/ml。生物化学检查：K^+ 3.35mmol/L、Na^+ 136.7mmol/L。肾功能、肿瘤标志物均无异常。入院后给予保肝、抑酸、治疗肝性脑病后，患者意识清楚、对答切题。胃镜提示：①食管静脉显露；②孤立性胃静脉曲张。全腹部增强 CT：①肝硬化；②门静脉主干狭窄；③胃 - 肾分流；④肝右叶占位性病变，动脉期不规则强化。上腹部 MRI（普美显）：肝内多发长 T_1 长 T_2 异常信号，大小约 2.0cm×1.7cm，符合原发性肝癌影像学特征。

二、临床诊治思维过程

肝硬化失代偿期合并食管静脉曲张已为消化内科医生所认识，而孤立性胃静脉曲张（IGV）发病率低，其内镜下缺乏典型的识别特点，常常被临床医生忽视。IGV 是由于门静脉高压导致胃侧支循环建立，以胃后静脉和（或）胃短静脉为主要通路，多合并胃 - 肾和（或）脾 - 肾分流。肝硬化门静脉高压时，门静脉主要通过胃冠状静脉汇入胃底静脉丛，若存在胃 - 肾分流时，高压力的门静脉血流便通过胃 - 肾分流进入肾静脉，然后汇入腔静脉，形成特殊的侧支循环通路。这样便出现孤立性胃静脉曲张，而无需开放食管静脉丛，因此不形成食管静脉曲张。除肝硬化外，各种原因引起脾静脉受压或阻塞引起脾胃区域压力增高、肝内和门静脉主干无异常的肝外门静脉高压，称为区域性门静脉高压。由于慢性胰腺炎、胰腺癌等使脾静脉回流受阻，脾脏血流逆行至胃短静脉、胃底静脉丛，后经胃冠状静脉流入门静脉，此时也可形成 IGV[1]。本例患者就是胃镜下发现孤立性胃静脉曲张，腹部 CT 证实系肝硬化特殊侧支循环胃－肾分流所致，而非区域性门静脉高压。

在慢性肝病中，自发性胃－肾分流发生率为 2.2%～18.6%，往往出现于门静脉压力超过 10mmHg 时[2]。自发性胃－肾分流能降低门静脉压力，引流不能经门静脉回流的血液，减轻门静脉高压。但是，自发性胃－肾分流的发生易引起肝性脑病等并发症。这是由于近距离的门体静脉分流使门静脉血中来自肠道的有害物质绕过肝脏，不经肝细胞处理直接进入体循环，透过血脑屏障，从而导致肝性脑病[3,4]。本例患者少量消化道出血就诱发了肝性脑病，这也是此类肝硬化胃－肾分流的临床特点。该例患者还存在门静脉主干狭窄（0.52cm）。门静脉主干狭窄的原因多为门静脉解剖变异或门静脉周围炎。结合该例患者，通过一系列检查，我们排除了上述原因，考虑可能与肝脏本身炎症累及门静脉所致狭窄有关。该例患者存在门静脉高压，但门静脉主干狭窄，高压力的血流淤积无法回流，形成胃冠状静脉扩张，最后通过胃－肾分流汇入下腔静脉。此外，如果对自发性胃－肾分流引起的孤立性胃静脉曲张进行内镜下组织胶注射，若组织胶剂量过大，则可通过肾静脉进入下腔静脉，可能发生异位栓塞[5]。该患者在此次发病期间诊断为小肝癌，并进行了栓塞化疗术。肝癌作为肝硬化最严重的并发症，早期诊断、早期治疗能够明显延长生存时间，减少死亡率。本例患者在血清 AFP、CT 等常规检查难以确诊的时候，应用特殊造影剂（普美显）的腹部 MR 最终明确了诊断，为进一步治疗赢得时间。普美显作为一种新型的磁共振造影剂，可以从组织学水平反映肝脏占位性病变的性质。有报道显示，普美显 MRI 检查的敏感度、特异度分别为 90.2% 和 83.3%[6]，可见应用普美显 MRI 扫描能明显提高肝癌的诊断。此外，普美显在体内不被代谢，最终经肾脏和肝胆管排出，而且一条排出途径受阻时，另一条途径可代偿，这就使普美显在肝功能或肾功能受损的患者中可以安全使用。但普美显 MRI 对于非肝细胞来源的肝脏占位性病变与原发性肝癌难以鉴别，所以对肝细胞癌的定性必须结合动态增强 CT 等检查才能做出准确诊断。

三、诊疗体会

肝硬化是消化内科常见疾病，患者就诊时常常处于失代偿期。在疾病的诊断与治疗过程中，如果遇到常规临床思维难以解释的现象，应结合相关实验室检查，适时应用现有影像技术，确定少见或特殊的临床情况。这样才能更精准地诊断，从而达到精准治疗的目的。

四、专家点评

该病例主要报道少见的门静脉高压现象：肝硬化自发性胃－肾分流。该例患者诊断为乙型肝炎肝硬化 7 年，未经特殊治疗。本次以腹胀 2 个月，间断黑便、呕血伴意识障碍入院。胃镜检查提示食管静脉显露，孤立性胃静脉曲张；腹部增强 CT 示肝硬化、门静脉主干狭窄、胃－肾分流、肝右叶占位性病变，动脉期不规则强化。上腹部 MRI 显示，肝内多发长 T_1 长 T_2 异常信号，大小约 2.0cm×1.7cm，符合原发性肝癌影像学特征。

肝硬化食管胃底静脉曲张导致的上消化道出血较常见，主要原因是肝硬化门静脉高压时，门静脉主要通过胃冠状静脉汇入胃底静脉丛，导致胃底静脉曲张，若存在胃－肾分流时，高压力的门静脉血流便通过胃－肾分流进入肾静脉，然后汇入腔静脉，形成特殊的侧支循环通路，即孤立性胃静脉曲张，其发病率低，同时自发性胃－肾分流，使门静脉血中来自肠道的有害物质绕过肝脏，不经肝细胞处理直接进入体循环，透过血脑屏障，从而易导致肝性脑病。临床上值得注意。本例患者在乙型肝炎肝硬化基础上发生肝癌，肝癌早期诊断及治疗至关重要，血清 AFP、CT 等常规检查难以确诊时，普美显 MRI 扫描能明显提高肝癌的诊断率。

在该患者就诊的过程中，我们需要思考以下问题：①乙型肝炎患者应定期复查，规范抗病毒治疗，存在肝纤维化的患者，需抗纤维化治疗，避免肝硬化及肝癌发生；②对于上消化道出血患者，在条件允许情况下，应行胃镜检查，明确出血原因；③ AFP 和肝胆 CT 增强扫描是诊断肝癌的主要手段，普美显在肝功能或肾功能受损的患者中可以安全使用，普美显 MRI 可提高肝癌诊断率。

作者：郭严　陈东风（陆军军医大学大坪医院野战外科研究所消化内科）
点评者：南月敏（河北医科大学第三医院）

参 考 文 献

［1］朱燕华，吴云林，吴巍 . 孤立性胃静脉曲张的内镜下形态分型及临床特点 . 胃肠病学和肝病学杂志，2011，7（20）：637-640.

［2］Zardi EM，Uwechie V，Caccavo D，et al. Portosystemic shunts in a large cohort of patients with liver cirrhosis：detection rate and clinical relevance. J Gastroenterol，2009，44（1）：76-83.

［3］赵雅莹，俞陌桑，王哲民，等 . 门静脉高压自发性分流患者食管胃底静脉曲张特点 . 浙江大学学报，2016，25（4）：75-79.

［4］江声选，郭云辉，熊伟，等 . 彩色多普勒超声诊断自发性脾肾分流的临床研究 . 中华超声影像学杂志，2008，17（1）：37-40.

［5］朱磊，卢焕元，孙宁杰，等 . 内镜组织粘合剂注射术治疗胃底静脉曲张出血并发症的防治 . 现代医药卫生，2009，25（4）：518.

［6］Blondin D，Erhardt A，Crynen K，et al. Diagnosisi of focal liver lesions in cirrhotic patients：comparison of contrast-enhanced ultrasound using sulphur hexafluoride（SF6）microbubbles and MRI using Gd-EOB-DTPA. Z Gastroenterol，2011，49（1）：23-29.

病例 16　自身免疫性肝炎肝硬化治疗过程中并发肺部真菌感染 1 例

关键词：肝炎，自身免疫性；发热；真菌

一、病例介绍

1. 初次入院

患者女，55 岁，退休职员，因"肝功能反复异常 4 年余"入院。患者 4 年前因"鼻出血"在当地医院查肝功能提示转氨酶轻度升高，当时无不适症状，未治疗。三年半前因"鼻出血 10 个月"就诊于当地医院，查肝功能基本正常，WBC $3.25×10^9$/L、Hb 130g/L、PLT $24×10^9$/L，HBsAg 阴性，抗 -HCV 阴性；上腹部 CT 示肝硬化、脾大，胃镜示食管静脉曲张、门静脉高压性胃病。诊断为"肝硬化脾功能亢进"，住院行脾切除术，术中曾输血制品（种类及数量不详）。此后不定期查肝功能均轻度异常。3 个月前在当地医院查肝功能：ALT 76U/L、AST 225U/L、TBil 41.2μmol/L、DBil 15.3μmol/L、Alb 35.0g/L、Glob 53.9g/L，给予"双环醇、熊去氧胆酸片"治疗；此后复查肝功能仍轻度异常。入院 10d 前当地医院查肝功能仍提示转氨酶升高，给予口服保肝药物。为明确诊断至笔者所在医院治疗。既往史、个人史及家族史无特殊。否认特殊药物及保健品服用史。

入院查体：T 36.0℃，P 69 次 / 分，R 18 次 / 分，BP 135/76mmHg。慢性肝病面容，全身皮肤、黏膜无黄染，面部可见微血管扩张，肝掌可疑阳性，浅表淋巴结未触及肿大；头颅无畸形；巩膜微黄染；心肺查体无异常；腹部平坦，腹中线可见约 20cm 手术瘢痕，未见腹壁静脉曲张，触诊腹软，无明显压痛、反跳痛，肝脾肋下未触及，Murphy 征（-），肝上界在右锁骨中线第 6 肋间，叩诊呈浊音，肝区无叩击痛，移动性浊音（-），肠鸣音正常。

入院前辅助检查：肝功能示 ALT 91U/L、AST 150U/L、GGT 42U/L、TBil 31.6μmol/L、DBil 8.4μmol/L、Alb 33.4g/L、Glob 50.2g/L。

入院诊断为：①肝炎肝硬化（自身免疫性？）；②脾切除术后。

患者反复因肝功能异常入院，入院后给予保肝药物治疗的同时，针对病毒性肝炎、自身免疫性肝病、遗传代谢异常所致肝损害等，安排相关检查，明确肝硬化原因。

入院后辅助检查：血常规示 WBC $4.52×10^9$/L，NEU $1.36×10^9$/L，Hb 147g/L，PLT $161×10^9$/L。

肝功能（外院保肝治疗后）：ALT 20U/L，AST 39U/L，ALP 73U/L，GGT 27U/L，Alb 32.3g/L，Glob 41.2g/L（20 ～ 40g/L），胆红素正常，肾功能指标、胆固醇正常。

病毒性肝炎系列：甲型肝炎抗体 IgM、乙型肝炎表面抗原、丙型肝炎抗体、戊型肝炎抗体（IgM、IgG）均为阴性。

自身抗体：ANA 1 ：320 阳性，SMA、LC-1、LKM-1、SLA/LP、AMA-M2 均为阴性。

IgG 2420mg/dl（751～1560mg/dl），IgA 300mg/dl，IgM 81.5mg/dl。

血清铜、铜蓝蛋白、血清铁、铁蛋白均在正常范围之内；甲状腺功能检查提示 FT_3、FT_4、TSH 正常。

以上结果均指向自身免疫性肝炎的可能诊断，建议患者行肝穿刺活组织检查，但患者因个人原因拒绝。依据国际自身免疫性肝炎小组（IAIHG）简化 AIH 诊断积分系统评分 6 分（详细得分情况见表 16-1），该例患者诊断为：①自身免疫性肝炎（1 型），肝炎肝硬化；②脾切除术后。明确诊断后，先安排胃镜检查，提示未见明显食管胃底静脉曲张；骨密度测定正常。根据指南，给予糖皮质激素联合硫唑嘌呤治疗，同时给予补钙、保护胃黏膜的治疗；停用双环醇及异甘草酸镁，应用水飞蓟宾胶囊及还原型谷胱甘肽保肝，并监测血压、血糖。糖皮质激素用量及肝功能、血常规监测情况见表 16-2。治疗 9 周门诊复查血常规提示白细胞、中性粒细胞正常，转氨酶正常，球蛋白正常，IgG 正常；患者一般情况良好。

表 16-1　国际自身免疫性肝炎小组（IAIHG）的简化诊断标准及本例结果

变量	标准	分值	本例结果	本例得分
ANA 或 SMA	≥1∶40	1 分		
ANA 或 SMA、抗 LKM-1、SLA 阳性	≥1∶80	2 分	ANA1∶320	2 分
	≥1∶40			
	阳性			
IgG	>正常值上限	1 分		
	>1.1 倍正常值上限	2 分	2420mg/dl，>1.1 倍正常值上限	2 分
肝组织学	符合 AIH	1 分		
	典型 AIH	2 分		
排除病毒性肝炎		2 分	均为阴性	2 分
	=6 分，AIH 可能			6 分，AIH 可能
	≥7 分，确诊 AIH			

表 16-2　糖皮质激素用量及治疗反应

时间	方案		治疗反应					
	甲泼尼龙（mg/d）	硫唑嘌呤（mg/d）	WBC（×10⁹/L）	NEU（×10⁹/L）	PLT（×10⁹/L）	ALT/AST（U/L）	Glob（g/L）	IgG（mg/dl）
基线			4.52	1.36	210	24/50	45.4	2420
1 周	20	50				22/41	48.5	
2 周	16	50	10.57	7.50	232	26/28	40.8	2320
3 周	12	50	6.85	3.75	120	35/29	31.6	
4 周	12	50	6.12	3.12	174	29/23	26.7	1630
出院维持	8	50						

2. 再次入院

患者应用糖皮质激素联合硫唑嘌呤治疗 11 周时，出现发热、畏寒，体温最高 39℃，上午升高明显，有时可自行降至正常，伴乏力、肌肉酸痛、心悸、活动后胸闷，伴牙龈疼痛，无头痛、咽痛，无咳嗽、咳痰，无腹痛、腹泻，无尿频、尿急、尿痛，无白带增多，无肛周疼痛，发病过程中无皮疹，无动物密切接触史；热退后体力、饮食基本正常，无腹胀、恶心、反酸、烧心等不适，为明确发热原因再次入院治疗。

入院查体：T 35.7℃，P 80 次 / 分，R 20 次 / 分，BP 119/67mmHg。神志清、精神可，激素貌，查体合作。全身皮肤、黏膜无黄染，未见皮疹，皮肤潮湿，面部可见微血管扩张，肝掌（±），浅表淋巴结未触及肿大。巩膜微黄染，口唇无发绀，口腔右侧第 4 磨牙后方可见片状溃疡，咽部无充血，双侧扁桃体无肿大，气管居中，甲状腺未触及肿大，颈静脉无充盈，心、肺查体无特殊，腹部查体较上次住院无变化，肛周无脓肿，双下肢轻度水肿。

入院后查血常规：WBC $2.58×10^9$/L，NEU $0.99×10^9$/L，Hb 107g/L，PLT $242×10^9$/L；考虑中性粒细胞下降为硫唑嘌呤不良反应，立即停用硫唑嘌呤，继续应用甲泼尼龙 8mg 每日一次。

患者因发热入院，有肝硬化基础，考虑感染性发热可能性大，针对发热原因进行检查。复查血常规：WBC $1.92×10^9$/L，NEU $0.70×10^9$/L；肝功能：转氨酶正常，ALP、GGT 正常，胆红素正常，Alb 29.7g/L，Glob 27.0g/L；尿常规及大便常规无异常；IgG 1220mg/dl；降钙素原 0.123mg/ml（0.020 ～ 0.046mg/dl），CRP 91.9mg/L；风湿系列均为阴性；心脏彩超未见瓣膜赘生物；骨髓穿刺细胞学提示：①骨髓增生欠佳；②骨髓细胞形态未见明显异常；两次血培养均未见细菌生长。完善第一次胸部 CT，结果见图 16-1。

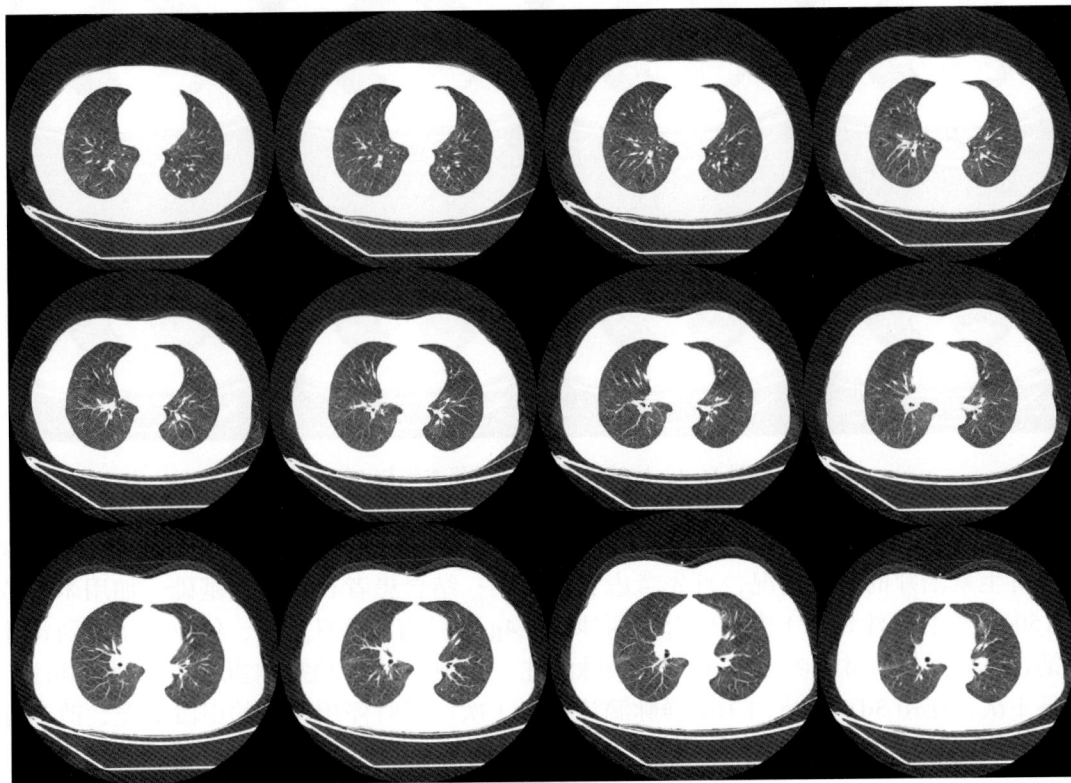

图 16-1　入院第 2 天胸部 CT

　　入院后很快便出现活动后胸闷、咳痰、痰中带血丝；血气分析提示出现Ⅰ型呼吸衰竭，考虑出现严重肺部感染，应用亚胺培南西司他丁钠、复方新诺明、左氧氟沙星治疗，仍有发热，热峰39℃，胸闷、咳嗽、痰中带血丝症状无改善，体力、食欲下降。治疗过程中复查动脉血气分析，结果见表16-3；治疗5d后复查第2次胸部CT，结果见图16-2。

表16-3　抗感染治疗初期复查动脉血气分析

抗感染治疗	pH	氧分压（mmHg）	二氧化碳分压（mmHg）	氧饱和度（%）
d1	7.46	59	31	91
d2	7.44	59	29	91
d3	7.46	63	27	93

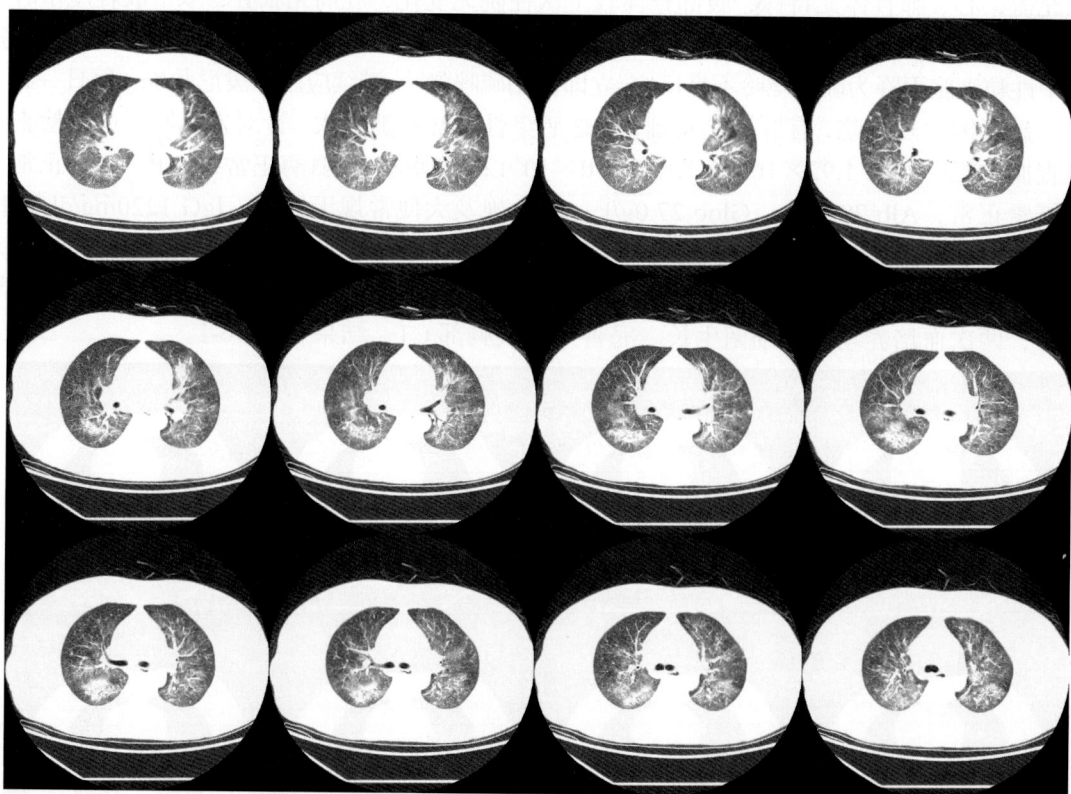

图16-2　抗感染治疗5d后复查胸部CT

　　胸部CT提示双肺多发磨玻璃影，病灶较前扩大。结合患者症状体征、胸部CT表现及对抗生素治疗的反应情况，首先考虑真菌感染；结合患者有肝硬化基础，加用米卡芬净150mg静脉滴注每日1次，联合莫西沙星0.4g静脉滴注每日1次，停亚胺培南西司他丁钠，改为哌拉西林他唑巴坦3.375g静脉滴注，每8h 1次，免疫球蛋白20g静脉滴注，每日1次，连用3d；白蛋白10g静脉滴注每日1次；同时停用口服的甲泼尼龙，改为静脉用甲泼尼龙（40mg每日2次，连用2d，40mg每日1次，连用3d，后改为口服，逐渐减量至 4mg 维持）；加强保肝、护胃及支持治疗。治疗同时查 G 试验 320.50pg/ml 阳性、GM 试验 1.355μg/L 阳性；痰培养示阴沟肠杆菌，对左氧氟沙星敏感，停用莫西沙星，改左氧氟沙星，5d 后停用。

治疗 1 周复查胸部 CT 提示病变开始吸收，停用复方新诺明；再次痰标本查找真菌无阳性发现。治疗 2 周后复查胸部 CT，结果见图 16-3。

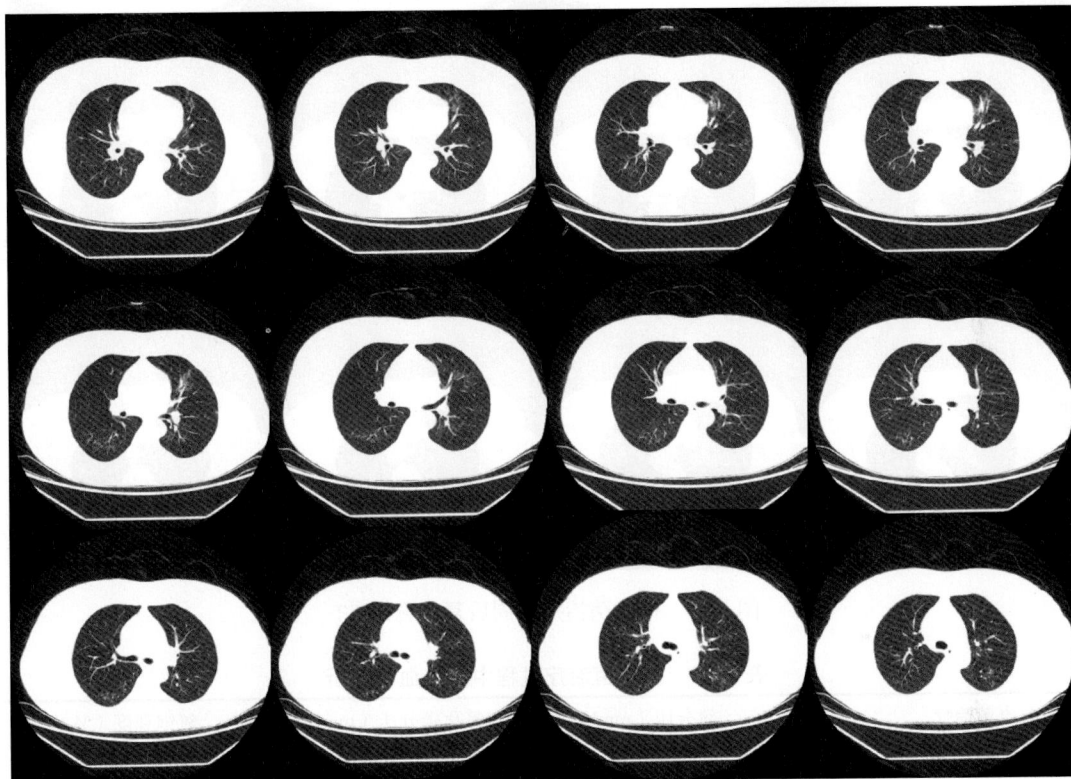

图 16-3　抗真菌治疗 2 周后复查胸部 CT

米卡芬净应用 2 周停药，改为口服伏立康唑 0.2g 每日 2 次；胸闷、憋喘明显缓解，停吸氧，动脉氧正常，激素减量至甲泼尼龙 4mg 每日 1 次，体温正常；血常规：WBC $6.73×10^9$/L，NEU $4.55×10^9$/L，再次加硫唑嘌呤 50mg 每日 1 次；复查 GM 试验 0.481μg/L 阴性，治疗 4 周后复查胸部 CT，结果见图 16-4。

抗真菌治疗同时，密切监测动脉血气分析及肝功能，详细结果见表 16-4、表 16-5。

再次加用硫唑嘌呤，1 个月后复查血常规：WBC $1.28×10^9$/L，NEU $0.52×10^9$/L；患者无发热，一般情况良好；肝功能：ALT 40U/L，AST 50U/L，ALP 56U/L，GGT 192U/L，Alb 33.6g/L，Glob 25.8g/L；IgG 1350mg/dl；立即停用硫唑嘌呤，采用临时升白细胞药物、单一甲泼尼龙、保肝等对症治疗；伏立康唑口服 8 周后停用，抗真菌总疗程 10 周。抗真菌治疗结束时复查血常规：WBC $4.32×10^9$/L，NEU $2.05×10^9$/L；肝功能：ALT 20U/L，AST 25U/L，ALP 56U/L，GGT 118U/L，Alb 30.7g/L，Glob 26.3g/L。

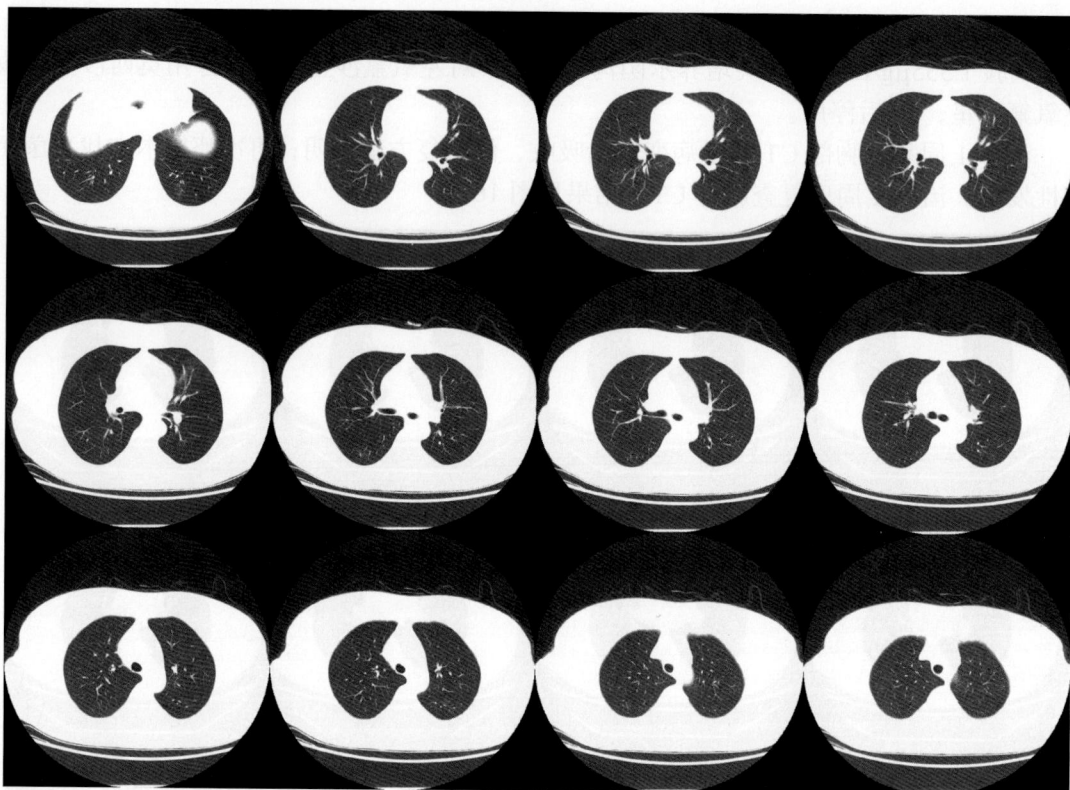

图 16-4　抗真菌治疗 4 周后复查胸部 CT

表 16-4　抗真菌治疗过程中复查血气分析

抗真菌治疗	pH	氧分压（mmHg）	二氧化碳分压（mmHg）	氧饱和度（%）
d2	7.43	70	26	94
d4	7.46	73	31	95
d5	7.45	77	31	96
d6	7.43	73	32	95
d8（间断吸氧）	7.42	69	33	94
d9	7.45	74	35	95
d14（不吸氧）	7.43	88	33	97

表 16-5　抗感染治疗过程中复查肝功能、IgG

时间	ALT/AST（U/L）	ALP（U/L）	GGT（U/L）	TBil（μmol/L）	Glob（g/L）	IgG（mg/dl）
入院	30/30	28	44	17.7	27.0	1220
抗真菌治疗前	31/47	50	24	16.6	27.9	
抗真菌治疗 d3	46/51	69	24	7.8	29.7	
d7	59/39	73	39	15.4	29.0	
d13	54/35	55	51	28.5	31.0	
d26	27/27	49	43	16.3	30.9	1330

该患者治疗 1 年时复查肝功能提示转氨酶正常，Glob 34.8g/L，IgG 正常，骨密度正常，随访 AFP 无升高，腹部 B 超提示肝硬化；将甲泼尼龙减量为 4mg 隔日 1 次；治疗 1 年 9 个月复查血常规正常，转氨酶正常，Glob 28.4g/L，骨密度正常，一般情况好，继续随访中。

二、临床诊治思维过程

该患者肝硬化原因待查，治疗过程中出现发热，临床过程中主要从以下两方面入手进行诊断：自身免疫性肝炎（AIH）的诊断及肝硬化患者合并发热的诊断思路。

（1）AIH 诊断线索：该例患者因反复肝功能异常入院，为中年女性，肝功能异常以转氨酶升高为主，胆汁淤积不明显，且球蛋白高，均提示需进一步检查是否为 AIH。对于可疑 AIH 患者，应进行体液免疫（IgG）、ANA 定量及其他相关自身抗体的检测，联合肝穿刺活组织病理学检查，根据 AIH 诊断标准，做出相应诊断。该例患者应用 IAIHG 简化评分系统得分为 6 分，患者不同意做肝穿刺活组织病理学检查，故该例患者治疗前为可能的 AIH。但患者应用糖皮质激素联合硫唑嘌呤后，应答良好，可以从侧面验证 AIH 的诊断成立。

（2）肝硬化患者合并发热的诊断思路：肝硬化患者出现发热，由于肝硬化患者自身特点，感染需首先考虑。感染部位的查找需覆盖胆系、泌尿系、胃肠道及肺部和腹腔。针对上述部位细致查体并进行针对性的辅助检查。

三、诊疗体会

（1）AIH 治疗方案：泼尼松（龙）联合硫唑嘌呤[1, 2]，糖皮质激素减量应个体化，可依据血清生化指标和 IgG 水平改善情况适当调整，如患者改善明显可较快减量；泼尼松（龙）单药治疗：适合合并血细胞减少、妊娠或拟妊娠、并发恶性肿瘤的 AIH 患者。

（2）该例 AIH 患者确诊时虽然已处于肝硬化阶段，但对糖皮质激素联合硫唑嘌呤应答良好，IgG 及血清球蛋白迅速降至正常，病情缓解，但却并发肺部真菌感染。

（3）AIH 治疗过程中如 IgG 迅速下降，病情快速缓解者容易发生感染，糖皮质激素应及时减量。

（4）硫唑嘌呤治疗过程中应注意外周血白细胞的变化。中性粒细胞明显下降者少见，但可以引起致命性的感染[3]。研究表明，46% 接受硫唑嘌呤治疗的患者会出现中性粒细胞下降，仅 6% 会出现严重下降[4]；在应用前和应用过程中应每 2 周检查血常规一次，若 WBC<3×10^9/L、NEU<1.5×10^9/L，应及时停药。治疗前若血 WBC<2.5×10^9/L 或 PLT<50×10^9/L，则禁用硫唑嘌呤（2015 年中国 AIH 指南：在 WBC<3.5×10^9/L 或 PLT<50×10^9/L 的人群中不推荐应用硫唑嘌呤）。肝硬化患者容易发生骨髓抑制[4, 5]，应严密监测，并警惕重症感染的发生。

本例患者 AIH 确诊后治疗效果好，病情缓解迅速。分别于应用硫唑嘌呤 11 周和 1 个月，中性粒细胞明显下降，其并发肺部真菌感染与此均有明显的关系，提示自身免疫性肝炎患者应用免疫抑制剂治疗期间应注意监测 IgG 水平及血白细胞水平；根据其变化情况，及时调整治疗方案和药物剂量，避免发生致命性的肺部真菌感染。

（5）对于 AIH 治疗疗程来说，2010 年 AASLD AIH 指南建议免疫抑制治疗至少持续

24 个月，停药前一段时间内患者的生化指标已缓解；2015 年中国 AIH 指南建议免疫抑制治疗一般应维持 3 年以上，或获得生物化学缓解后至少 2 年以上。针对不同的 AIH 患者应在指南推荐下个体化调整治疗细节。

四、专家点评

2008 年自身免疫性肝炎（AIH）简化评分系统的敏感性和特异性分别为 95% 和 90%，能更好地对具有自身免疫反应的其他疾病进行排除诊断。而且目前临床数据支持早期诊断、早期治疗，免疫抑制治疗获缓解越快，预后越佳。AIH 仍以联合治疗为主，单用激素可作为诱导治疗，联合硫唑嘌呤可作为维持治疗，也可以各自单独作为维持治疗。该病例患者虽然不愿意进行肝穿刺，但依据国际自身免疫性肝炎小组（IAIHG）简化 AIH 诊断积分系统达到 6 分，也可以诊断 AIH，在无激素和免疫抑制剂禁忌证的情况下给予激素联合硫唑嘌呤治疗，病情缓解明显。但在治疗 11 周后出现持续高热，出现粒细胞降低，骨髓抑制现象，胸部 CT 影像表现为：两肺出现磨玻璃样肺间质病变征象，伴有低氧血症，而且积极的抗菌治疗无效。故考虑免疫抑制药物使用后出现肺部真菌感染，在没有痰液真菌培养的结果情况下即可以给予临床诊断治疗。该患者经抗真菌治疗后肺部感染好转。如果后续有真菌培养或真菌抗原检测的结果，那也可以进行确诊治疗，即针对真菌种类进行特异性抗真菌治疗。

此病例诊断思路清晰，临床检查完整，值得学习。该病例报道对自身免疫性肝炎及激素免疫抑制治疗之后易合并肺部真菌感染，需要引起临床医师的重视，该病例的诊断和治疗给我们提供了值得借鉴的经验。

作者：叶茜　王磊　曲云东　王岩　杨保华　刘峰（山东大学第二医院感染/肝病科）
点评者：陆伦根（上海交通大学附属第一人民医院）

参 考 文 献

[1] Czaja AJ. Review article：the prevention and reversal of hepatic fibrosis in autoimmune hepatitis. Aliment Pharmacol Ther, 2014, 39（4）：385-406.

[2] Summerskill WHJ, Korman MG, Ammon HV, et al. Prednisone for chronic active liver disease：dose titration, standard dose and combination with azathioprine compound. Gut, 1975, 16：876-883.

[3] Wright SH, Czaja AJ, Katz RS, et al. Systemic mycosis complicating high dose corticosteroid treatment of chronic active liver disease. Am J Gastroenterol, 1980, 74：428-432.

[4] Czaja AJ, Carpenter HA. Thiopurine methyltransferase deficiency and azathioprine intolerance in autoimmune hepatitis. Dig Dis Sci, 2006, 51：968-975.

[5] Heneghan MA, Allan ML, Bornstein JD, et al. Utility of thiopurine methyltransferase genotyping and phenotyping, and measurement of azathioprine metabolites in the management of patients with autoimmune hepatitis. J Hepatol, 2006, 45：584-591.

病例 17　肝硬化长期不明原因发热 1 例

关键词：肝硬化；发热；淋巴瘤

一、病例介绍

患者男，55 岁，因"反复发热 1 年余"入院。患者于 2009 年 5 月 14 日因"肝硬化、门静脉高压、脾功能亢进"行脾脏切除 + 胃底贲门周围血管离断术，手术顺利，术后无发热、腹痛等不适主诉。2009 年 6 月 25 日无明显诱因下出现发热，体温在 38℃左右波动，次日凌晨体温可自行降至正常，午后复上升，无盗汗、畏寒、寒战、咳嗽咳痰等伴随症状。2009 年 7 月 6 日在当地医院就诊，查白细胞升高，考虑可能为手术引起的"慢性腹膜炎"，先后给予头孢哌酮 / 舒巴坦、头孢呋辛、莫西沙星足疗程治疗均未见好转，且体温逐渐上升，最高可升至 39℃，无规律性，每日 2 ～ 3 次，偶伴畏寒、寒战，体温可自行降至正常。曾在该院给予地塞米松 5mg 静脉注射 1 次，体温降至 35℃，并持续 3d，同时出现顽固性呃逆，无恶心、呕吐，3d 后呃逆症状缓解，但患者再次出现发热，体温最高达 40℃。2009 年 8 月 10 日至 10 月 10 日就诊于北京协和医院，仍考虑腹腔感染可能性大，先后给予头孢他啶 1g 每 8h 1 次 + 甲硝唑 0.915g 每 12h 1 次、美罗培南 1g 每 8h 1 次、丁胺卡那霉素 0.4g 每日 1 次 + 头孢他啶 1g 每 8h 1 次、特治星 4.5g 每 8h 1 次、依替米星 100mg 每日 1 次静脉滴注，发热情况无明显改善，后应用替考拉宁 400mg 每日 1 次，3 ～ 5d 后体温降至正常，其后体温又上升，病因仍不明确，遂自动出院。回当地后患者仍反复发热，无规律性，体温最高达 40℃，发热前伴寒战，在当地医院查 EB 病毒、骨髓穿刺、血涂片、CT、PET-CT 等均未发现异常，自行服用退热药或静脉用替考拉宁体温可降至正常。2010 年 8 月 5 日体温再次升高到 40℃，查血常规示：WBC 18.5×10^9/L ～ 31.4×10^9/L，给予替考拉宁无效，2010 年 10 月中旬来笔者所在医院进一步诊治。

患者 40 年前有阑尾切除术史，2004 年因胆囊息肉行腹腔镜下胆囊切除术。25 年前诊断为 HBeAg 阴性的慢性乙型肝炎，未正规治疗。2006 年因牙龈出血行 B 超检查诊断为早期肝硬化。2009 年 4 月诊断为"肝硬化、门静脉高压、脾功能亢进"，于 5 月 14 日行脾脏切除 + 胃底贲门周围血管离断术。病理示：（脾）慢性脾淤血，（肝）符合结节性肝硬化改变。2009 年 5 月查 HBV DNA 1.26×10^7 拷贝 /ml，予恩替卡韦 0.5mg 每日口服。3 个月后 HBV DNA 降至正常。否认高血压及糖尿病史。

入院查体：神志清、精神委靡，自主体位，步入病房，查体合作，对答切题。肝掌（+），蜘蛛痣（+）。皮肤、巩膜中度黄染，锁骨上浅淋巴结未及肿大。颈软，气管居中，甲状腺无肿大。胸部两侧呼吸运动正常、对称，两肺呼吸音清，未闻及干湿啰音。心率 75 次 / 分，心律齐，心尖部可闻及 Ⅱ 级收缩期杂音。上腹部见"人"字形手术瘢痕。腹软，左上腹、左下腹轻压痛，无反跳痛、肌紧张。肝肋下未及，移动性浊音（-）。肾区无叩击痛。四肢活动正常，双下肢轻度水肿，神经系统体征（－）。前臂及上腹部可见数枚大小不等皮下结节，质地中等偏硬。

诊疗经过：入院后完善相关检查，查白细胞升高，考虑为慢性肝病、肝硬化，患者有脾切除术史，易反复感染，且替考拉宁治疗曾有效，推测革兰氏阳性球菌感染可能性大，给予利奈唑胺 600mg 每 12h 1 次静脉滴注 5d 后仍高热不退。考虑患者因居住在新疆地区，布鲁菌病等也不能排除，虽然布氏杆菌凝集试验及血培养均阴性，仍于 10 月 14 日改用多西环素 0.1g 每 12h 1 次静脉滴注抗炎 7d，效果不佳。行 T-SPOT.TB 检测阴性。因入院体检时发现患者心尖区闻及 Ⅱ 级收缩期杂音，笔者所在医院行心超检查，结果显示：主动脉瓣钙化，赘生物形成不能除外。为排除感染性心内膜炎可能，于中山医院再次经胸壁及经食管超声检查均未见明显异常，结合外院多次心超结果阴性，且体检无其他阳性证据，暂不考虑感染性心内膜炎。浅表淋巴结 B 超检查提示：浅表多发肿大淋巴结，考虑是否存在血液系统肿瘤如淋巴瘤的可能性，取回原脾脏病理组织，重新读片，病理提示慢性淤血性脾大伴髓外造血。患者躯干四肢多处可见皮下肿块，多次抗感染治疗效果不佳，是否存在皮下脂膜炎样 T 细胞淋巴瘤或结节性脂膜炎可能。遂行前臂及上腹部皮下肿块活检，均提示血管脂肪瘤，结合 2 次骨穿及活检结果，当时考虑淋巴瘤诊断依据尚不足。因患者肺部 CT 提示右下肺少许炎症，于 10 月 19 日予亚胺培南 1.0g 每 12h 1 次静脉滴注抗感染，复查胸片较前好转。但仍有发热，体温仍然在 39℃ 以上。是否存在 EBV 感染可能，曾在笔者所在医院两次查 EBV DNA 均阴性，给予更昔洛韦治疗效果亦不佳。其后患者反复发热，体温在 38 ～ 41℃ 波动，体温最高可达 41.3℃，对各种抗感染治疗效果均不佳。复查 PET-CT 亦无恶性肿瘤证据。11 月 30 日复查血常规示 WBC 53.5×10^9/L，当时行外周血涂片示：成熟性淋巴细胞比例达 46%，次日行骨髓穿刺及活组织检查，2010 年 12 月 6 日骨髓形态学报告：与 M1 相比，骨髓及外周血涂片仍可见较多不典型淋巴细胞。结合 FCM 免疫分型考虑为成熟 B 细胞淋巴瘤（图 17-1）。

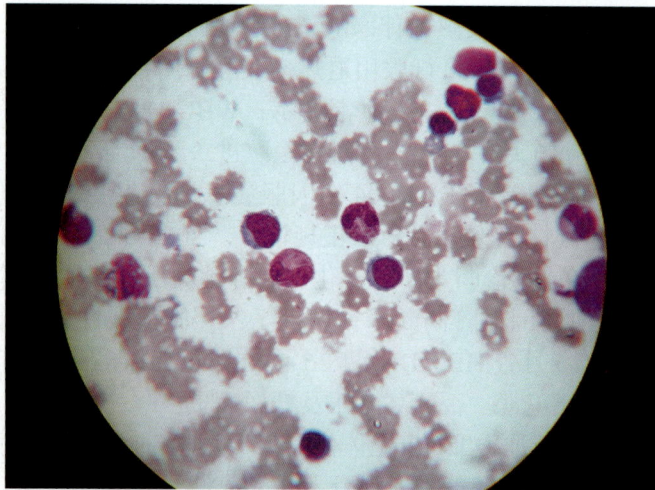

图 17-1 骨髓细胞涂片

患者被诊断为淋巴瘤后转入血液科继续治疗。12 月 21 日起在血液科使用 CHOP 方案，第 1 天化学治疗后即体温平，后未曾出现发热，出院回当地继续化学治疗（图 17-2）。

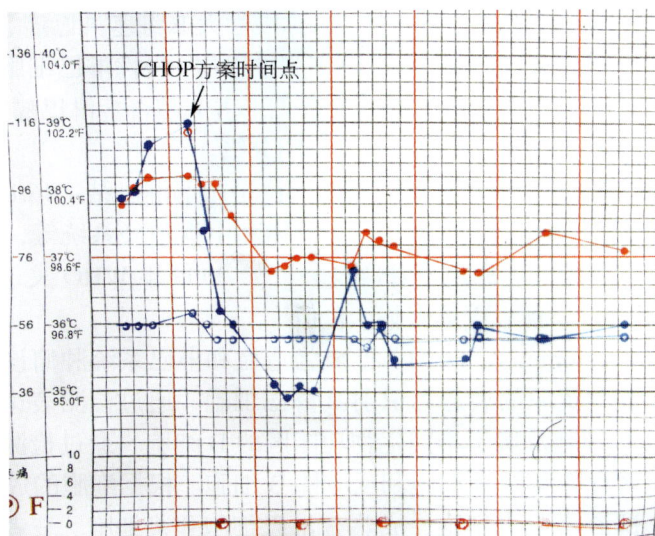

图 17-2　患者部分体温图

箭头所示为患者使用 CHOP 方案时间点，尔后患者体温明显下降

二、临床诊治思维过程

该患者为中老年男性，反复发热 1 年余，既往有慢性乙型肝炎病史，伴脾大脾功能亢进，在外院行脾切除术，其后患者出现血细胞升高，未予特殊处理。脾切除后 1 个月出现反复发热。

根据发热前曾有脾切除史，并且该患者为"慢性乙型肝炎、肝硬化"。脾切除后的发热以"感染性疾病"居多。据报道，脾切除术后患者医院感染的发生率为 12.1%，感染部位以呼吸道及膈下为主，病原菌以铜绿假单胞菌、大肠埃希菌和金黄色葡萄球菌为主。尤其是肝硬化患者，由于肝脏库普弗细胞功能受损，肠道黏膜屏障破坏，肠道吸收内毒素增加，容易导致内毒素血症，其发生率大约为 70%。另外，脾切除术后金黄色葡萄球菌感染导致的膈下脓肿也不少见。但是，该患者经过了积极的抗感染治疗，开始主要是针对革兰氏阴性杆菌的治疗，仍有反复发热，后改为替考拉宁针对革兰氏阳性球菌的治疗后曾一度好转，认为可能是革兰氏阳性球菌感染。前几次替考拉宁治疗似乎有效，但后来即使使用替考拉宁仍有反复发热，且反复发热持续了一年半。因此，考虑细菌感染可能性不大。但仍应排除结核等感染及其他少见感染。但是使用了多西环素治疗 1 周效果不佳，且 T-SPOT 阴性，临床亦无结核感染证据。另外，积极寻找非感染性疾病证据，以排除结缔组织病或恶性肿瘤的可能。入院后应继续行血培养、骨髓检查及相关免疫学抗体检查以进行不明原因发热筛选，并进一步行 PET-CT 搜寻病灶。

最后，由于出现血白细胞异常升高，重复骨髓穿刺行流式细胞检查，最终诊断为恶性淋巴瘤。在反复不明原因发热中恶性肿瘤约占 17%，其中淋巴瘤占首位，占不明原因发热恶性肿瘤性疾病的 50%～70%[1]，有些病例临床表现很不典型，诊断极其困难，而且有时在初始发热时病理特征不典型，活检也没有阳性发现，必要时需反复活检才能确诊，提示我们在处理发热待查病例时要有耐心。

B 细胞淋巴瘤约占非霍奇金淋巴瘤的 85%。弥漫性大 B 细胞淋巴瘤、滤泡性淋巴瘤、黏膜相关淋巴组织淋巴瘤（MALT）、小淋巴细胞淋巴瘤 / 慢性淋巴细胞白血病、套细胞淋巴瘤（MCL）5 种 B 细胞非霍奇金淋巴瘤最常见，占非霍奇金淋巴瘤的 3/4。B 细胞淋巴瘤的预后和治疗取决于淋巴瘤的具体类型及分期分级。

研究发现[2]，B 细胞淋巴瘤最常见的病变部位是颈部淋巴结（46.15%），累及结外的范围分布较广，包括鼻、咽、肠、睾丸、扁桃体和中枢神经系统等，几乎可发生在全身各处，与免疫系统在机体内生的免疫效应有关[3]。2008 年 WHO 关于淋巴瘤诊断、分型标准[4]对淋巴瘤的治疗、预后等具有临床价值。

流式细胞术（flow cytometry，FCM）已成为造血和淋巴系统肿瘤诊断中不可缺少的工具。通过检测系列相关抗原的表达可识别 B 淋巴细胞，通过检测表达的抗原谱可鉴别处于不同成熟阶段的 B 细胞及属于不同生物功能区的 B 细胞。通过检测免疫球蛋白轻链限制性或异常表型可区分肿瘤性 B 细胞和反应性 B 细胞。根据细胞的成熟程度，将 B 淋巴细胞分为三大类，即 B 淋巴母细胞、成熟 B 淋巴细胞和浆细胞。三者对应的肿瘤性疾病分别为急性淋巴细胞白血病、成熟 B 淋巴细胞肿瘤和浆细胞肿瘤。

三、诊疗体会

不明原因的发热病因很复杂，诊断相当困难。通过对该患者的临床特点分析，可以得到以下启示：

（1）类似感染性疾病的非感染性疾病容易误诊：该患者脾切除术后 1 个月开始发热，且发热时伴有畏寒、寒战，出现血白细胞升高，临床上酷似感染。但使用多种抗生素后无效，发热持续时间长达一年半，需考虑非感染性疾病的可能。

（2）非感染性疾病的诊断难度大：非感染性疾病主要包括肿瘤和结缔组织病两大类。由于该患者的免疫学指标反复检查均阴性，且对激素的治疗反应不佳，因此，该患者诊断为"结缔组织病"的可能性不大。该患者皮下及腹壁结节较明显，考虑是否存在结节性脂膜炎和皮肤型淋巴瘤（如皮下脂膜炎样 T 细胞性淋巴瘤）的可能，但反复活检没有阳性发现，两次病理活检报告均提示脂肪瘤。

（3）发热待查的最终确诊需有耐心：患者发热 1 年余，在诊断过程中，PET-CT 对于恶性淋巴瘤的定位诊断可能有提示意义，但如果该患者是惰性淋巴瘤，则 PET-CT 不一定会有标准吸收值（standard uptake value，SUV）升高，可能缺乏提示意义；此外，某些感染、炎症性疾病也可能出现 SUV 值显著升高，与恶性疾病的鉴别有一定的难度。PET-CT 对于异常病灶的发现有提示意义，可据此行局部组织活检，但不能明确诊断。该病例就是曾做过两次 PET-CT 也未出现任何有诊断价值提示的病例。对于血细胞减少、疑有骨髓受累的患者，反复多部位骨髓穿刺、活检具有一定的诊断价值。但反复多次骨髓检查均为阴性提示骨髓没有受累或病变可能呈局灶性，并不能排除淋巴瘤诊断。骨髓检查发现异常细胞者，应做组织免疫病理学检查、流式细胞术免疫分型及染色体检查等，进行综合分析以确定诊断，单纯的形态学异常仅仅提示患者可能存在淋巴瘤累及骨髓，不能确诊，更无法进行病理学分型。本例患者经反复骨髓活检及血液流式细胞学检查，最终确诊为成熟 B 细胞淋巴瘤，由于无法在其他病变部位取材，所以无法确定患者究竟是哪种亚型的 B 细胞淋巴瘤。

（4）确诊后的进一步治疗需谨慎：根据 2015 版《慢性乙型肝炎抗病毒治疗指南》[5]，

对于接受免疫抑制剂或细胞毒性药物治疗的 HBV 患者：20%～50% 可发生 HBV DNA 载量升高，部分患者可发生转氨酶升高和黄疸等；对于 HBsAg 携带者：在应用免疫抑制剂或细胞毒性药物治疗前 2～4 周均应用核苷（酸）类似物预防性治疗。HBV DNA<5 $\log_{10}$ 拷贝 /ml：化学治疗结束后 6 个月停药；HBV DNA>5 $\log_{10}$ 拷贝 /ml：继续治疗直至达到一般患者抗病毒治疗的停药标准；HBV DNA<5 $\log_{10}$ 拷贝 /ml：化学治疗结束后 6 个月停药；HBV DNA>5 $\log_{10}$ 拷贝 /ml：继续治疗直至达到一般患者抗病毒治疗的停药标准。由于该患者为慢性乙型肝炎肝硬化，肝功能失代偿，化学治疗存在一定的风险，需在积极保肝及抗病毒治疗的基础上再进行化学治疗，否则易导致肝衰竭，应引起临床医生注意，控制乙型肝炎的病毒复制是必需及非常重要的，而且是长期的，在此基础上应密切随访肝功能和 HBV DNA，控制化学治疗的不良反应。

四、专家点评

本例报道的是一例特殊的不明原因发热的诊疗经过，经全国多家医院历时一年半方确诊，发热待查诊断的困难性可见一斑。本例的特殊之处在于基础疾病为肝硬化脾切除。对于脾切除后 1 个月开始发热且外周血白血病增高的患者首先考虑细菌感染是自然的、必须的。本例值得总结的是长期、反复使用多种强效、广谱抗菌药物无效时应该扩展思路。多家医院均做到了，对特殊感染（结核杆菌、布鲁菌、EBV）、肿瘤（含各种淋巴瘤）、结缔组织疾病等均进行了相关检查，且有的检查重复多次，遗憾的是均无有价值的发现。这里要指出的是，本例代表了淋巴瘤的一种临床表型，长期反复发热而不伴或少伴有其他症状，直到病程进展到一定程度、甚至是终末期，方可通过骨髓、淋巴结活检，进行诸如免疫病理学检查、流式细胞术免疫分型及染色体检查等方能确诊。本例患者另一个特殊之处是除外周血白血病异常增高外，不伴淋巴结肿大，没有肝脏等器官浸润（PET-CT 阴性），这也是造成诊断延后的原因之一。华山医院感染科关注到异常增高的外周血白细胞，经过多次骨髓穿刺活检最终确诊的做法值得肯定。

作者：蒋卫民（复旦大学附属华山医院感染科）

点评者：毛青（陆军军医大学西南医院）

参 考 文 献

［1］王智，冯金萍，王晨，等 . 以不明原因发热为首发表现的恶性淋巴瘤 48 例临床分析 . 中国全科医学，2009，12（4B）：686.

［2］晋龙，陈小岩，眭玉霞，等 . B 细胞淋巴瘤 73 例临床病理分析 . 中华肿瘤防治杂志，2008，18：1423-1426.

［3］Jaffe ES，Harris NL，Stein H，et al. Classification of lymphoid neoplasms：the microscope as a tool for disease discovery. Blood，2008，112：4384-4399.

［4］WHO Classification of Tumours of Haematological and Lymphoid Tissues. Lyon：IARC Press：2008.

［5］中华医学会肝病学分会，中华医学会感染病学分会 . 慢性乙型肝炎防治指南（2015 更新版）. 中华肝脏病杂志，2015，23（12）：888-905.

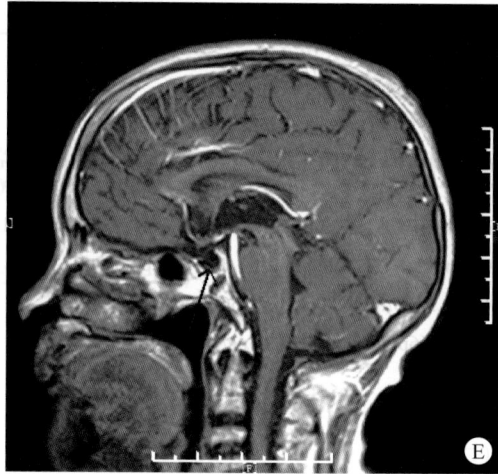

图 18-2 MRI 表现

A. T_1 冠状位；B. T_1 矢状位；C. T_2 冠状位；D. T_1 冠状位增强；E. T_1 矢状位增强

治疗：患者入院后给予常规的护肝利尿等对症支持治疗（螺内酯、托拉塞米、多烯磷脂酰胆碱、还原型谷胱甘肽等），于入院后第 5 天给予甲睾酮、左旋甲状腺素替代治疗，患者病情好转，腹水明显消退。患者于入院后第 23 天夜间油腻饮食后出现右上腹疼痛伴有胆红素上升，B 超提示胆囊炎，先后使用头孢他啶及美罗培南抗炎，效果不明显，逐步出现脓毒血症、感染性休克、肝肾综合征、肝性脑病等严重并发症，最后患者家属放弃治疗，要求出院。

二、临床诊治思维过程

1. 患者垂体功能减退的原因是什么

垂体功能减退症是一种慢性内分泌疾病，由不同病因引起，其症状和体征取决于其基本的病因及所缺少的某些专一性的垂体激素。得此病的人最早缺失的往往是促性腺激素，接着为生长激素，最后是促甲状腺激素和促肾上腺皮质激素。本患者第二性征缺失，性激素、甲状腺激素水平低下，垂体 MRI 提示空蝶鞍，结合文献[1]，该患者由于空蝶鞍导致垂体功能减退。

2. 患者第二性征缺失的原因是什么

下丘脑 - 垂体 - 性腺轴包括下丘脑、垂体、性腺。下丘脑产生促性腺激素释放激素（GnRH），通过脑垂体前部产生黄体生成素（LH）和促卵泡激素（FSH）。在男性，LH 刺激睾丸间质细胞产生睾酮支持精子发生。睾酮负反馈抑制下丘脑 GnRH 和垂体 LH 和 FSH 的释放。本患者垂体功能减退导致 LH 和 FSH 等降低，从而第二性征缺失。

3. 患者肝硬化病因是什么及如何导致肝硬化

常见的慢性肝损害病因有：病毒性肝炎、酒精性肝病、非酒精性脂肪性肝炎、自生免疫性肝炎、胆汁淤积性疾病、代谢性疾病等。结合本患者病史及实验室检查，病毒性肝炎、酒精性肝病、自身免疫性肝病可能性不大。而患者已经明确垂体功能减退，众所周知，垂体调控着甲状腺激素、促肾上腺皮质激素、性激素的水平，而这些激素水平又和糖、脂肪代谢关系密切[2]。同样，近期的研究发现，在男性，睾酮缺乏和内脏脂肪堆积、胰岛素抵抗相关，而这二者又导致了代谢综合征[3]。Chishima 等[4]发现，非酒精性脂肪性肝病患者肝细胞脂肪变程度越重，生长激素（GH）水平越低。Takahashi 等[5]认为 GH 能降低三酰甘油水平，减少腹部脂肪堆积，改善胰岛素抵抗，GH 作用于肝脏后产生的胰岛素样生长因子 -1（IGF-1）不仅同样具有降低三酰甘油水平，减少腹部脂肪堆积，改善胰岛素抵抗的作用，还能降低氧化应激，改善线粒体功能，阻止肝纤维化作用，从而减少非酒精性脂肪性肝炎的发生。垂体功能减退是儿童肝病常见的病因，但在成人中非常少见，据我们所知，到目前为止共有 2 篇文献报道由于垂体疾病导致肝硬化[6,7]。

鉴别诊断："克氏综合征"（Klinefelter 征、先天性睾丸发育不全），属先天性疾病，是染色体异常引起的。正常男性染色体核型为 46，XY，女性为 46，XX。如果男性染色体核型中 X 增多，就会引起这种病，最常见的是 47，XXY。这种病的发病率为 1% ～ 2%，在出生男孩中占 1/1000。结合本患者染色体核型该病可排除。

三、诊疗体会

成人肝硬化病因除了临床常见的如病毒性、酒精性、自身免疫性等外，垂体功能低下会导致性激素、甲状腺激素、促肾上腺皮质激素缺失影响糖和脂肪代谢，从而导致胰岛素抵抗，诱发非酒精性脂肪性肝炎，最后发展成肝硬化。垂体功能低下患者全身内分泌紊乱，机体免疫力差，易发生致命性感染。

四、专家点评

本文报道了一例由先天性垂体功能减退症所导致的成人肝硬化病例，在临床上比较罕见，容易误诊和漏诊。此类患者要么在新生儿或儿童时期就得到及时的诊断和治疗，要么由于误诊或漏诊而难以存活至成年。缓慢进展至成年期才发病就诊的患者，往往有其特殊性，推测其可能尚存部分垂体激素的分泌功能，从而具有一定水平的生长激素、甲状腺激素等，除第二性征发育迟缓或无发育外，在早期其他临床表现并不突出，而第二性征又比较"隐蔽"，患者在叙述病史时常常不会提及，从而增加了早期诊断的难度。因此对于进入成人期才发病，特别是对身高影响不大的患者，在采集病史时，往往会忽略其第二性征发育的情况，极易造成漏诊或误诊。

此外，垂体功能减退导致生长激素水平低下，可进一步引起脂代谢紊乱、胰岛素抵抗、肥胖等，与 NASH 的临床表现非常相似，如果没有采集相关病史并进行相关激素水平的检测，难以与 NASH 鉴别，极可能导致误诊。

该病例提醒我们，临床上遇到原因不明的肝硬化患者时，在排除了病毒、药物、酒精、自身免疫、遗传代谢、血管因素等病因后，还要想到继发于垂体功能减退的可能。一旦确诊，在治疗上以激素替代治疗为主，如补充生长激素、睾酮、甲状腺素等，同时可加用治疗 NASH 的药物。此外，IGF-1 可能有逆转肝硬化作用。由于全球报道的病例数较少，这些治疗措施的疗效还有待进一步评估。除病因治疗外，在防治肝硬化相关并发症的措施和对症处理上，应该与其他原因所致的肝硬化相同。

作者：胡晨波（上海市浦东新区南华医院肝病科）

点评者：尚佳（河南省人民医院）

参 考 文 献

［1］Kim SY. Diagnosis and treatment of hypopituitarism. Endocrinol Metab（Seoul），2015，30：443-455.

［2］Zheng X，Li S，Zhang WH，et al. Metabolic abnormalities in pituitary adenoma patients：a novel therapeutic target and prognostic factor. Diabetes Metab Syndr Obes，2015，8（4）：357-361.

［3］Mody A，White D，Kanwal F，et al. Relevance of low testosterone to non-alcoholic fatty liverdisease. Cardiovasc Endocrinol，2015，4（3）：83-89.

［4］Chishima S，Kogiso T，Matsushita N，et al. The Relationship between the growth hormone/insulin-like growth factor system and the histological features of nonalcoholic fatty liver disease. Intern Med，2017，56（5）：473-480.

［5］Takahashi Y. Essential roles of growth hormone（GH）and insulin-like growth factor-I（IGF-I）in the liver. Endocr J，2012，59（11）：955-962.

［6］Nyunt A，Kochar N，Pilz DT，et al. Adult cirrhosis due to untreated congenital hypopituitarism. J R Soc Med，2005，98（7）：316-317.

［7］Gonzalez RM，Hernanz RL，Gonzalez DG，et al. Panhypopituitarism due to absence of the pituitary stalk：a rare aetiology of liver cirrhosis. Case Rep Endocrinol，2016，2016：907-1097.

病例19 酒精性肝硬化出现类白血病反应1例

关键词：酒精性肝硬化；类白血病反应

一、病例介绍

患者男，56岁，主因"腹胀，尿少1个月"入院，患者有饮酒史25年，每日平均饮白酒500g，平素未体检，2014年10月出现腹胀、尿少，未引起重视，未治疗，症状逐日加重。2014年11月3日就诊于笔者所在医院门诊，做彩超提示：肝硬化，肝内多发小结节，胆囊炎症样改变，脐静脉开放，脾大，腹水（大量）。以肝硬化（活动性、失代偿性）并腹水收住院治疗。入院查体：T 36.5℃，P 98次/分，BP 128/89mmHg，R 20次/分，神志清楚、精神差，皮肤、巩膜重度黄染，肝掌阳性，心肺未闻及异常，腹部膨隆，无压痛及反跳痛，移动性浊音阳性，双下肢轻度可凹性水肿。入院后实验室检查：肝功能示 ALT 40U/L，AST 80U/L，GGT 599U/L，ALP 289U/L，A/G 0.8，DBil 399.41μmol/L，IBil 215.5μmol/L。HBsAg阴性，抗-HCV阴性，甲型肝炎、戊型肝炎抗体阴性。血分析：WBC $14.89×10^9$/L，Hb 128g/L，PLT $123×10^9$/L，NEU% 77.1%，NEU $11.57×10^9$/L。凝血系列：PT 19.8s，PTA 38%，心电图正常，胸片正常。腹水常规：黄色透明、白蛋白阴性、白细胞计数 $50×10^6$/L。入院后予常规保肝、利尿、补充人血白蛋白等综合治疗措施。因无明确感染迹象，入院后未使用抗生素。11月17日复查血象：WBC $19.45×10^9$/L，RBC $3.11×10^{12}$/L，Hb 117g/L，PLT $124×10^9$/L，NEU% 80.4%，NEU $15.67×10^9$/L；11月18日再次复查血象：WBC $20.35×10^9$/L，RBC $2.72×10^{12}$/L，Hb 100g/L，PLT $104×10^9$/L，NEU% 80.9%，NEU $15.67×10^9$/L；再次给患者复查胸片及腹水常规，均未发现感染迹象，因患者为肝硬化患者，重度黄染，给予患者左氧氟沙星、头孢哌酮舒巴坦钠预防感染治疗。治疗1周后复查血象：WBC $23.07×10^9$/L，RBC $2.69×10^{12}$/L，Hb 104g/L，PLT $86×10^9$/L，NEU% 87.3%，NEU $17.49×10^9$/L；C反应蛋白及降钙素原均明显增高，但患者体温正常，无明确感染灶，考虑不能除外血液系统疾病，故请太原市中心医院血液科会诊，建议行骨髓穿刺明确诊断。行骨髓穿刺检查提示：可见增生及核左移，未见白血病细胞，会诊后结合患者病史及骨髓穿刺结果考虑粒细胞性类白血病反应可能性大，建议停用抗生素，治疗原发病。故停用抗生素，继续保肝退黄利尿治疗。11月29日复查血象：WBC $17.43×10^9$/L，RBC $2.5×10^{12}$/L，Hb 98g/L，PLT $77×10^9$/L，NEU% 72.2%，NEU $12.59×10^9$/L。12月10日复查血象：WBC $11×10^9$/L，RBC $2.32×10^{12}$/L，Hb 88g/L，PLT $108×10^9$/L，NEU% 73%，NEU $8.03×10^9$/L。1月9日复查肝功能明显好转，腹水基本消退；血分析：WBC $7.0×10^9$/L，RBC $2.15×10^{12}$/L，Hb 83g/L，PLT $107×10^9$/L，NEU% 71.5%，NEU $5.00×10^9$/L。C反应蛋白及降钙素原恢复正常。

二、临床诊治思维过程

患者男，有长期大量饮酒史，入院前彩超提示肝硬化、腹水，以肝硬化（活动性、失代偿性）并腹水收住院治疗。入院后查病原学均阴性，结合长期大量饮酒史，酒精性肝硬化诊断成立，化验提示肝细胞损害严重，胆红素代谢异常，明显低蛋白血症，凝血功能差，并腹水等并发症，为肝硬化晚期患者，预后差，化验提示白细胞明显增高，但无明显感染迹象，体温正常，化验提示 C 反应蛋白及降钙素原明显升高，不能除外感染可能，使用左氧氟沙星及头孢哌酮舒巴坦钠抗炎治疗，抗炎治疗后复查白细胞较前升高。全科讨论后考虑不能除外血液系统疾病，请血液科医师会诊后，结合临床特点及实验室检查，考虑酒精性肝硬化患者的类白血病反应可能性，建议治疗原发病，停用抗生素，故停用抗生素，继续保肝退黄对症支持治疗，肝功能好转后，血分析逐渐恢复正常。

三、诊疗体会

此病例为典型的酒精性肝硬化，化验提示黄疸指数明显增高，白细胞及中性粒细胞比例明显升高，C 反应蛋白、降钙素原升高，但无明确感染灶，白细胞随着肝病的加重逐渐增高，治疗原发病后，复查提示白细胞及中性粒细胞比例恢复正常。考虑酒精性肝硬化会造成类白血病反应，尤其是突然戒酒后，白细胞、C 反应蛋白、降钙素原的增高并不提示细菌感染，而是机体在应激状态下的反应性增高。

有文献报道，长期饮酒，酒精对肠道黏膜的损害，使肠道内毒素吸收增加导致库普弗细胞处于高饱和状态，对内毒素的吞噬降解功能低下，血液中内毒素含量上升，刺激单核细胞和血管内皮细胞过量分泌 IL-1、IL-6、IL-8、TNF-α[1]。IL-8 是白细胞趋化因子，引起肝组织内白细胞浸润及外周血液中白细胞增多[1]。严重肝病患者微生态平衡失调，肠道内菌群易位，肝衰竭时肝脏不能清除来自肠道的内毒素而使内毒素进入血液，还可以经过侧支循环和淋巴管－胸导管进入体循环。肝硬化患者肠源性内毒素血症发生率为 15.1% ～ 92.0%。病情严重者可无明显发热表现，但白细胞和中性粒细胞明显升高，应用三代头孢菌素后，白细胞及中性粒细胞不但不降，反而上升（杀死大量革兰氏阴性菌，释放更多的内毒素）[2]。

有文献报道，当患者红细胞细胞膜的结构和形态异常时，使用全自动血细胞分析仪进行血常规检测，有可能出现白细胞计数假性增高[3]；部分黄疸型肝炎、肝癌、肝硬化、糖尿病患者容易出现假性白细胞计数增多，且均与患者红细胞脆性减小有关。也有文献报道，在酒精性肝病中白细胞增多较为常见，可能表现为类白血病反应。

在以后的临床工作中，对酒精性肝硬化合并白细胞升高病例，在无明确感染灶的情况下，要考虑可能与 IL-8 升高、肠源性内毒素血症、假性白细胞计数增多、类白血病反应有关，应慎用抗生素。同时提示在肝硬化晚期无感染的情况下亦可出现降钙素原及 C 反应蛋白的明显升高现象。在以后的临床工作中要引起注意，尽早做骨髓穿刺，明确病情，慎用抗生素。

四、专家点评

酒精性肝病（alcoholic liver disease，ALD）是由于长期大量饮酒所导致的肝脏疾病，其疾病谱包括单纯性脂肪肝、酒精性脂肪性肝炎（alcoholicsteatohepatitis，ASH）、进行性纤维化、肝硬化和肝癌。影响其进展的因素较多，包括饮酒量、饮酒年限、酒精饮料品种、饮酒方式、性别、种族、肝炎病毒感染等。

酒精性肝病的发病机制主要包括：①酒精及其代谢产物对肝脏的直接损伤；②氧化应激与脂质过氧化作用；③肠源性内毒素、炎症介质等激活炎症反应。而一般来说，酒精性肝病患者出现白细胞增高，常常被认为伴发感染采用抗生素治疗。然而，损伤的肝细胞可释放损伤相关分子模式（damage-associated molecular pattern，DAMP）或肠源性内毒素可激活天然免疫系统产生炎性介质，促进白细胞趋化，导致白细胞增高。肝病患者由于红细胞脆性增加，在使用全自动血细胞分析仪进行血常规检测时，也有可能出现白细胞计数假性增高。

本例患者为酒精性肝硬化合并白细胞增高，使用抗生素后白细胞仍有增高，该医生采取了骨髓穿刺活检，明确诊断为粒细胞类白血病反应，停用抗生素并予以积极保肝、退黄治疗后，白细胞逐渐恢复正常。这提示在肝病患者出现白细胞增高时，应注意与感染、类白血病反应及假性白细胞计数增多相鉴别，同时应重视骨髓穿刺活检的诊断价值。

作者：张悦（太原市第三人民医院重症肝病科）

点评者：尹昕茹　陈东风（陆军军医大学大坪医院）

参 考 文 献

［1］宁晓艳.酒精性肝硬化合并白细胞增高 2 例.中外健康文摘，2012，9（44）：205-206.

［2］缪正秋.严重肝病出现白细胞升高应想到肠源性内毒素血症.现代实用医学，2006（8）：532-532.

［3］王梅，尹铁英，陈宏础.红细胞膜脆性与白细胞计数假性增高的关系.重庆医科大学学报，2003，28（5）：653-655.

显，红细胞内碱性铁蛋白升高不明显，有助于鉴别。本例为女性患者，询问病史无嗜酒史，结合当地人文环境，该病史陈述可信度极高，故暂不考虑酒精性肝硬化。

（4）毒物和药物性肝硬化：长期服用某些药物如双醋酚酊、甲基多巴、四环素等，或长期反复接触某些化学毒物如磷、砷、四氯化碳等，均可引起中毒性肝炎，最后演变为肝硬化。本例患者是家庭主妇，无长期接触化学毒物的病史，既往亦没有长期服药病史，考虑可排除毒物和药物性肝硬化。

（5）胆汁淤积性肝硬化：胆汁淤积性肝硬化在临床上较为少见，其发生与肝内胆汁淤积和肝外胆管长期梗阻有关，一般分为肝内胆汁淤积性和肝外胆管梗阻性肝硬化两种，前者与自身免疫有关，又称为原发性胆汁性肝硬化，而后者多继发于肝外胆管阻塞，故称为继发性胆汁性肝硬化。肝外胆管长期梗阻的原因主要有先天性肝外胆道闭锁或缺如、胆总管结石、胆囊切除术后胆管狭窄、胰头癌、壶腹癌及胰腺囊肿。本例中患者既往有胆囊切除病史，故需注意诊断鉴别继发性胆汁淤积性肝硬化，但该患者上腹部影像学检查中并未见到因胆管狭窄所致的胆道由下而上逐渐扩大迂曲的表现，而自身免疫性抗体检查已排除与自身免疫相关的肝内胆汁淤积，考虑胆汁淤积性肝硬化可能性不大。

（6）血色病性肝硬化：血色病通常分原发性血色病和继发性血色病两类。原发性血色病是一种常染色体隐性遗传病，男性多见。继发性血色病常见于慢性溶血（如地中海贫血、难治性铁粒幼红细胞性贫血等）及长期反复输血的患者。原发性血色病临床上表现为皮肤色素沉着、肝硬化、糖尿病、内分泌异常如性腺功能减退、心肌病所致充血性心力衰竭及关节炎等多脏器功能损害。其中皮肤色素沉着、肝大、糖尿病为其典型三联征。根据美国肝病学会推荐的标准，认为肝活组织铁染色发现肝脏铁颗粒沉积的病理组织学证据是诊断的金标准，MRI作为一项无创性检查，在血色病的诊断、评估脏器铁沉积状况、指导治疗、监测病情发展等方面得到越来越广泛的应用。由于铁具有磁感应性，当组织含铁量增加时，磁共振可见到信号改变。

2. 治疗方案

血色病治疗包括减少饮食中含铁量、间歇静脉放血疗法及铁螯合剂治疗，其中首选间歇静脉放血疗法，以排出体内过量的铁。应用螯合剂清除铁的作用比放血慢，但对有贫血和严重低蛋白血症，不宜放血者，可采用此疗法，常用去铁剂可肌内、皮下或静脉注射。本例患者存在严重的贫血，若输注红细胞悬液纠正贫血，这又会增加体内铁的含量，导致治疗矛盾。故予红细胞生成素10 000U每日一次促进红细胞生成，增加铁的利用率；同时采用皮下持续输注去铁胺1.0g每日一次的方法减少体内的铁沉积。经过保肝、降酶、退黄、利尿、抗感染、促红细胞生成、驱铁、胰岛素控制血糖治疗，患者病情好转。

三、诊疗体会

血色病是一种极为罕见的先天性代谢缺陷病，指铁过量沉积于肝脏、胰腺、心脏及其他实质器官，并对这些器官的结构和功能造成损害的疾病状态。多发生于北欧人，亚洲人和黑种人发病率低，在我国发病罕见，文献中多为个例报道，国内尚无确切发病率的统计。故而很多医生对该病相关知识并无透彻了解，容易造成漏诊。在临床上，对遗传代谢性肝病的认识还有待加强，一方面，由于该类疾病的肝脏表现并无特异性，必须与其他获得性肝损害相鉴别，包括感染、中毒和肿瘤等。另一方面，由于患者常伴有其他脏器损害，常常首诊于其他科室，容易误诊。

本例中，患者先于笔者所在医院诊断为"肝硬化"，但因当时地方医院条件限制、患者家庭经济情况限制等原因，未能完全排查该患者引起肝硬化的病因，仅仅排除了病毒性肝炎后肝硬化、自身免疫相关性肝硬化、酒精性肝硬化等病因，仅予对症支持处理。根据新版美国肝病研究学会血色病诊疗指南要点，对所有肝病患者，都应评估有无血色病，特别是本例患者肝硬化原因未明，更应有考虑此病的意识。血色病的铁过量沉积所致面色青铁，应该注意与肝硬化的晦暗面色及肝硬化合并黄疸的面色加以区别。尔后患者因出现糖尿病及过早绝经等相关症状，都分别在其他科室就诊，当时接诊医生都只是把每个症状独立诊断，未考虑到肝硬化、糖尿病、性腺功能减退之间的关系，而漏诊。"一元论"是医学诊断思维的基本原则，医生应该多补充血色病的相关知识，认识到多症状之间的相关性，尽量以"一元论"去诊断一个疾病，避免漏诊和误诊。

血色病应早期诊断、早期治疗，这样可以有效防止多余铁沉积，预防并发症，改善预后。

四、专家点评

遗传性血色病（HHC）是一种铁代谢紊乱导致的体内铁负荷过多，继而引起包括肝、胰、心、皮肤等多脏器功能损害的罕见病。其发病与铁过载相关，具体机制主要包括：铁调素缺乏及铁调素抵抗相关血色病及膜铁转运蛋白病。

欧美人群中主要以 HFE 基因突变多见，为常染色体隐性遗传。亚洲人群的 HH 遗传背景与欧美不同，可能以非 HFE 相关性血色病（non HFE related HH）为主，即 HJV、HAMP、TfR2、FPN 突变是亚洲 HH 的主要类型。我们曾诊断过 1 例 SLC40A1 突变的血色病，属 Ⅳ 型遗传性血色病，遗传特征为常染色体显性遗传，该突变基因定位于 2q32，最早在 2001 年由荷兰及意大利科学家报道该基因错义突变，该基因编码膜铁转运蛋白，患病早期即出现铁蛋白升高，肝脏穿刺组织活检提示铁沉积于库普弗细胞，V162del 是此基因中最常见的突变位点，目前国内尚无此突变位点的病例报道。

血色病的临床三联征为色素沉着、肝大及糖尿病。该病例具有典型的临床表现，结合影像学给予了明确的临床诊断。该患者为肝硬化、腹水，不能进行肝脏穿刺活检，若能耐受上述操作的患者，可完善病理检查，明确肝实质细胞内铁沉积情况，另外基因检测有助于诊断，该例患者 HFE C282Y 基因突变检测提示未突变，对于非 HEF 相关性血色病基因也应进行检测。

放血疗法对于铁调素缺乏所致的铁过载很有效。每周一次或两次放血 500ml；在每次放血之前检查血细胞比容，允许血细胞比容较以前水平下降不到 20%；历时 2～3 年直至体内铁贮池耗竭为止；血清铁蛋白低于 50ng/ml 可停止频繁放血。维持放血保持血清铁蛋白 25～50ng/ml 每 3 个月一次维持终生；避免维生素 C 的补充。患者已经发展到终末期肝病时则需要进行原位肝移植术。

对于肝功能长期反复异常患者，除导致肝功能异常的常见原因外，应进一步对遗传性肝病进行筛查，铁蛋白及转铁蛋白饱和度是筛查遗传性血色病的重要指标，一旦发现异常，应尽早行肝脏穿刺活组织检查明确肝脏组织学改变，有条件者可行基因测序，明确遗传性血色病类型，以及进一步进行基因测序家系验证，根据基因测序结果对潜在患病人群进行未出现典型症状前的早期诊断、早期治疗，从而改善预后，提高患者生存质量。

范振平等检索中国医院知识数据库（CHKD）1991～2010年的文献，发现经肝脏穿刺和（或）磁共振成像确诊的血色病患者71例，其中包括原发性血色病43例。方静怡等收集了云南省2007～2013年间因各类肝脏疾病行肝脏穿刺活组织检查标本1883份，其中血色病5例，占0.27%。由于国内PHC发病率低，容易被误诊。因此，有必要提高临床医生对血色病的认识。

作者：江涛源　李晓彬　洪友志　黄记水（福建南安市医院感染病科）

点评者：温晓玉　牛俊奇（吉林大学第一医院）

参 考 文 献

［1］ Zaloumis SG，Allen KJ，Bertalli NA，et al. Natural history of HFE simple heterozygosity for C282Y and H63D：a prospective 12-year study. J Gastroenterol Hepatol，2015，30（4）：719-725.

［2］ Valenti L，Pelusi S. HFE mutations and iron in hemodialysis patients. Hemodial Int，2017，21（Suppl 1）：S47-57.

病例 21 肝组织病理诊断肝脏淋巴瘤 1 例

关键词：肝疾病；淋巴瘤

一、病例介绍

患者男，60 岁，主因"进行性脾大合并白细胞、血小板减少 3 年"于 2014 年 4 月入院。3 年前，患者查体时发现脾大，白细胞及血小板低于正常，因患者无任何不适，未予治疗。以后每年复查，上述症状、体征进行性加重。入院前检查：血常规示 WBC $1.78×10^9$/L，PLT $66×10^9$/L；彩超示肝回声增粗、脾大（20.1cm×5.7cm）。患者无发热、腹痛、恶心、纳差、尿黄、出血等症状，为进一步诊治以"脾大原因待查"入院。患者 6 年前曾患急性乙型肝炎，经治疗后痊愈。当时查血常规：WBC $3.7×10^9$/L，LYM% 34%，RBC $4.62×10^{12}$/L，Hb 149g/L，PLT $197×10^9$/L；超声：脾 11.2cm×3.8cm。本次入院查体：神志清楚，浅表淋巴结无肿大，胸骨压痛（－），心肺未闻及异常。腹平软，肝未触及，脾肋下 6cm，质韧，无触压痛。

入院诊断：脾大原因待查；病毒性肝炎，乙型；肝炎肝硬化？血液系统疾病？淋巴瘤？

入院后检查：肝功能、甲状腺功能、凝血功能均无异常。乙型肝炎病毒学五项：抗 -HBs（＋）、抗 -HBe（＋）、抗 -HBc（＋），其余阴性；HBV DNA、抗 -HCV、肝病自身抗体、ENA 多肽、呼吸道病毒谱、巨细胞病毒（CMV）DNA、EB 病毒（EBV）DNA 均阴性。血沉45mm/h。腹部超声：肝回声增粗、脾大 20.1cm×5.7cm。骨髓细胞学检查：骨髓增生不良；骨髓活组织检查未见明显异常。电子胃镜显示慢性非萎缩性胃炎伴糜烂，幽门螺杆菌（＋）。给予抗幽门螺杆菌治疗。行肝组织病理学检查，显示肝细胞未见明显变性、坏死，但见汇管区片状致密小淋巴细胞浸润，单一性，未见嗜酸细胞（图 21-1）；进一步行免疫组织化学检查，显示 CD20（＋）、PAX5（＋）（图 21-2、图 21-3）；HBsAg（－）、HBcAg（－），诊断为非霍奇金淋巴瘤，病理分型：结外黏膜相关淋巴组织边缘区 B 细胞淋巴瘤，转入血液科化疗。

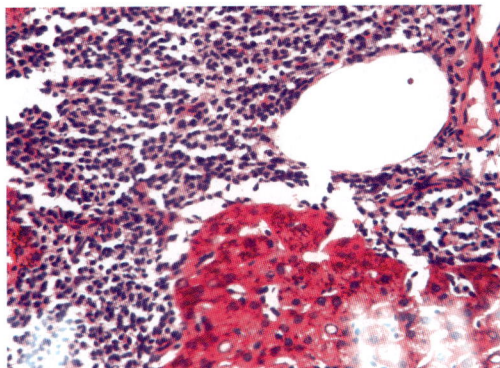

图 21-1 肝组织 HE 染色（×40）

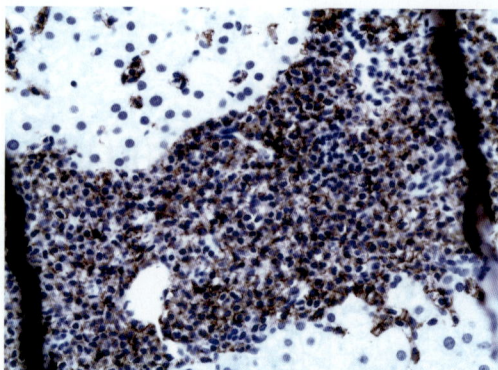

图 21-2　CD20 免疫组织化学（×400）

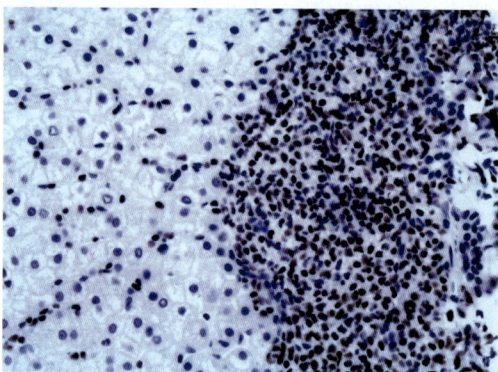

图 21-3　PA×5 免疫组织化学（×400）

二、临床诊治思维过程

患者以进行性脾大并白细胞、血小板减少起病，对于肝病科医师，首先想到的可能是肝硬化合并脾大、脾功能亢进，且患者既往曾患急性乙型肝炎，故进行了针对慢性肝病的检查，包括乙型肝炎病毒学五项、HBV DNA、抗 -HCV、肝病自身抗体、ENA 多肽、CMV DNA、EBV DNA 等，结果乙型肝炎抗 -HBs（＋）、抗 -HBe（＋）、抗 -HBc（＋），其余均阴性，这也符合既往急性乙型肝炎诊断，排除常见的慢性肝病。骨髓细胞学检查：骨髓增生不良；骨髓活组织检查未见明显异常，无血液病证据。腹部超声显示：肝回声增粗、脾大。肝回声增粗多见于慢性肝病，为此想到进行肝组织病理学检查，以明确肝脏病变。肝组织 HE 染色见汇管区片状致密小淋巴细胞浸润，单一性，考虑淋巴瘤可能，遂请血液科会诊，进一步行免疫组织化学检查明确诊断为结外黏膜相关边缘区淋巴瘤。

三、诊疗体会

结外黏膜相关边缘区淋巴瘤是一种惰性淋巴瘤，进展较缓慢，本患者虽然经肝组织病理学确诊，但起病以脾大伴血小板、白细胞减少为主要表现，无其他不适；肝功能正常，肝脏弥漫性病变，考虑为转移性肝脏淋巴瘤，起源于脾脏可能性大。患者拒绝进一步寻找原发灶。

　　患者 6 年前曾患急性乙型肝炎，当时无脾大及血小板减少，白细胞稍低。以后每年查体发现脾脏进行性增大，白细胞及血小板进行性下降。关于 HBV 感染与非霍奇金淋巴瘤（non-Hodgkin lymphoma，NHL）的相关性已有很多报道[1,2]。研究显示 NHL 患者中 HBV 感染率高于一般人群和其他肿瘤患者，认为 HBV 感染和 B 细胞型 NHL 存在一定的相关性，但生物学机制有待进一步研究。

　　无论其来源何处，本病例病变累及肝脏及脾脏，达 2 期。患者采用美罗华＋长春地辛＋泼尼松方案化疗后，脾脏较前明显缩小，白细胞及血小板均回升。黏膜相关淋巴组织淋巴瘤患者预后通常良好，多数研究中 5 年生存率超过 85%。约 10% 的患者在晚期会发生大细胞淋巴瘤的转化，但这与肿瘤播散无明显相关性。

　　通过本病例的诊治过程，体现了肝组织病理检查对诊断疾病的重要性。对肝脏、脾脏影像学改变者，伴或不伴有并发症，排除禁忌证，应尽早行肝组织病理学检查，以明确肝脏病变，指导诊治。

四、专家点评

　　该患者有乙型肝炎病史，查血提示白细胞、血小板降低，脾大，因此，不能除外肝炎后肝硬化，脾功能亢进症，骨穿刺显示增生不良，肝穿刺活组织检查提示肝脏淋巴瘤，经化疗后病情缓解。肝脏淋巴瘤非常少见，易被误诊。CT 或者 MRI 常提示肝脏多发性占位，肿瘤标志物为阴性，需经活组织检查才能确诊。该病例也提示，对诊断不明的肝占位性病变应争取活组织检查以获得病理学诊断。并得到针对性治疗。该病例未提供治疗后影像学资料及血清学检查的详细数据，治疗后随访结果也不详，应该改进。

作者：尹洪竹　赵彩彦（河北医科大学第三医院）
点评者：周伟平（海军军医大学附属东方肝胆外科医院）

参 考 文 献

[1] Dalia S，Chavez J，Castillo JJ，et al. Hepatitis B infection increases the risk of non-Hodgkin lymphoma：a meta-analysis of observational studies. Leuk Res，2013，37（9）：1107-1115. doi：10. 1016/j. leukres. 2013. 06. 007.

[2] 任苑蓉，熊竹娟，敬小梅，等. 非霍奇金淋巴瘤与乙型肝炎病毒感染关系的临床研究. 肿瘤预防与治疗，2013，26（2）：72-74.

是否手术及取组织病理检查？外科意见是可以手术，先腹腔镜探查，必要时开腹切除占位，同时取组织做病理学诊断。肿瘤科认为不能除外肝脏少见的肿瘤，如肝母细胞瘤或肝肉瘤等，需要组织病理学明确诊断。多学科协作诊治的最终会诊意见是患者转外科手术，先腹腔镜探查，必要时开腹切除占位，同时取组织做病理学诊断。腹腔镜下见肝脏巨大囊实混合性肿物，囊腔内有大量暗红色血性液体，排除肝囊肿诊断，改开腹行肿物切除术。肝脏囊性肿物（图 22-3），大小 18cm×13cm×6cm，囊腔内大量暗红色血块。镜检：没有正常肝细胞，间叶细胞呈梭形，胚胎样细胞是幼稚肝细胞，核圆形或多角形，呈索条状排列（图 22-4）；免疫组织化学：波形蛋白阳性，AFP、CD34、细胞角蛋白、上皮膜抗原、人肝细胞特异性抗原均为阴性，肝组织病理学诊断为肝脏未分化胚胎性肉瘤。患者转肿瘤科，化疗方案：长春新碱＋环磷酰胺＋表柔比星。

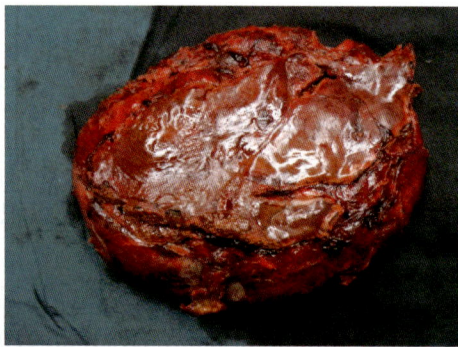

图 22-3　术中切除的肝脏肿物

肿物大小 18cm×13cm×6cm，囊性，囊壁厚 0.5 ～ 1cm，囊腔内大量暗红色血块

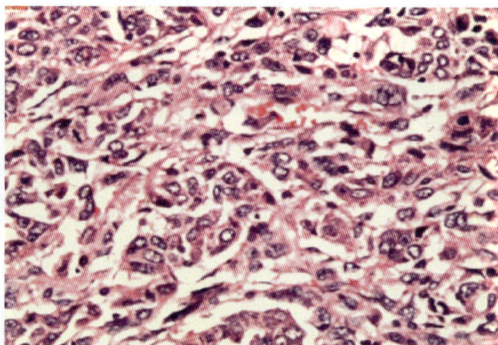

图 22-4　患者肝脏组织病理检查（HE×400）

免疫组织化学：Vimentin 阳性，AFP、CD34、细胞角蛋白、上皮膜抗原、人肝细胞特异性抗原均阴性

三、诊疗体会

肝脏未分化胚胎性肉瘤（UESL）是起源于肝脏原始间叶组织的恶性肿瘤[2, 3]。1978年 Stocher 和 Ishak 首例报告并命名，该病多发生在 6 ～ 15 岁儿童和青少年，成人罕见[4]。UESL 的发生可能与基因突变有关，与肝炎病毒感染没有明确的相关性。UESL 通常发生在肝右叶，但也有发生在肝左叶和双叶的文献报道。

　　UESL 临床表现多样化，可能出现发热、腹痛、体重下降等，同时缺乏特异性血清学指标和影像学难以确诊，常误诊为肝囊肿和肝脓肿。大于 80% 的 UESL 超声图像表现为以实性为主的混合性回声包块，典型的 CT 图像多表现为以囊性为主的囊实混合性占位病变，边界较清，具有延迟强化的特征。MRI 成像表现为 T_1WI 囊状低信号或高低信号混杂影，T_2WI 高信号影，增强后动脉期病灶边缘强化，门静脉期及延迟期继续强化，由于瘤体内部分凝胶样实性区域在 CT 或 MRI 上表现为水样密度，故病灶显示多以囊性为主。这种超声和 CT 等影像学检查表现的不一致是本病的一个临床诊断特点，由于临床缺乏特异性表现，因此术前明确临床诊断是困难的，病理组织学检查是确诊 UESL 的主要依据，瘤组织切面常为暗红或多彩状，可伴有囊性变、出血或坏死，少数因压迫周围肝组织而形成假包膜，镜下可见疏松的黏液基质中有梭形或星芒状未分化的间叶瘤细胞，其间散在分布瘤巨细胞，单核及多核、核大畸形、深染、核分裂象多见。瘤细胞可呈片状或束状排列，有些可形成类似恶性纤维组织细胞瘤样、横纹肌肉瘤样、纤维肉瘤样的结构。免疫组织化学检测显示，大多数 UESL 病灶弥漫性表达波形蛋白和 α_1- 抗胰蛋白酶，此为最具特征性的病理诊断依据。

　　UESL 恶性程度较高，预后不利。手术切除治疗是一个重要的方法[5, 6]。如联合全身多药化疗，可使肿瘤缩小，提高手术根治切除率，延长术后生存时间。对于某些因化疗耐药而无法手术切除或切除术后复发的病例，也有学者主张采用肝移植治疗。鉴于 UESL 的临床报道病例数仍然较少，对于各种综合治疗的标准和效果尚需进一步的观察和总结。

　　这是一例发生在青少年的肝脏巨大囊性占位病变的病例，临床表现多样化，影像学缺乏特异性。首先我们应除外常见的疾病，如肝囊肿、肝脓肿、肝包虫病等。通过常规检查和治疗仍不能确诊，需要手术后组织病理学诊断。多学科协作诊治有助于对疑难病例的诊断和治疗。

四、专家点评

　　该病例为罕见病例，治疗团队通过多学科共同诊治，最终成功地切除了肿瘤，值得称赞，但尚有一些方面值得我们进一步思考。

　　患者为 15 岁的青少年，肝脏巨大（14cm×17cm）囊性占位性病变并有发热，该病例入院时第一、第二诊断为"肝囊肿和肝脓肿"。一般说来，肝脏单个囊性病变无论是囊肿或脓肿很少会占据两个以上的肝叶，除非囊肿或脓肿与胆管相通。囊肿为一种细胞退行性变，巨大囊肿罕见发生于青少年；肝脓肿常见于胆管病变（包括既往胆管疾病史）和糖代谢异常的患者，综合上述，结合该例是 15 岁、既往身体健康患者的特点，至少这两个诊断列为入院时的第一和第二诊断是不恰当的。

　　患者入院时的生化指标检查，AST 198U/L，ALT 202U/L，GGT 330U/L，ALP 475U/L，TBil 25.0μmol/L，DBil 13.2μmol/L，提示既有肝细胞的也有胆管系统的损伤，而且胆管损伤更严重。一个单发的肝脏囊性病变，出现以胆管系统损伤为主的改变，对于一个 15 岁的青少年患者，应该更倾向考虑恶性病变，尽早进行多学科联合诊治。

　　既然医疗团队按一般思路给予抗感染治疗，也选择了正确的抗生素，但是正如他们自己已经认识到的，还需要进一步完善包括血清降钙素原、白细胞介素 -6 及 C 反应蛋白等炎症指标检查，并进行血培养及骨髓穿刺和骨髓培养，以便进一步帮助临床诊治。

作者：丁洋　窦晓光（中国医科大学附属盛京医院感染科）

点评者：江家骥　李友炳（福建医科大学附属第一医院）

参 考 文 献

［1］秦红，祝秀丹，王焕民，等. 小儿肝脏未分化胚胎性肉瘤 14 例诊治分析. 中华肿瘤防治杂志，2009，16（14）：1108-1110.

［2］李培坤，耿小平，刘付宝，等. 肝脏未分化胚胎性肉瘤 2 例报道并文献复习. 肝胆外科杂志，2010，18（5）：399-400.

［3］Xie ZY, Li LP, Wu WJ, et al. Undifferentiated embryonal sarcoma of the liver mistaken for hepatic abscess in an adult. Oncol Lett, 2014, 8（3）：1184-1186.

［4］Ismail H, Dembowska-Bagiń ska B, Broniszczak D, et al. Treatment of undifferentiated embryonal sarcoma of the liver in children—single center experience. J Pediatr Surg, 2013, 48（11）：2202-2206.

［5］Hong WJ, Kang YN, Kang KJ. Undifferentiated embryonal sarcoma in adult liver. Korean J Pathol, 2014, 48（4）：311-314.

［6］Fricchione MJ, Glenn N, Follmer R, et al. Life-threatening paraneoplastic syndrome in a child with sarcoma of the liver cured by emergency resection. J Pediatr Hematol Oncol, 2013, 35（2）：153-155.

病例 23　肝脏血管周上皮样细胞肿瘤 1 例

关键词：肝炎，乙型；腹痛；肝脏血管周上皮样细胞肿瘤；肝血管瘤

一、病例介绍

患者女，50 岁，职员，因"上腹胀痛 6d"入院。患者 6d 前无明显诱因感觉上腹胀痛，间断性发作，能自行缓解，无发热、黄疸，无恶心、呕吐，无反酸、烧心、呃逆，无便血、黑便等，至当地医院就诊。行上腹部增强 CT 示：肝脏肿瘤，性质待查；肝多发血管瘤；肝多发囊肿。脾多发占位，考虑血管瘤可能。建议至笔者所在医院进一步诊疗。既往史：慢性乙型肝炎病史 10 余年，一直口服恩替卡韦抗病毒治疗，HBV DNA（-），否认其他病史。入院查体：T 36.6℃，R 20 次 / 分，P 90 次 / 分，BP 125/87mmHg，神志清楚，皮肤、巩膜无黄染，未见肝掌、蜘蛛痣，未触及浅表淋巴结肿大。心肺（-），全腹平软，未见腹壁静脉曲张，无压痛及反跳痛，肝脾肋下未扪及，Murphy 征（-），移动性浊音（-），双肾区无叩击痛，肠鸣音 4 次 / 分，未闻及血管杂音，双下肢无水肿。外院带入检查：上腹部增强 CT+MRI+PWI 显示肝多发血管瘤；肝多发囊肿；肝右前叶上段（8 段）近膈顶部 2～3cm 大小占位，富含动脉期血供，考虑肿瘤所致可能，小肝癌伴出血可能。肝右后叶下段（6 段）肿瘤性占位，含丰富的成熟脂肪，提示为血管平滑肌脂肪瘤可能。脾多发占位，考虑血管瘤可能（图 23-1、图 23-2）。

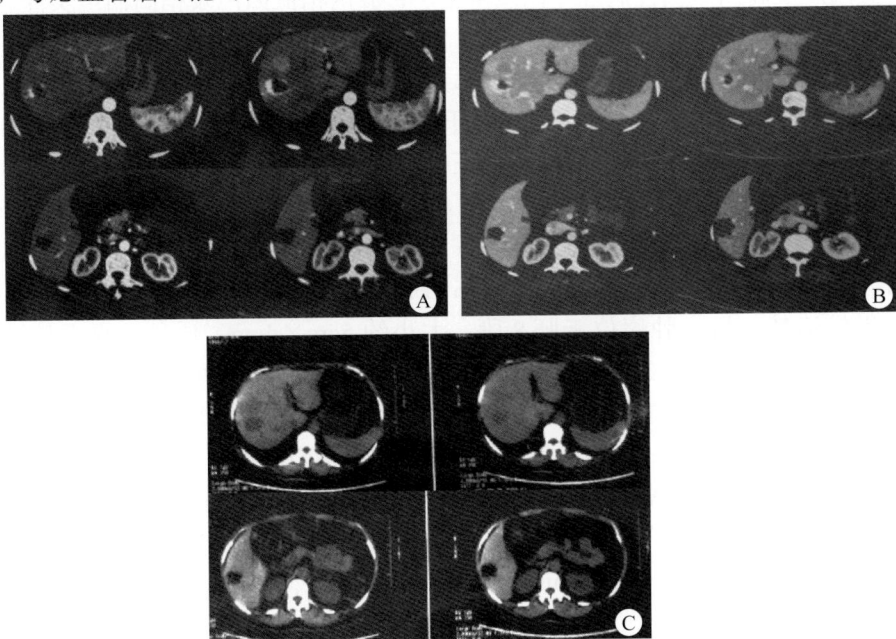

图 23-1　上腹部增强 CT

A. 动脉期；B. 门静脉期；C. 静脉期

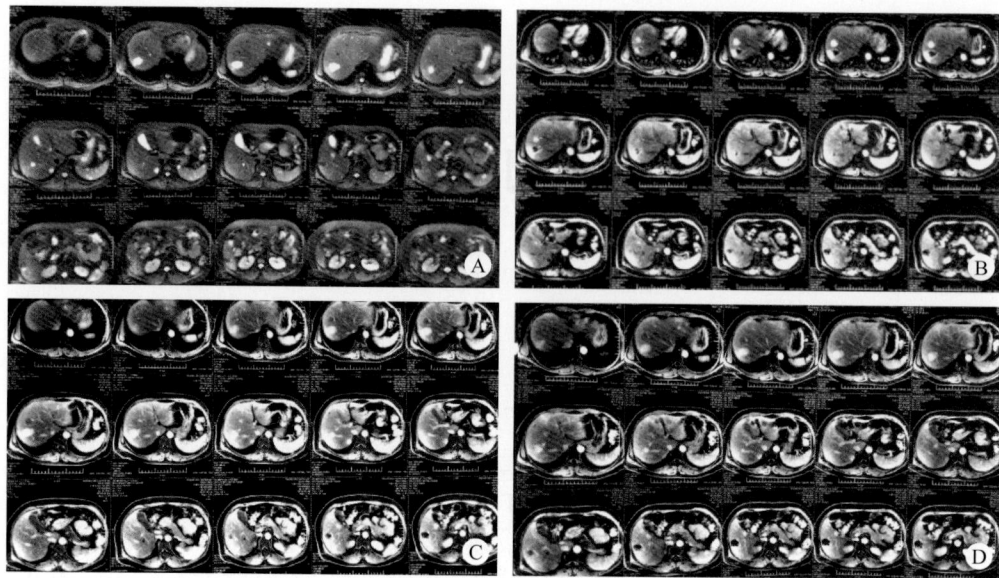

图 23-2 上腹部 MRI+PWI

A.T$_2$ 期；B. 动脉期；C. 门静脉期；D. 静脉期

入院诊断：①肝脏多发实性占位性病变：肝多发血管瘤；肝血管平滑肌脂肪瘤？肝细胞性肝癌（HCC）？②肝多发囊肿；③慢性病毒性肝炎，乙型；④脾多发血管瘤。

入院后完善相关检查：乙型肝炎全套示 HBsAg（＋），抗 -HBe（＋），抗 -HBc（＋），其余阴性；HBV DNA<10^{2}IU/m，AFP 2.1ng/ml，CEA 1.06ng/ml，CA199 23.54U/ml；肝肾功能、凝血功能、血常规、电解质、心电图和胸片未见明显异常。上腹部彩超＋造影显示：肝内低回声及高回声实性病灶（性质待定），肝内稍低回声及稍高回声实性病灶（考虑血管瘤），肝多发囊肿，胆囊息肉。

入院后评估手术适应证、禁忌证及手术方式。手术适应证：目前患者诊断为肝脏部分实性病灶为 HCC 可能；部分实性病灶为肝多发血管瘤、肝血管平滑肌脂肪瘤可能，且有明显症状，故手术指征明确。手术禁忌证：肝功能 Child-Pugh A 级，ICG-R15 4.6%；肾功能、电解质、凝血功能未见明显异常；心肺未见明显异常，无明显手术禁忌证。拟行手术方式：全麻下肝 6、8 段部分切除术，具体术式术中决定。术中探查见肝脏大小、质地正常，无明显硬化。其一肿瘤位于肝 6 段，大小约 4cm×3cm，质软，色黄，与周围组织边界较清楚；另一肿瘤位于肝 8 段，大小约 5cm×4cm，质硬，靠近该肿瘤的右侧。术中超声发现一大小约 2cm×3cm 的血管瘤，另外肝 6 段可见一大小约 1.5cm 的血管瘤。其余肝脏及腹腔其他器官未见异常病灶及肿大淋巴结。遂行肝 6、8 段部分切除术。术后病理学诊断：（肝 6 段、8 段）肝脏血管周上皮样细胞肿瘤（PEComa）；免疫组织化学：HMB45（＋）、SMA（＋）、Melan-A（ 灶 ＋）、PCK（＋）、Hepatocyte（－）、Glypican-3（－）、Arginasel（－）、AFP（－）、EMA（－）、CK19（－）、CD34（－）、ERG（－）、Caldesmon（－）、Desmin（－）、ERG（－）、CD56（＋）、Syn（－）、CgA（＋）、cd117（－）、DOG1（－）、Ki-67（LI 为 5%～10%）（图 23-3）。术后确诊为：肝脏血管周上皮样细胞肿瘤（PEComa）。术后给予护肝、防治感染、抑酸、补液等治疗，术后恢复好，于术后第 7 天出院。术后随访 1 年，未见明显肿瘤转移复发迹象。

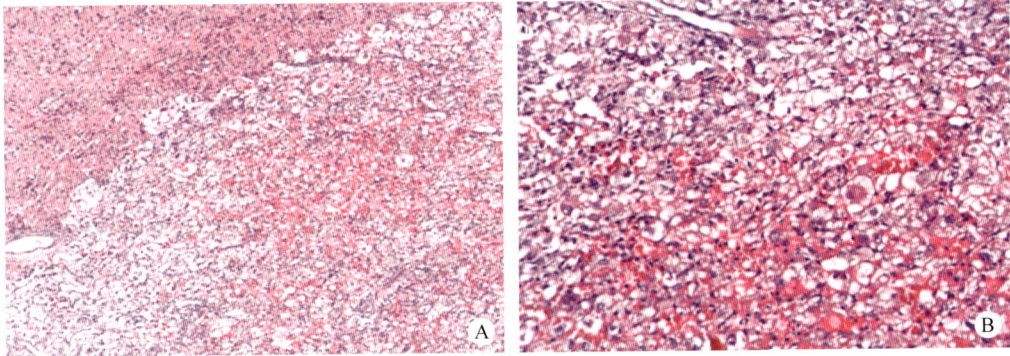

图 23-3 肝肿瘤组织 HE 染色

二、临床诊治思维过程

本例患者女性，50 岁，因"上腹胀痛 6d"入院。既往史：慢性乙型肝炎病史 10 余年。入院体检未见明显异常，入院检查乙型肝炎全套示"小三阳"，HBV DNA<10^2 IU/ml，肿瘤标志物（－），肝肾功能、凝血功能、血常规、电解质等未见明显异常。影像学检查显示本病例独有的显像特点：肝脏存在多发实性病灶，每个病灶的影像学表现明显不一样，根据血供特点被分别诊断为：HCC 可能、肝多发血管瘤、肝血管平滑肌脂肪瘤。最后通过手术切除，标本送病理学检查明确诊断。

鉴别诊断：

（1）肝细胞肝癌：起病隐匿，早期症状和体征不明显。常见的临床表现是肝区疼痛、肝大或包块、食欲减退、消瘦、乏力和上消化道症状。常有肝硬化、HBV 和（或）HCV 感染的证据；血清 AFP ≥ 400ng/ml 持续 1 个月，或 ≥ 200ng/ml 持续 2 个月；影像学特点是肿瘤病灶增强呈"快进快出"。肝穿刺活组织检查有助于确诊，即使阴性结果并不能完全排除，仍然需要随访观察。本病例中，符合该诊断的依据有：患者上腹胀痛 6d，有慢性乙型肝炎病史 10 余年，影像学检查示其中一个实性病灶符合"快进快出"特点。虽然 AFP（－），但不能排除 AFP 阴性的 HCC。

（2）肝血管瘤：常无肝病背景，女性多，CT 增强扫描呈"快进慢出"特点，与 HCC 的"快进快出"区别，MRI 可见典型的"灯泡征"；本病例中，其中 2 个实性病灶符合"快进慢出"特点，且 AFP（－）。

（3）肝血管平滑肌脂肪瘤（HAML）：男女均可发病，一般病史较长。CT 示境界清楚、边缘完整的不均质低密度肿块内含有 CT 值小于 −30Hu 的较低密度区，强化后较低密度区无增强效应。MRI 脂肪抑制技术可鉴别 HAML 与血管瘤。本病例中，肝脏 MRI+PWI+DWI 结合压脂序列已经初步诊断肝右后叶下段（6 段）肿瘤性占位，含丰富的成熟脂肪，提示为血管平滑肌脂肪瘤可能。

（4）FNH：其强化方式为中心向四周弥散且均匀一致，除中心瘢痕外均匀显著强化，界限往往不清楚或欠清楚，门静脉期和延迟期扫描病灶为稍高密度或等密度。活组织病理学检查是金标准。本病例中，肝脏的影像学检查也基本与 FNH 不符，但是部分不典型

表达，本例诊断 HAL 明确。

综上，我们认为 HAL 的诊断主要靠形态学特征，免疫组织化学检测到标志物（特别是 AFP 和 Hepatocyte 阳性）有助于该肿瘤的诊断。

四、专家点评

肝样腺癌（HAC）是一种发生在肝外的具有腺样及肝细胞样两种分化的特殊类型腺癌。此型腺癌发生在胃内的屡见报道，但原发于肺的肝样腺癌（HAL）则极为罕见。国内近年有肺肝样腺癌个案报道。第二军医大学附属长海医院病理科白辰光等 2006 年在国内报道 1 例，患者男性，48 岁，因右肾上腺占位切除后病理报告为转移性低分化腺癌，进一步检查发现左上肺占位，考虑为周围性肺癌。手术切除病灶后病理检查提示肺部肿瘤形态与肾上腺癌组织相同。免疫组化标记 Hepatocyte 阳性，但 AFP 阴性。血清 AFP 不升高。江西萍乡第二人民医院肿瘤科钟明艳等 2015 年报道 1 例，患者 61 岁，男性，为伴有 AFP 明显升高的肺肝样腺癌。这 2 例患者都是因为病灶手术切除或纤维支气管镜肺组织病理学检查而确诊。本文报道的则是肺部病灶穿刺活组织经病理检查证实。从有限的病例报道中发现患者多为 50 岁以上年龄较大的男性，临床表现并无特殊，与一般肺癌相似，部分患者伴有血清 AFP 升高，但肝内并无病灶。确诊依赖于病理和免疫组化标记。文献报告的本病预后不良，治疗方法主要是手术切除病灶，转移病灶可以结合化疗。本病例属于罕见病例，本文提示如果临床上遇到肺部有占位病变，且伴有明显 AFP 升高的病例，应当考虑与本病进行鉴别诊断。

作者：牛广林　程昌盛　郭稳稳（广西壮族自治区桂东人民医院肝病科）
点评者：万谟彬（海军军医大学附属长海医院）

参 考 文 献

[1] Ooi A，Nakaniski I，Shkamoto N，et al. Alpha-fetoprotein（AFP）producing gastric carcinoma：is it hepatoid differentiation? Cancer，1990，65（8）：1741-1747.

[2] Delonrimier A，Park F，Aranha GV，et al. Hepatoid adenocarcinoma of the stomach. Cancer，1993，71（2）：293-296.

[3] Ishiura H，Kanda M，Ito M，et al. Hepatoid adenocarcinoma：a distinctive histological subtype of a-fetoprotein-producing lung carcinoma. Virehows Arch Pathol Anat Histopathol，1990，417（1）：73-80.

[4] 陈金璋，孟刚，胡闻. 胃肝样腺癌病理形态学分析. 临床实验病理学杂志，2000，16（4）：301-303.

病例 25 巨块型肝癌综合治疗 1 例

关键词： *癌，肝细胞；治疗；经肝动脉化疗栓塞术*

一、病例介绍

患者男，66 岁，因主诉"右上腹疼痛半个月，发现肝转移性肿瘤 1 周"于 2015 年 4 月来笔者所在医院就诊。患者 2015 年 3 月中旬无明显诱因下出现右上腹疼痛，于当地医院急诊行止痛、消炎等对症处理后出院，未行进一步检查。后患者疼痛未缓解，再次于外院就诊，CT 提示肝右叶巨块样病灶，门静脉期增强扫描可见病灶不均匀强化，密度低于肝实质，病灶中央坏死，周围部分见假包膜，门静脉右支及主干可见癌栓形成，符合肝癌 CT 表现；肝硬化、脾大（图 25-1）。患者为进一步诊治来笔者所在医院就诊，门诊查 AFP 2187.0ng/ml。患者为进一步诊治入住笔者所在科室。患者既往有乙型肝炎病史 10 余年，未规律抗病毒治疗，现口服恩替卡韦抗病毒治疗，乙型肝炎血清病毒学标志物：HBsAg 阳性，HBeAg 阳性，抗 -HBc 阳性；HBV DNA 低于检测值下限。

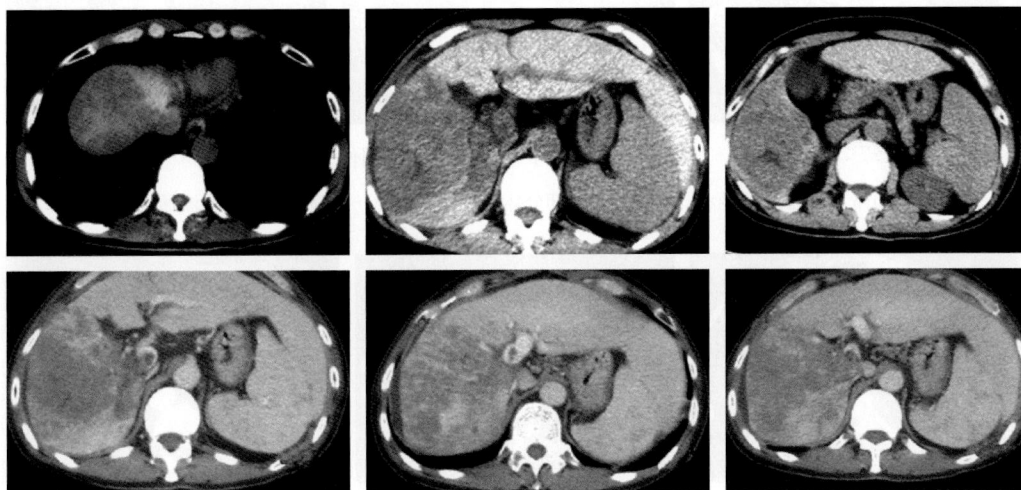

图 25-1 术前 CT 图像

2015-03-20 上腹部增强 CT 示肝右叶巨块型病灶，门静脉主干及右支癌栓

入院查体：全身皮肤、黏膜无黄染，无肝掌，无蜘蛛痣。左锁骨上未触及肿大淋巴结。腹部平坦，腹壁静脉不显露，未见胃肠轮廓及蠕动波形，无压痛，无反跳痛，肝肋下 2 指，腹部未及活动性包块，Murphy 征阴性，移动性浊音（－），肠鸣音 6 次 / 分。双下肢无水肿。实验室检查：RBC 3.53×10^{12}/L，Hb 113g/L，HCT 34.1%，PLT 101×10^9/L，WBC 6.15×10^9/L，NEU% 84.5%，PT 13.1s，凝血酶原时间比值 1.18，国际标准化比值 1.07，APTT 26.3s，D-

二聚体 1.81mg/L；ALT 45U/L，AST 70U/L，TBil 15.2μmol/L，DBil 8.9μmol/L，Alb 37g/L，总胆汁酸 126.8μmol/L，胆碱酯酶 3231U/L；前白蛋白 0.16g/L。

结合 CT、实验室检查结果及相关病史，诊断为肝恶性肿瘤（巨块型）伴门静脉癌栓。经术前讨论，确定手术方案为：经肝动脉化疗栓塞术（TACE）同步联合微波消融＋门静脉内支架联合血管内近程放疗（^{125}I 粒子条），于 2015-04-03 行手术治疗，术后给予保肝、预防感染、营养支持治疗，患者恢复可。术后于 2015-05-16 复查 AFP 1013.0ng/ml，肝内病灶较前缩小（图 25-2），于 2015-05-18 行 TACE，术后患者联合口服索拉菲尼进行靶向治疗。尔后根据患者随访情况，于 2015-08-12、2015-11-24、2016-07-04、2016-11-18 再行 4 次 TACE 治疗，2017-01-04 复查 AFP 30.4ng/ml，患者肝内病情稳定（图 25-3），给予定期随访。患者行介入治疗期间，一直口服恩替卡韦抗病毒治疗，防止介入治疗期间 HBV 再激活。

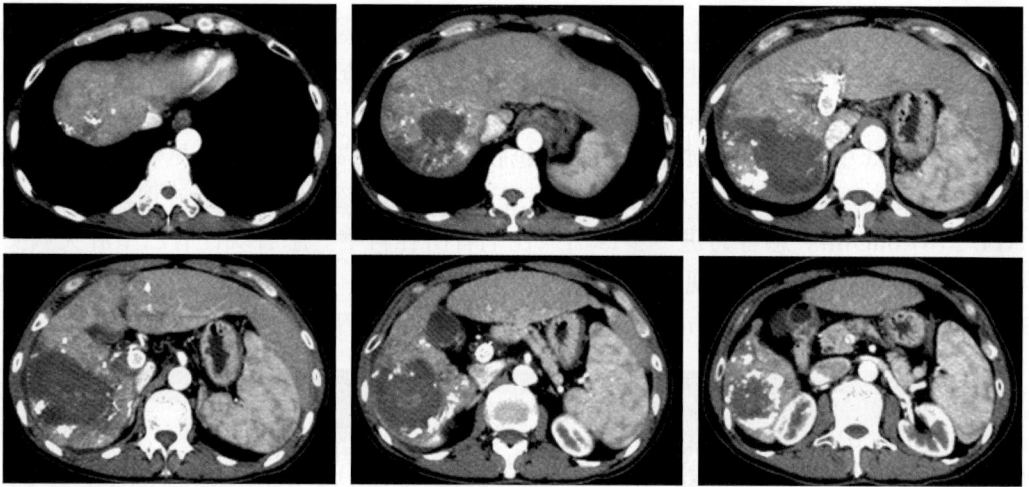

图 25-2 术后 1 个月复查 CT 图像

2015 年 5 月随访显示肝右叶病灶大部分坏死，体积缩小，门静脉支架内血流通畅

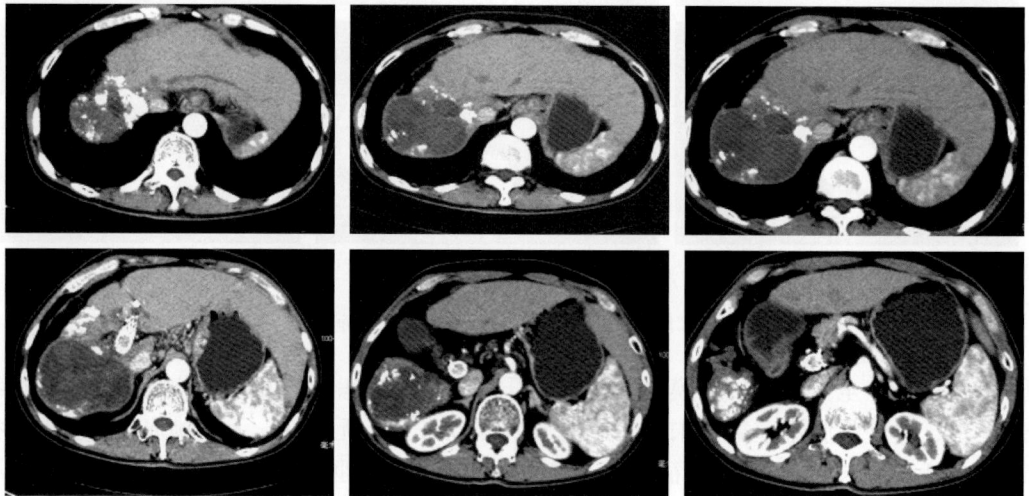

图 25-3 术后 20 个月随访 CT 图像

术后 20 个月随访显示肝右叶病灶控制良好，门静脉支架内血流通畅

二、临床诊治思维过程

1. 病例特点

该患者右上腹疼痛半个月；CT 提示肝右叶巨块样病灶，门静脉期增强扫描可见病灶不均匀强化，密度低于肝实质，病灶中央坏死，周围部分见假包膜，门静脉右支及主干可见癌栓形成，符合肝癌 CT 表现；还有肝硬化表现，包括肝裂增宽、肝缘凹凸不平、脾大等改变；肿瘤指标 AFP 升高。既往有乙型肝炎病史。诊断：原发性肝癌（巨块型）伴门静脉癌栓形成。

2. 治疗目的与治疗方案

该病例治疗目的为控制肿瘤生长，延长患者生存期，提高患者生存质量。目前针对该肝癌的治疗方案主要有[1, 2]：①靶向治疗（索拉菲尼）；②外科切除治疗；③门静脉支架植入 + 门静脉内放射性粒子植入；④经动脉化疗栓塞；⑤经动脉化疗栓塞联合热消融同步治疗；⑥放疗。根据该患者情况选择的手术方案是：TACE 同步联合微波消融 + 门静脉内支架联合血管内近程放疗（^{125}I 粒子条），根据患者情况联合索拉菲尼靶向治疗，同时注意抗病毒治疗。制定该方案的理由为：患者肝内肿瘤巨大且存在门静脉主干及分支癌栓，外科切除显然不适合，单纯放疗也不合适[3]。靶向治疗（索拉菲尼）是目前指南推荐的 BCLC 分期 C 期的一线用药，但单用效果有限[4]。患者肝内肿瘤巨大，采用 TACE 同步联合热消融是在传统 TACE 的基础上，结合热消融减瘤，以最大程度地减少化疗药物用量和患者术后反应，同时尽可能一次完全处理巨块型病灶。同时在门静脉内植入金属支架和 ^{125}I 放射性粒子条，恢复门静脉有效血供并抑制门静脉癌栓的进展。后续配合抗病毒治疗、索拉菲尼靶向治疗，有效控制肿瘤进展，延长生存期。

三、诊疗体会

本例患者结合病史及各项检查诊断为原发性肝细胞肝癌，BCLC 分期 C 期。患者就诊时肝右叶肿瘤巨大，且存在门静脉主干及分支癌栓，治疗难度大。对于肝内巨大的肿瘤病灶，难以在一次 TACE 治疗中彻底处理，采用 TACE 联合微波消融同步治疗可以在先灭活大部分肝肿瘤组织的基础上，再进行 TACE 治疗，可以有效地提高疗效并减少术后反应。同时进行了门静脉支架 + 放射性粒子条植入，保证了患者的门静脉血供，有利于后续的 TACE 治疗。

之后进行了 5 次肝动脉化疗栓塞，期间服用索拉菲尼进行靶向治疗，AFP 由术前的2187.0ng/ml 降至 30.4ng/ml，肝内病灶得到有效控制。而且一直进行抗病毒治疗，防止治疗过程中 HBV 的再激活。

患者疾病无进展生存期达 20 个月，根据 mRISIT 标准，肝内病灶疗效评价：部分缓解。因此，对于肝癌采用合理的综合治疗使患者的生存时间显著延长，并明显改善了患者的生活质量。

四、专家点评

该病例为合并门静脉主干癌栓的巨块型肝细胞肝癌。由于患者属于 BCLC 分期 C 期，治疗组合理地采用了 TACE 同步联合微波消融＋门静脉内支架联合血管内近程放疗（^{125}I 粒子条）及联用索拉菲尼靶向治疗的综合治疗方法，取得了较好的疗效，有效地控制了肿瘤进展，延长了生存期。治疗组在患者介入术后积极给予保肝、预防感染、营养支持等治疗，并继续予以口服恩替卡韦抗病毒治疗防止病毒再激活，在积极治疗肿瘤的同时，全面地考虑到了介入术后的积极康复和患者基础肝病的有效控制，在生存时间显著延长的同时也明显改善了患者的生活质量。

靶向治疗药物（索拉菲尼）是目前指南推荐的 BCLC 分期 C 期的一线用药，该患者在第二次介入术后开始辅助使用索拉菲尼，达到了联合用药的效果。但针对此类合并门静脉主干及分支癌栓的晚期肝癌患者，如第一次介入术后患者肝功能能够早期恢复，建议尽早开始联合使用索拉菲尼，并在后续介入治疗过程中不建议暂停使用。

患者介入术后 20 个月随访，影像学检查提示肝右叶病灶明显缩小，门静脉支架内血流通畅。从片子上可以看到，患者肝硬化程度应该属于中度，左肝明显代偿性增生。考虑到 AFP 没有完全降到正常范围，后续治疗建议积极施行肝癌降期后的二期手术切除。临床上我们经常碰到介入联合索拉菲尼治疗患者在肿瘤控制一段时间后由于患者身体无法再耐受药物反应或残存肿瘤细胞耐药而出现肿瘤迅速增大或转移。《孙子兵法》"形篇"中说，"昔之善战者，先为不可胜，以待敌之可胜"。治疗组通过前期综合治疗的措施，使患者和肿瘤的比势由"敌强我弱"变为"转弱为强"。我们应该珍惜这个千载难逢的"决战"时机，当机立断，抓住最终取胜的机会。因此，在影像学检查提示有切除可能，化验及影像学检查提示肝脏储备功能良好、余肝功能可代偿，患者身体状况也能够耐受麻醉与手术时，我们建议及时给予根治性手术切除，以获得长期的疗效。

作者：张巍　杨国威　刘嵘　钱晟（复旦大学附属中山医院介入治疗科）

点评者：任宁（复旦大学附属中山医院）

参 考 文 献

［1］Bruix MJ Sherman. American Association for the study of liver diseases management of hepatocellular carcinoma：an update. Hepatology，2011，（53）：1020-1022.

［2］Llovet JM，Bru C，Bruix J. Prognosis of hepatocellular carcinoma：the BCLC staging classification. Semin Liver Dis，1999，（19）：329-338.

［3］Kudo M，Matsui O，Izumi N，et al. JSH consensus-based clinical practice guidelines for the management of hepatocellular carcinoma：2014 update by the liver cancer study group of Japan. Liver Cancer，2014，（3）：458-468.

［4］Parikh ND，Waljee AK，Singal AG. Downstaging hepatocellular carcinoma：a systematic review and pooled analysis. Liver Transpl，2015，（21）：1142-1152.

病例 26 肝脏恶性孤立性纤维性肿瘤 1 例

关键词： 肿瘤；免疫组织化学；孤立性纤维性肿瘤

一、病例介绍

患者男，64 岁，主因"间断上腹部胀痛不适 1 月余"入院，患者于入院前 1 月余无明显诱因出现上腹部胀痛不适，与进食无关，偶伴有咳嗽、咳少量黄色黏痰，遂就诊于当地医院，行腹部 B 超检查示肝脏占位性病变，未行特殊治疗。患者为求进一步诊治来笔者所在医院就诊，门诊以"肝脏占位性病变"收住入院。既往史、个人史、家族史无特殊。入院查体：生命体征平稳，全身皮肤、黏膜及巩膜无黄染，心、肺查体未见明显异常，腹彭隆，未见肠型及蠕动波，无腹壁静脉曲张，全腹无压痛、反跳痛及肌紧张，Murphy 征阴性，未触及包块，肝脾肋下未触及，肝区无叩击痛，移动性浊音阴性，肠鸣音 4 次 / 分，双下肢无凹陷性水肿。

门诊辅助检查：肝功能正常，肝炎全项均阴性，AFP 3.68ng/ml。腹部增强 CT：①肝脏左叶下缘占位，多考虑间叶组织来源的肿瘤，转移瘤不除外；②胃体前壁增厚；③肝右叶囊肿（图 26-1）。胃镜：胃息肉（山田 I 型）；慢性萎缩性胃炎（窦，轻度）（图 26-2）。胃黏膜活组织检查病理学诊断：（胃体）萎缩性胃炎，轻度，肠化生轻度（图 26-3）。

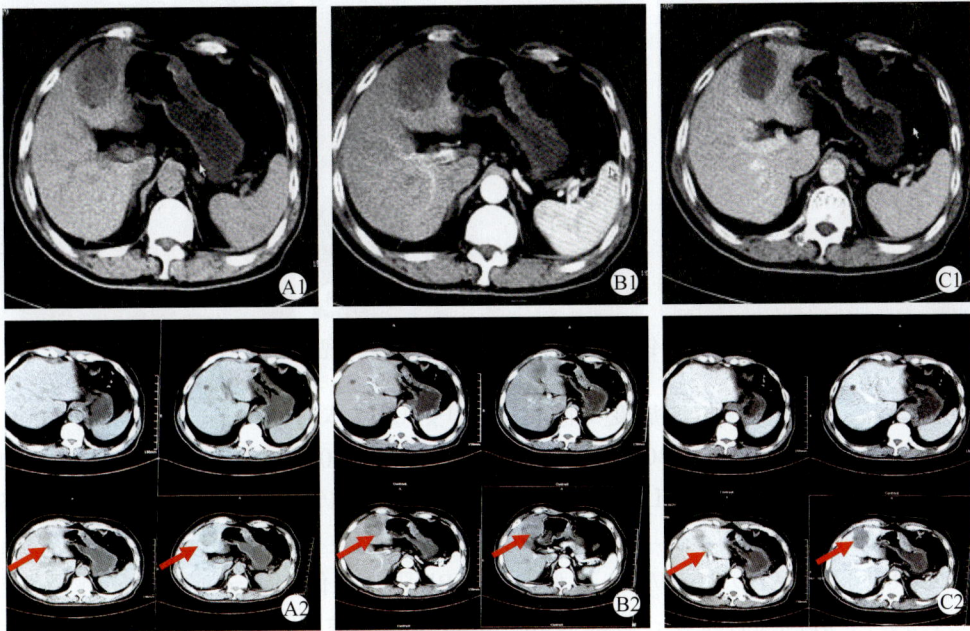

图 26-1 上腹部增强 CT

A1、A2. 静脉期；B1、B2. 动脉期；C1、C2. 门静脉期

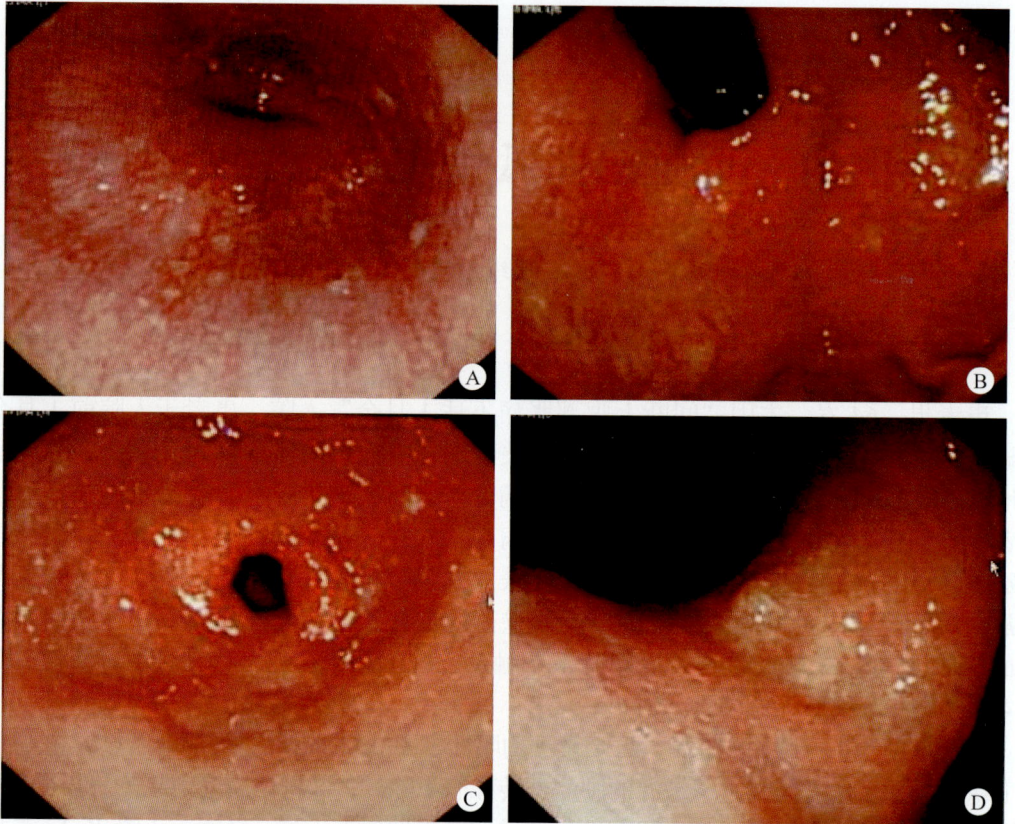

图 26-2 胃镜表现

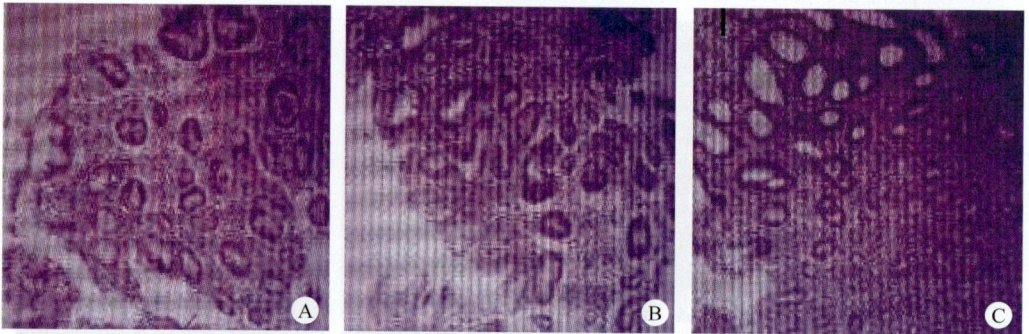

图 26-3 胃镜活组织检查，组织病理学表现（HE×100）

初步诊断：①肝脏占位性病变（性质待定）；②胃体前壁增厚；③肝右叶囊肿。

入院后检查：血常规：WBC 4.88×10⁹/L，NEU 3.12×10⁹/L，Hb 111g/L，PLT 209×10⁹/L；血生化：ALT 18U/L，AST 19U/L，Alb 44.4g/L，TBil 16μmol/L，ALP 104U/L，GGT 14U/L；凝血功能：PT 11.1s；PTA 97.4%。ESR 10.0mm/h；肿瘤全套：CEA 3.41ng/ml，AFP 3.69ng/ml，CA125 22.18U/ml，CA199 9.03U/ml。血型 B 型，Rh 阳性。传染病全项均为阴性。心电图未见异常；胸片：肺间质纤维化；腹部 B 超：双肾、双侧输尿管、膀胱、前列腺未见异常；FibroScan：3.9kPa。结肠镜检查：①末端回肠炎；②结肠多发息肉（山田 I 型）；③乙状结肠炎（图 26-4）。

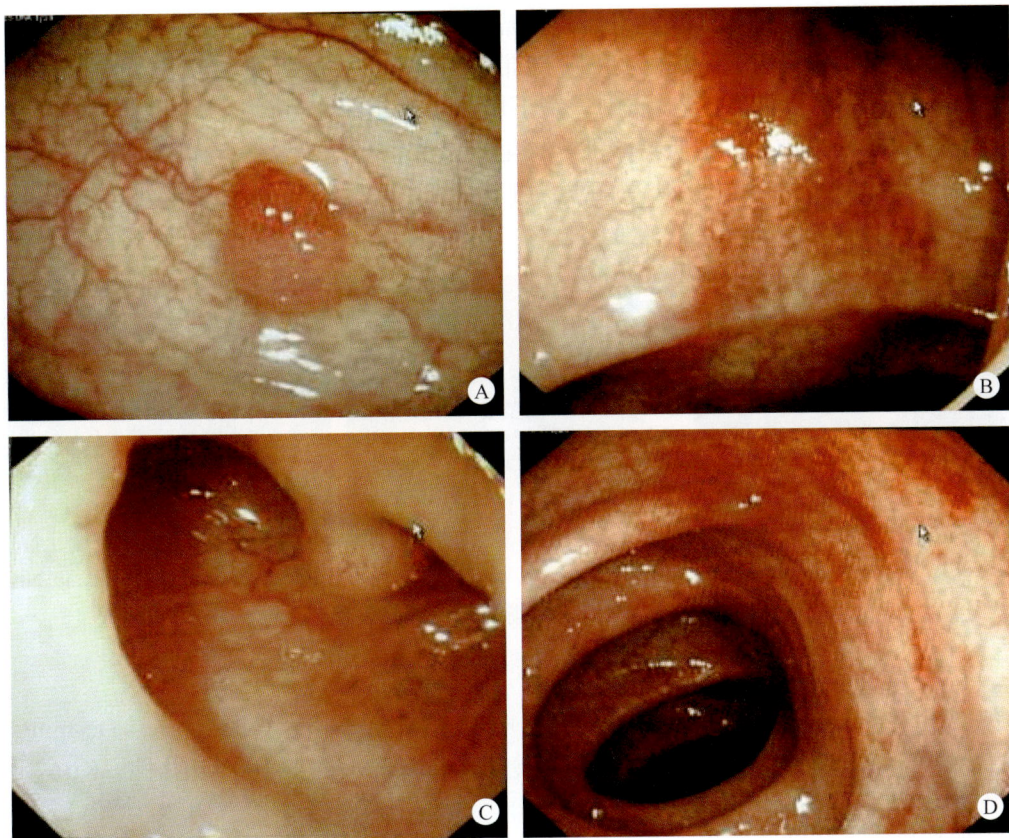

图 26-4　肠镜表现

　　肝脏穿刺检查：肉眼所见：灰白色圆柱状软组织 2 条，长 1.6cm、直径 0.05cm；镜下所见：（肝左叶）肿瘤由呈束状、旋涡状排列的梭形瘤细胞构成，胞质嗜酸性，核呈长梭形、轻度异型，核分裂象罕见，未见坏死（图 26-5）。根据形态学特征及肿瘤发生部位，首先考虑胃肠道间质瘤（GIST）转移至肝脏，但免疫组织化学染色结果不支持（瘤细胞表达 Vimentin、SMA、CD34，但不表达 CD17、Dog-1），建议做分子病理学检测进一步明确诊断。在排除 GIST 后，则考虑为肝脏原发孤立性纤维性肿瘤或平滑肌瘤。

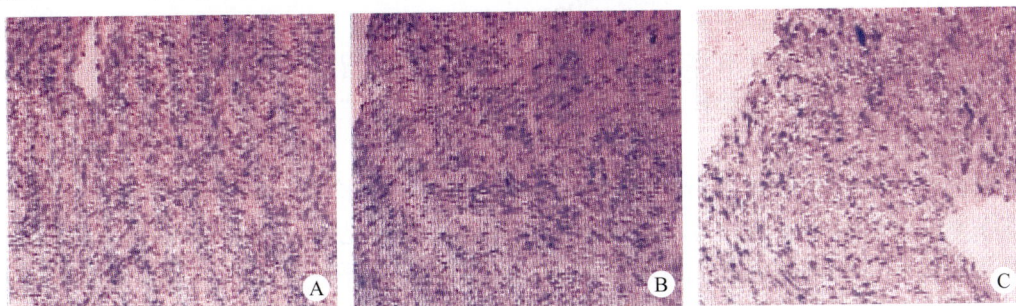

图 26-5　肝脏穿刺组织病理学表现（HE×100）

　　免疫组织化学染色：瘤细胞示 Vimentin（+++）、SMA（+++）、CD34（++）、Desmin（+），CD117、Dog-1、Bcl-2、CKpan、EMA、S-100 均阴性，Ki-67 阳性细胞数 <1%。

病理学诊断：肝脏原发孤立性纤维性肿瘤？平滑肌瘤？

手术切除标本：送检材料为肝圆韧带内组织。肉眼所见：灰红色肿物，大小 6cm×5cm×4cm，切面灰白色，质中；镜下所见：瘤组织由致密区及疏松区构成，长梭形瘤细胞呈束状密集排列，胞质嗜酸性，核呈长梭形、部分核深染，大小不一，有异型，核分裂象多见，核分裂象大于 4/10 HPF，可见坏死，疏松区可见稀疏排列、核深染的瘤细胞及不规则血管（图 26-6）。

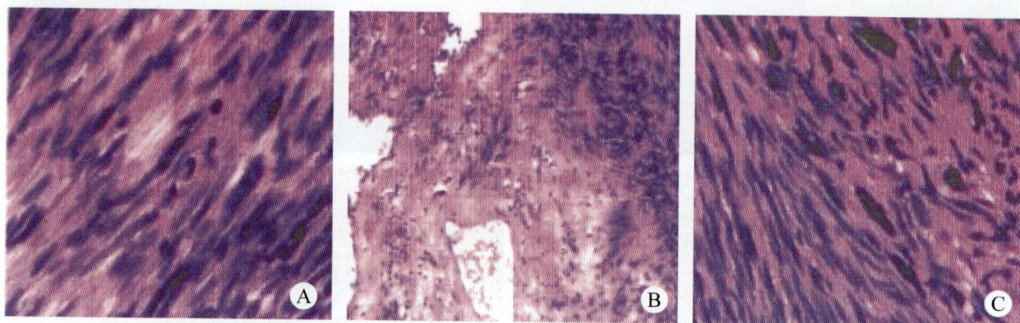

图 26-6　手术切除标本病理学表现

A. HE×200；B. HE×100；C. HE×200

免疫组织化学染色：瘤细胞示 Vimentin（+++）、SMA（+++）、CD34（++）、Desmin（+）、actin（±），CD99、CD117、Dog-1、Bcl-2、CKpan、EMA、S-100 均阴性，Ki-67 阳性细胞数 >10%。

病理学诊断：（肝圆韧带内）恶性孤立性纤维性肿瘤。

确定诊断：①（肝圆韧带内）恶性孤立性纤维性肿瘤；②肝右叶囊肿；③胃息肉（山田Ⅰ型）；④慢性萎缩性胃炎（窦，轻度）；⑤末端回肠炎；⑥结肠多发息肉（山田Ⅰ型）；⑦乙状结肠炎；⑧肺间质纤维化。

二、临床诊治思维过程

患者为老年男性，主因"间断上腹部胀痛不适 1 月余"入院，无其他特殊临床表现。入院时腹部增强 CT 提示：肝脏左叶内侧段下缘可见一团块影，边界清晰，病灶中央密度略低，病灶呈缓慢强化；中央低密度区各期强化不明显，延迟期病灶密度最高；周围肝实质无异常改变；肝右叶有多发囊性灶，各期无强化；胃体、胃壁增厚，局部与正常胃壁强化基本一致。其余化验检查均无明显异常，因此以"肝占位性病变"为主线进行诊断和鉴别诊断。

入院后结合患者病情，详细询问病史，逐步完善相关检查，并结合全面的体格检查，可排除原发性肝癌、肝转移癌、肝血管瘤、肝脓肿等常见病，仍未明确肝占位性质。经患者及家属同意并评估患者无肝脏穿刺相对禁忌证后行肝脏穿刺术，术后病理学检查提示：肝脏原发孤立性纤维瘤或平滑肌瘤。但仍不能明确诊断并给予合理的治疗方案，请外科专家会诊后建议手术治疗并明确病变性质；经患者及家属同意后行肝脏占位病变切除术，术中可见肝圆韧带处一实性肿块，呈球形，包膜完整光滑，约 6cm×5cm×5cm 大小，未侵及邻近器官，与周围脏器无明显粘连，遂行腹部包块切除术，术程顺利。术后 ASA

分级 Ⅱ 级，NNIS 分级 0 级。术后病理学诊断：（肝圆韧带内）恶性孤立性纤维性肿瘤。随访 38 个月，患者情况良好，未见肿瘤复发。

三、诊疗体会

孤立性纤维性肿瘤（solitary fibrous tumor，SFT）是一种少见的梭形细胞肿瘤，最早由 Klemperer 等[1]于 1931 年报道 5 例原发于胸膜的 SFT。SFT 是一种独特的软组织梭形细胞肿瘤，临床上多呈良性过程。目前认为 SFT 是一种可发生在全身各部位的肿瘤，起源于 CD34 阳性的树突状间叶细胞[2]。SFT 组织形态学变化很大，发生部位广泛，其他的好发部位有上呼吸道、眼眶、腹腔和肢体软组织，也有发生在口腔、头面部、咽喉部、中枢神经系统、纵隔、肝脏、肺脏、肾脏、膀胱、甲状腺及输卵管等处的报道[3]。WHO（2002）软组织肿瘤分类中，SFT 被归入成纤维细胞性 / 肌成纤维细胞性肿瘤[4]。

免疫组织化学染色对 SFT 的诊断有极其重要的意义。SFT 的免疫组织化学阳性标记主要有 Vimentin、CD34、CD99 及 Bcl-2[5, 6]。Vimentin 阳性率为 100%，CD34 阳性率为 80% ～ 100%，CD99 阳性率为 70% ～ 75%。近年来报道，对于 SFT，Bcl-2 较 CD34更为敏感，Bcl-2 阳性率为 100%。目前普遍认为 SFT 起源于一类 CD34 及 Bcl-2 均阳性的树突状间质（干）细胞，并向成纤维细胞和肌成纤维细胞分化的肿瘤。但也有作者认为Bcl-2 在 SFT 中的表达仅反映了肿瘤细胞的凋亡被抑制，因此 Bcl-2 并非 SFT 的特异性标记物。CD99 阳性率为 70% ～ 75%。上述三种标记物特异性均不强，因此对诊断较困难的病例，必须结合形态学并与其他免疫标记物联合应用才能作出诊断。

手术切除是本病的主要治疗手段，治愈率很高，有 8% 的局部复发率，局部复发仍有手术治愈的可能，大多发生在术后 1 年内；恶性 SFT，尤其是广基型的，即使在广泛切除根治的情况下仍有 63% 的复发率，大多在复发 2 年内死亡。

所有患者的长期治愈率高达 88% ～ 92%。

本文报道 1 例发生在肝脏的巨大 SFT，为我们的临床诊治过程提供了有力的支持，诊断过程中结合患者病史、症状、体征及各项检查结果，并行系统的检查对鉴别诊断有重要意义，仍不能确诊后行肝活组织检查；但肝活组织检查仍不能明确诊断，后进一步行包块手术切除，取得病理学诊断，同时解决了诊断和治疗问题。在诊断治疗过程中多学科的密切合作至关重要，尤其是影像及病理学检查的结合。虽然大部分 SFT 是良性肿瘤，但其预后很难判断，良性 SFT 完整切除后也仍有 10% ～ 15% 复发或转移，故应长期随访观察。

四、专家点评

这是一例肝脏孤立占位性病变的诊治病例，最终确定为肝脏恶性孤立性纤维性肿瘤，手术治疗效果很好。孤立性纤维性肿瘤（SFT）是一种起源于树突状间叶细胞的梭形细胞肿瘤，可发生在全身各部位，临床少见，多呈良性发展过程。确诊需要病理学检查，手术切除是主要根治方法。

本例表现为肝脏单发实性占位，结合患者临床表现、影像学及实验学等辅助检查结果，考虑为原发于肝脏的实性肿瘤性疾病，其临床表现并不支持肝血管瘤、肝细胞癌、肝内胆管细胞癌及肝转移性肿瘤等诊断。病理学检查成为确诊的重要保障。本例经肝穿刺活组织检查后确定为瘤，但难以确定是肝脏孤立性纤维性肿瘤还是平滑肌瘤，后续诊疗方案面临两难选择。鉴于患者仍有手术切除病灶的可能性，且切除病灶后有利于疾病确诊并制定后续诊疗方案，故此时多学科讨论所建议的手术切除是最优的选择。本例最终确诊为恶性肿瘤，因及时完整地切除了肿瘤病灶，患者已获得了 38 个月的无瘤生存时间。术后病理学结果与随访结果均印证了术前多学科讨论建议的正确性。

作者：王娟霞　张岭漪（兰州大学第二医院肝病科）

点评者：马元吉　唐红（四川大学华西医院）

参 考 文 献

［1］Klemperer P，Rabin CB. Primary neoplasms of the pleura：a report of five cases. Arch Pathol，1931，11（6）：385-412.

［2］Korkolis DP，Apostolaki K，Aggeli C，et al. Solitary fibrous tumor of the liver expressing CD34 and vimentin：a case report. World J Gastroenterol，2008，14（40）：6261-6264.

［3］Shnayder Y，Greenfield BJ，Oweity T，et al. Malignant solitary fibrous tumor of the tongue. Am J Otolaryngol，2003，24（4）：246-249.

［4］Fletcher CDM，Unni KK，Mertens F. World Health Organization Classification of Tumors：Pathology and Genetics of Tumors of Soft Tissue and Bone. Lyon：IARC Press，2002：86-90.

［5］高杰，钟梅，于国，等. 孤立性纤维性肿瘤 35 例临床病理研究. 诊断病理学杂志，2008，15（1）4-7.

［6］Moureau-Zabotto L，Chetaille B，Bladou F，et al. Solitary fibrous tumor of the prostate：case report and review of the literature. Case Rep Oncol，2012，5（1）：22-29.

病例 27　肝脏上皮样血管内皮细胞瘤 1 例

关键词： 上皮样血管内皮细胞瘤；肝占位；诊断

一、病例介绍

患者女，40 岁，经商，因"体检发现肝占位 10d"入院。患者于入院前 10d 体检时发肝占位，无发热、腹痛、腹泻、恶心、呕吐等不适，无乏力、纳差、厌油、皮肤及巩膜黄染、黑便等表现，既往健康状态良好，无肝炎病史，无药物、毒物接触史，无疫区牧区接触史，无长期口服避孕药物史，家族无恶性肿瘤病史。查体：T 37℃，P 76 次 / 分，R 21 次 / 分，BP 114/80mmHg，神志清楚，心肺查体未见异常，全身皮肤、巩膜未见黄染，无慢性肝病面容，无肝掌及蜘蛛痣，腹平软，无压痛，肝脾肋下未触及，移动性浊音阴性，双下肢无水肿。门诊超声检查提示肝内多发弱回声占位，部分边界不清楚，形态欠规则，肝脏转移性肿瘤不除外（图 27-1）。遂予完善相关实验室检查及影像学检查。实验室检查：肝功能、肾功能正常，血清学肿瘤标记物包括 AFP、CEA、CA199、CA125 等均正常。乙型肝炎及丙型肝炎标记物均阴性。肝脏超声造影提示肝占位动脉期周边高增强，门静脉期及实质期低增强（图 27-2），全腹增强 CT 提示肝实质内散在结节状低密度灶，边界欠清楚，最大一枚位于肝右后叶，截面积约 2.8cm×2.4cm。增强明显，不均匀强化（图 27-3），其余未见确切异常。超声造影及 CT 提示肝转移性肿瘤可能。因患者无明确消化道及呼吸道肿瘤表现，经与患者协商后予完善 PET-CT 检查，PET-CT 提示：肝脏多发低密度影，未伴糖代谢增高，性质待定，全身其余部位未见恶性肿瘤征象（图 27-4）。

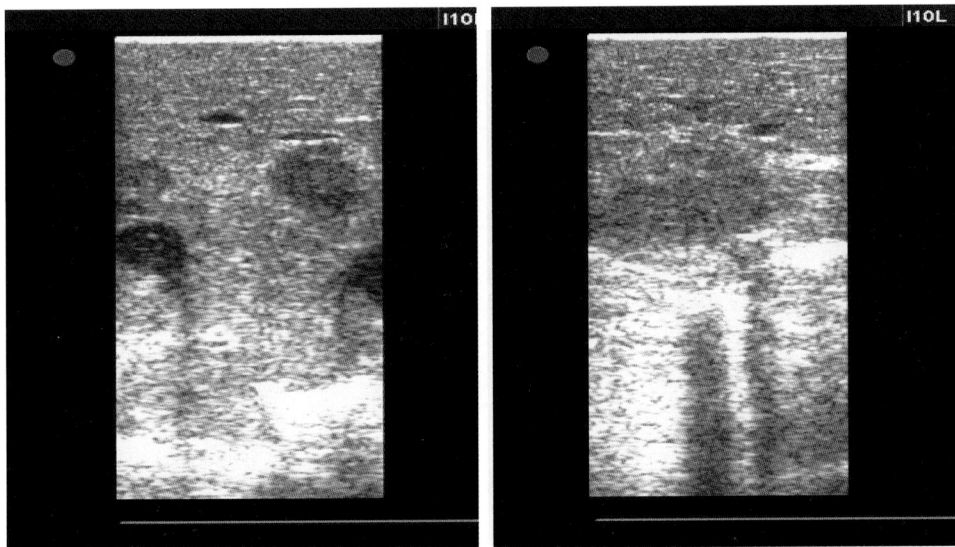

图 27-1　门诊肝脏超声检查

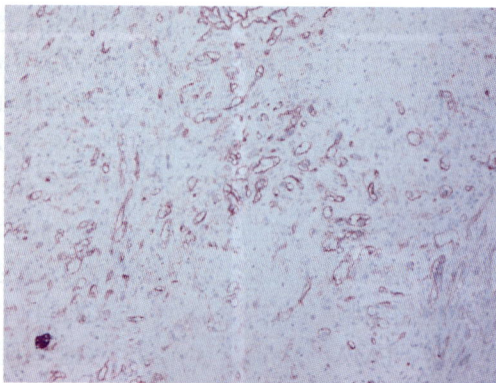

图 27-7　免疫组化显示肿瘤细胞 CD34 弥漫性强阳性（×200）

二、临床诊治思维过程

患者因体检发现肝占位入院，既往病史无特殊，无肝病背景，结合辅助检查应考虑的疾病包括：①肝转移瘤；②肝脏寄生虫疾病；③肝血管瘤；④肝细胞癌；⑤胆管细胞癌。

鉴别诊断：

（1）肝转移瘤：HEHE 影像学表现可有较明显强化，或有"晕环征"等表现，很难与肝转移瘤的"牛眼征"相鉴别，需结合病史进行全身其他部位肿瘤性病变的筛查，寻找原发病灶。

（2）肝脏寄生虫疾病：主要为肝包虫病中的泡状棘球蚴病，肝泡球蚴在肝组织中如芽孢样向外突出生长，逐渐长大，浸润肝实质呈实性病变，无包膜，与周围肝实质无明显界限；增强 CT 可见多发钙化且多无明显强化，可结合患者疫区牧区接触史及影像学表现相鉴别。

（3）肝血管瘤：可为多发，影像学可表现为形态不规则、大小不等的占位性病变，但增强 CT 有相对特征性的强化表现。

（4）肝细胞癌：患者常有肝病背景，如肝炎、酒精性肝硬化、脂肪肝等，结合血清学肿瘤标记物及特征性的影像学表现可作出鉴别诊断。

（5）胆管细胞癌：患者有胆道系统疾病如胆管结石等疾病背景，影像学表现可有周围胆管扩张、肝门区淋巴结肿大或胆管结石等，血清学肿瘤标记物 CA199 可有较明显升高。

此患者在术前进行充分辅助检查的情况下仍无法明确诊断，超声造影及 CT 表现较符合恶性肿瘤肝转移表现，行 PET-CT 后未见全身恶性肿瘤征象，肝占位也未见异常糖代谢增高，不支持肝转移性肿瘤诊断。为明确诊断及切除病灶，此患者最终行完整病灶切除，明确诊断为肝上皮样血管内皮细胞瘤。

上皮样血管内皮细胞瘤的组织学分类为起源于血管内皮细胞的恶性血管肿瘤[1]，其恶性程度较低，可发生于肺、肝、骨骼等多个部位[2]。肝上皮样血管内皮细胞瘤女性多见，男女比例 1：2，平均年龄 46 岁[3]。目前 HEHE 病因及发病机制尚不清楚，有文献提出原发于肝脏上皮样血管内皮细胞瘤的发病因素可能与口服避孕药、创伤、饮酒、肝硬化、肝移植后长期用免疫抑制药、病毒感染和慢性疾病等有关[4]。其临床症状取决于肿瘤发生部位，多无特异性，发生于肝脏者可表现为上腹部不适或疼痛、乏力、纳差等，偶见发热、黄疸，也有出现类似于布-加综合征症状，少数患者无任何临床表现，体检时才发现。血清肿瘤标志物检查 AFP 大多正常。HEHE 影像学多数表现为多结节改变，偶有单发病变，肝脏大小、形态大致正常或者呈不同程度肿大。CT 表现为肝脏多发低密度结节灶，结节密度不均，呈现低密度环状边缘及中心更低密度区；增强后动脉期可见较明显的"晕环征"，少数可有钙化；动态增强扫描表现为类似于血管瘤的"早出晚归"和同心性强化模式。MRI 显示肿瘤结构更清晰，T_1WI 表现为相对肌肉低信号，部分病灶内可见更低信号，代表肿瘤内的硬化性坏死，T_2WI 呈稍高或高信号[5]。

　　HEHE 是一种低度恶性肿瘤，生长缓慢，转移率低，但局部侵袭性较强，目前尚无标准的治疗方案，主要治疗措施包括肝切除术、肝移植、化疗、放疗等。放化疗效果较差[6]，目前肝切除及肝移植是治疗 HEHE 相对有效的方法，有研究表明肝切除及肝移植远期疗效相当[2]，也有研究认为 HEHE 是一种生长缓慢的"惰性"肿瘤，手术、随访观察及放化疗的 5 年生存率并无统计学差异，而通过随访观察肿瘤的生物学行为制定个体化的治疗方案可能是较好的治疗策略[7]。

三、诊疗体会

　　本例患者为中年女性，无肝病背景，体检发现多发肝占位，而结合超声造影剂、增强 CT 均考虑肿瘤转移可能，但患者并没有常见的呼吸道或消化道肿瘤临床表现。常规临床思维首先需寻找肿瘤原发病灶，于是行 PET-CT 明确诊断，但 PET-CT 结果并不支持恶性肿瘤肝转移诊断，全身其他器官亦未见确切肿瘤征象。此时病理学活组织检查是唯一可能明确诊断的方法。此类患者在进行风险较大的毁损性手术前应尽可能明确病变性质，如术前行肝脏病灶的穿刺活组织检查，尽管肝脏穿刺的患者会有 0.01%～0.3% 的出血风险[8]。本病例中，外科医师在术前根据读片结果确认病变位置后行右半肝即全部病灶的整块切除，而不是在穿刺活组织检查明确诊断后手术，这样的诊治思路在外科医师中非常具有普遍性。从结果来看，患者病变为较罕见且恶性程度相对较低的肿瘤，完整切除病灶后随访 38 个月无复发，手术治疗效果良好，但如能在术前行肝脏穿刺活组织检查，其临床诊断证据链将更加完善，手术指征也更明确。

　　PET-CT 是早期诊断肿瘤及鉴别良恶性肿瘤最常用的辅助检查。本病例中，为明确肝脏病变性质及寻找可能的原发灶，患者也做了 PET-CT 检查，结果显示肝占位并无异常糖代谢增高，全身其他器官亦未见确切肿瘤征象，结果并不支持转移性肿瘤诊断，而有研究也显示约 1/3 的 HEHE 病变不伴有糖代谢增高[9]。因此，PET-CT 在多发性肝占位诊断及鉴别诊断中有一定的价值，但有部分患者仍无法做出确切诊断，对于这部分患者，HEHE 也应作为鉴别诊断之一，最终确诊仍依赖于病理学检查。

四、专家点评

　　这是一例肝脏实性占位性病变的诊治病例，经过鉴别诊断最终确定为肝脏上皮样血管内皮细胞瘤（HEHE），手术治疗效果很好。HEHE 临床少见，病因不明，临床表现无特异性，不易与其他肝脏恶性肿瘤区分，确诊高度依赖病理诊断。

　　肝脏实性占位在影像学上表现为实体肿块,可单发、可多发,以孤立性肿块多见。肿瘤、反应性增生、感染等病因均可导致实性占位。肝脏实性肿瘤性占位是肝脏最常见的占位性病变,常见的良性病变为肝血管瘤和肝腺瘤,恶性病变则包括肝细胞癌、肝内胆管细胞癌、肝转移癌等。本例表现为肝脏多发实性肿瘤性占位,难以与肝转移性肿瘤相区别,搜寻原发灶曾一度成为诊断的突破口。PET-CT虽然再次确认肝脏占位病变,但占位病变并无异常糖代谢增高,也未发现其他部位异常糖代谢增高,故无法确定肝脏多发占位病变是原发病灶还是转移病灶,此时病理检查成为诊断的重要突破口。病理检查既能确定占位病变性质,还有助于判断其可能来源,若考虑肝脏本身来源,则评估手术等治疗方案根治的可能性;若提示转移,则需要继续搜索原发灶并根据原发灶病情制定后续诊疗方案。

　　PET-CT对肿瘤性疾病的诊断与鉴别诊断具有重要临床意义,既有助于早期诊断及鉴别诊断恶性肿瘤或病变,也有利于确定肿瘤临床分期及制定治疗方案。研究发现,约1/3的HEHE在PET-CT检查时呈现阴性结果,提示:①肝脏占位病变PET-CT检查阴性时应鉴别诊断HEHE,本例恰好属于此类;②确诊HEHE时,采用PET-CT检查可能无助于发现转移病灶,本例有无HEHE转移不明,但术后随访38个月无新发占位病变,推测并无转移。

作者:靳艳文(四川大学华西医院肝胆胰外科)

点评者:马元吉　唐红(四川大学华西医院)

参 考 文 献

[1] Mertens F, Unni K, Fletcher CDM. World Health Organization Classification of Tumors. Pathology and Genetics. Tumors of Soft tissue and Bone. Lyon: IRAC Press, 2002: 155.

[2] Sardaro A, Bardoscia L, Petruzzelli MF. Epithelioid hemangioendothelioma: an overview and update on a rare vascular tumor. Oncol Rev, 2014, 13: 84-91.

[3] Grotz TE, Nagorney D, Donohue J, et al. Hepatic epithelioid haemangioendothelioma: is transplantation the only treatment option? HPB (Oxford), 2010, 12: 546-553.

[4] Mehrabi A, Kashfi A, Fonouni H, et al. Primary malignant hepatic epithelioid hemangioendothelioma: a comprehensive review of the literature with emphasis on the surgical therapy. Cancer, 2006, 107: 2108-2121.

[5] Gan LU, Chang R, Jin H, et al. Typical CT and MRI signs of hepatic epithelioid hemangioendothelioma. Oncol Lett, 2016, 11 (3): 1699-1706.

[6] Mahklouf HR, Ishak KG, Goodman ZD. Epithelioid hemangioendothelioma. A clinicopathologic study of 137 cases. Cancer, 1999, 85: 562-582.

[7] Thomas RM, Aloia TA, Truty MJ, et al. Treatment sequencing strategy for hepatic epithelioid haemangioendothelioma. HPB (Oxford), 2014, 16: 677-685.

[8] Strassburg CP, Manns MP. Approaches to liver biopsy techniques—revisited. Semin Liver Dis, 2006, 26 (4): 318-327.

[9] Dong A, Dong H, Wang Y, et al. MRI and FDG PET/CT findings of hepatic epithelioid hemangioendothelioma. Clin Nucl Med, 2013, 38: e66-73.

病例 28　不常见的肝占位 1 例

关键词： *肺吸虫；肝硬化；诊断；治疗*

一、病例介绍

患者男，72 岁，农民，因 "反复右上腹不适伴纳差 2 个月" 入院。伴有嗳气、反酸，大小便正常，其余无特殊。有乙型肝炎病史，未规范治疗，既往无手术史。查体无特殊，肝脾未扪及，Murphy 征阴性。入院检查：血象示 RBC 3.19×10^{12}/L，Hb 117g/L，PLT 103×10^9/L，WBC 5.51×10^9/L，NEU% 78.0%，LYM% 12.2%，EOS% 2.2%。肝功能检查（正常）：TBil 22.2μmol/L，DBil 7.4μmol/L，ALT 34U/L，AST 40U/L，ALP 86U/L，GGT 42IU/L，Alb 46.4g/L，Glob 26.4g/L。乙型肝炎血清病毒学标志物：HBsAg、抗 -HBe 和抗 -HBc 阳性，其余阴性。HBV DNA<1.0×10^3 拷贝 /ml。肿瘤标志物：AFP 3.02ng/ml，CEA 1.42ng/ml，血清 CA199 11.23U/ml。腹部 B 超：肝脏左外叶结节，大小约 1.5cm×1.0cm，未见腹水，肝脏轻度纤维化改变。

为了进一步明确肝占位性质，予肝脏超声造影检查，造影检查提示动脉期呈环状高增强，静脉期呈低增强，提示肿瘤可能，转移瘤不排除（图 28-1、图 28-2）。根据肝脏转移性肿瘤的常见可能来源（肺、胰腺、消化道等），安排头部、胸部、腹部 CT 及胃镜肠镜检查。检查结果：头部、胸部 CT 未见异常，胃镜及肠镜检查提示十二指肠炎症，肠镜未见异常，腹部 CT 提示肝脏左外叶结节，不规则强化，性质不明，肿瘤不能排除（图 28-3、图 28-4）。

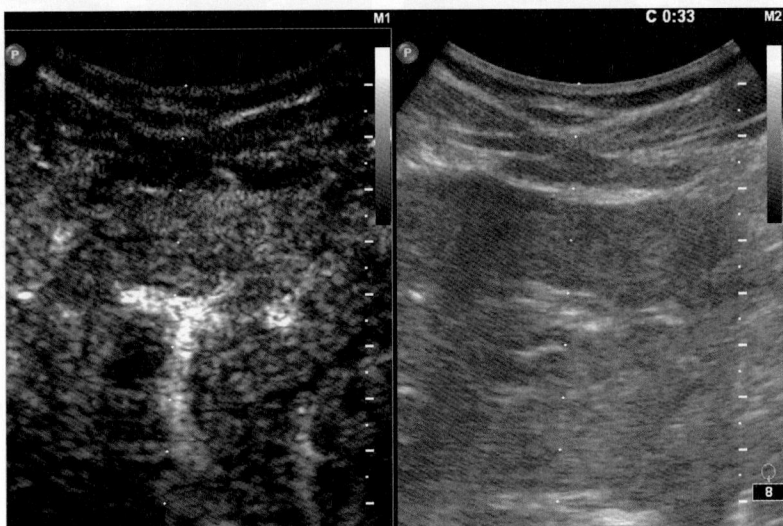

图 28-1　肝脏超声造影动脉期

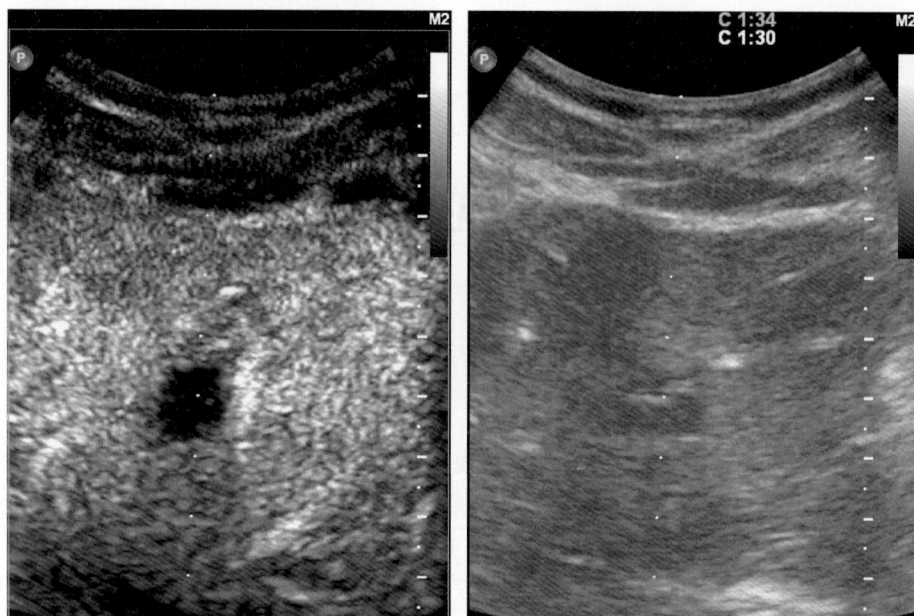

图 28-2　肝脏超声造影静脉期

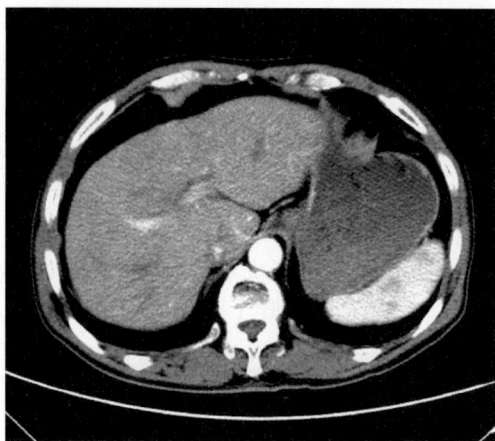

图 28-3　腹部增强 CT 动脉期

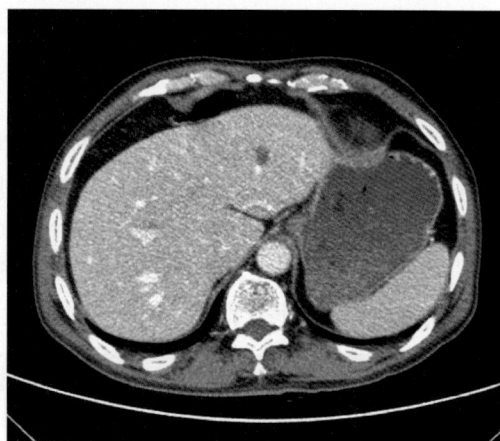

图 28-4　腹部增强 CT 门静脉期

　　入院诊断：肝占位，性质不明，肝纤维化，慢性乙型肝炎。根据美国国家综合癌症网络（NCCN）指南，在病毒性肝炎及肝硬化的基础上，发现肝脏占位，如果占位大于1cm，需要行 3 期增强 CT 或者 MRI，如果有两个较典型的改变（这里定义的典型改变是指动脉期增强，静脉期消退），那么可以临床诊断肝细胞癌[1]，根据以上描述，这名患者符合该诊断要求。经过全科讨论后拟安排手术切除＋活组织学检查。

　　术中探查发现：患者肝脏轻度纤维化，腹腔其余部位未扪及肿块及长大的淋巴结。切除肝左外叶以后，切除后标本剖开见肿块大小 2.0cm，断面呈灰白色，术中考虑为高分化的肝细胞癌可能性大。直到这个时候，我们治疗团队仍考虑是一个高分化的肿瘤。病理结果：嗜酸性粒细胞浸润伴有窦道形成，发现肺吸虫卵，考虑肺吸虫（图 28-5）。

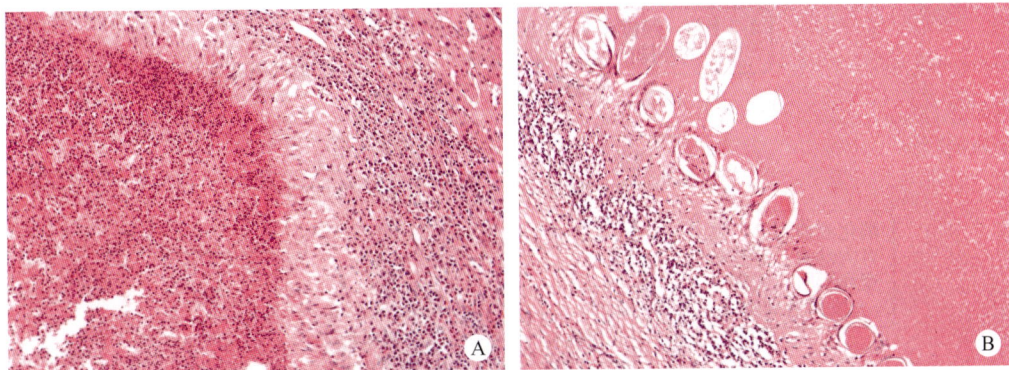

图 28-5 肝脏结节的病理图片（HE×100）

检查肺吸虫 IgG 抗体呈阳性。最终诊断为"肝占位：肝脏肺吸虫，慢性乙型肝炎，肝纤维化"。

二、临床诊治思维过程

我国是一个乙型肝炎感染大国，在肝胆外科专业相关的科室，在病毒性肝炎的基础上合并肝占位，都不能排除肝癌的可能[2]。在该患者的诊治过程中，由于患者有右上腹不适，结合超声造影怀疑转移瘤的可能，该患者仍不排除胃或者结肠肿瘤肝转移的可能，尽管在后续的检查中排除了胃和结肠原发肿瘤的可能。患者由于多次影像学检查均提示肿瘤，我们予以腹腔镜下肝左外叶切除，也是符合 NCCN 的治疗原则的，腹腔镜下左外叶切除术对于患者而言创伤较小，另外可以完整切除病灶。我们没有选择超声引导下病灶的穿刺活检也是基于穿刺窦道可能存在潜在的转移风险，另外手术切除的创伤也在患者可以承受的范围。

由于患者有病毒性肝炎，以及多次影像学检查提示肿瘤，我们在整个诊治过程中并未考虑患者为良性疾病的可能，肝脏占位的常见鉴别诊断：肝细胞癌、转移性肿瘤、肝囊肿、血管瘤、肝脏局灶性结节增生（FNH）、肝脓肿和寄生虫[3]。通过影像学检查排除了肝囊肿；由于该占位在动脉期和静脉期的强化特点排除了血管瘤和 FNH；通过筛查基本排除了其余部位的肿瘤导致的肝转移；患者无感染发热病史，且白细胞等未见明显升高，影像学检查也不支持，基本排除了肝脓肿的可能；由于该名患者生活在既非少数民族地区也非寄生虫疫区，也无疫区生活的经历，另外，患者的血常规提示嗜酸性粒细胞比例正常及上文提到的原因，因此我们未考虑该患者寄生虫病的可能，并未进一步的筛查寄生虫病的相关依据，这也是这次诊治过程的教训。

三、诊疗体会

肺吸虫常见的定植器官为肺部，也有肝脏、头部及腹壁的报道，肺吸虫在移行过程中形成隧道，这个是病理学组织发现隧道样改变的生理学基础，肺吸虫的发育经过见图 28-6[4]。另外，由于寄生虫共有的特点，可能导致嗜酸性粒细胞升高。结合本例患者，由于该患者寄生虫病的临床特征不典型，有 HBV 感染，肝纤维化误导而导致了肝细胞癌的术前诊断。

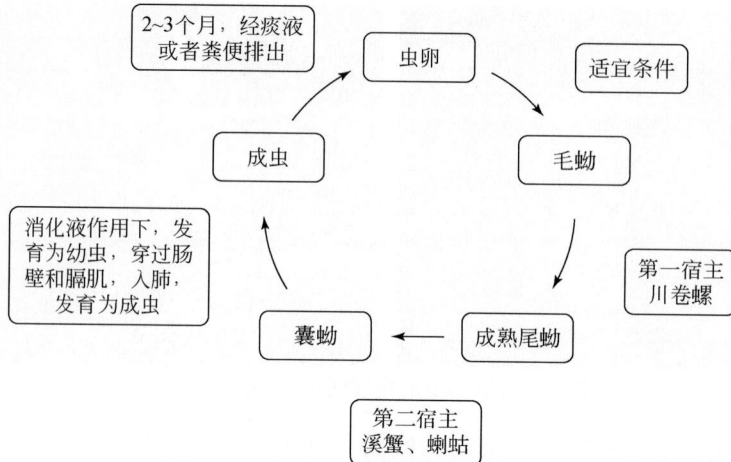

图 28-6　肺吸虫的发育经过

为了进一步获得更多的信息，防止在后续诊疗中再次出现类似的情况，检索 PubMed 和万方数据库，以"肝脏（liver，hepatic）＋肺吸虫（bronchial fluke，Paragonimus westermani）"为关键字检索发现，最近 20 多年以个案报道为主，主要集中在东亚国家，对于综合性的特点分析较少。而笔者所在医院有两篇关于超声和影像学鉴别诊断的报道[5-7]。

再次通过笔者所在医院病理科数据科提取数据，检索最近 8 年（2009 ～ 2016 年）在笔者所在医院行肝切除，病理检验为肝脏肺吸虫的患者信息，将住院号与医院 HIS 系统的患者数据进行匹配（表 28-1）。

表 28-1　华西医院肝脏肺吸虫手术患者各项检查指标

检查指标	数值
样本量	124
年龄（岁）	48.3 ± 15.9
男女比例	90 ： 34
HBV（＋）（n，％）	15（12.1％）
嗜酸性粒细胞升高（n，％）	54（43.5％）
单发（n，％）	29（23.4％）
多发（n，％）	95（76.6％）
最大直径（cm）	3.7 ± 1.4
术前诊断和病理诊断符合（n，％）	58（46.8％）

根据本次的统计结果，我们总计发现有 124 例肝脏肺吸虫的病例。在笔者所在医院，每年行 1500 ～ 2000 例肝切除手术，因此，这类患者占总体肝切除的 0.7％ ～ 1.0％，比例很低。然而我们发现，只有 43.5％ 的患者术前嗜酸性粒细胞比例升高，46.8％ 的患者术前诊断考虑寄生虫。因此，如果术前能提高诊断率，可以减少该类患者的误诊率。而如何提高术前诊断率，从目前的病例分析，很大程度是由于外科医生、影像科医生对肝脏肺吸虫病的警惕性不够，在术前诊断依据不典型的时候，没有考虑到这个疾病，因此，

通过本病例的分析，希望能提醒同行在临床工作中提高对肝脏肺吸虫病的警惕。

四、专家点评

　　肝脏占位性病变常涉及多种病因，根据病变性质不同可分为良性病变和恶性病变，因此常需要鉴别。本例患者反复右上腹不适，影像学提示肝占位性病变，加之患者有乙型肝炎病史，在临床上容易首先考虑肝癌。该病例经手术及病理最终明确诊断为肝脏肺吸虫。

　　肺吸虫病是由并殖吸虫引起的急性或慢性的地方性寄生虫病。虫体主要寄生于肺部，但也可寄生于多种组织器官，如脑、脊髓、胃肠道、肝脏和皮下组织等，而引起相应的症状。

　　肝脏肺吸虫较少见，多数患者症状及实验室检查不典型，易误诊。通过本病例学习，提示在肝脏出现占位病变时，除考虑常见病因如原发性肝癌外，也应进一步排除有无其他原因所致肝占位，包括肝脏肺吸虫。临床医生及影像医生应提高对本病的认识和警惕，通过详细询问病史，特别是流行病学史，肺吸虫血清学及病理学检查等进一步确诊。

　　作者：周荣幸（华西医院胆道外科）
　　点评者：蔺淑梅（西安交通大学第一附属医院）

参 考 文 献

［1］朱鹏，徐宗.《2015年美国国立综合癌症网络肝胆肿瘤临床实践指南》更新要点及临床路径.临床肝胆病杂志，2015，31（6）：840-849.

［2］Wright TL，Lau JY. Clinical aspects of hepatitis B virus infection. Lancet，1993，342（8883）：1340-1344.

［3］杜凌遥，唐红.肝占位性病变的常见病因与临床表现.中华肝脏病杂志，2017，25（1）：56-60.

［4］Gong Z，Miao R，Shu M，et al. Paragonimiasis in Children in Southwest China：a retrospective case reports review from 2005 to 2016. Medicine（Baltimore），2017，96（25）：e7265.

［5］Zhou R，Zhang M，Cheng N，et al. Paragonimiasis mimicking chest cancer and abdominal wall metastaisis：a case report. Oncol Lett，2016，11（6）：3769-3771.

［6］Lu Q，Ling WW，Ma L，et al. Contrast-enhanced ultrasonographic findings of hepatic paragonimiasis. World J Gastroenterol，2013，19（13）：2087-2091.

［7］Lu CY，Hu YJ，Chen WX. Characteristic MR and CT imaging findings of hepatobiliary paragonimiasis and their pathologic correlations. Acta Radiol，2012，53（5）：481-484.

病例 29 IgG4 相关硬化性胆管炎合并 I 型自身免疫性胰腺炎 1 例

关键词： IgG4 相关硬化性胆管炎；I 型自身免疫性胰腺炎；胆管成像；组织病理学

一、病例介绍

患者男，50 岁，于 2015 年 11 月 18 日前来笔者所在医院就诊，主诉"上腹部隐痛、皮肤黄染，连续 5d 尿液呈黄色"，患者 5d 内的临床症状为上腹部隐隐疼痛，可以忍受，并不剧烈，全身皮肤黄染，尿液深黄色，无畏寒与发热，有恶心、呕吐，无皮肤瘙痒，无胸闷与气短等不适，当地医院腹部 B 超提示明显的肝内外胆管扩张。对患者的病历进行分析，发现患者在 10 年前行胆囊切除术，并且在行胆囊切除术之前曾服用过"氨苄西林胶囊"与"黄连上清片"，并服用过自制的中草药丸子，既往病历显示，患者无食物与药物过敏史，无饮酒史，无毒物接触史，无家族性遗传病史。

初次入院诊断，怀疑梗阻性黄疸。再次对患者的肝功能、血常规、尿常规、血淀粉酶与脂肪酶、C12 与免疫全套检查后，提示患者肾功能、血常规、尿胆原、凝血功能、电解质及粪便常规均正常，且乙型肝炎血清学标志物、丙型肝炎抗体与艾滋病病毒抗体、梅毒抗体检查均呈现阴性。血淀粉酶 521.0U/L，脂肪酶 604.0U/L，尿胆红素（++），CA199 35.06kU/L，IgG 17.2g/L，IgM 0.31g/L，C3 1.81g/L，肝功能检查提示 TBil 221.0μmol/L，IBil 90.30μmol/L，DBil 130.7μmol/L，ALT 218.5U/L，AST 78.48U/L，GGT 889.4U/L，ALP 646U/L，Alb 34.8g/L，TBA 259.2μmol/L。2016 年 1 月 18 日，患者复查 MRI：肝内胆管无明显扩张，且胆总管下段胆管壁无增厚征象，胰腺肿胀消除，胰腺周围结构清楚，未见任何异常。随后，行磁共振胰胆管造影（MRCP）检查：肝内胆管清晰，无扩张，无充盈缺损，胆囊无显示，胰管未见扩张与狭窄征象。2016 年 2 月 22 日行经皮肝穿刺胆道引流（PTCD）造影检查：患者所有肝管与其肝内分支显影较好，未见狭窄、扩张及充盈缺损征象，造影剂可进入十二指肠。

二、临床诊治思维过程

患者入院检查时，基础特征为：T 36.3℃，P 92 次 / 分，BP 112/71mmHg，神志清楚，心肺功能无明显异常，无皮肤疾病，无压痛与反跳痛，McBurney 点无压痛，移动性浊音呈阴性，肠鸣音正常。11 月 20 日，对患者进行 MRI 检查，对上腹部进行平扫＋增强磁共振检查（图 29-1），从诊断图像中看，有两点提示：第一，可见胰腺改变，怀疑存在单纯性水肿性胰腺炎；第二，肝内外胆管扩张，且梗阻平面在胆总管下段，考虑存在胆总管下段肿瘤。随后给予患者 MRCP 检查（图 29-2），胆囊位置未见显示，胰管部位未见扩张和狭窄现象，胆总管下段显现狭窄与闭塞征象。11 月 24 日行十二指肠镜检查（图 29-3），提示有红斑、渗出，考虑为非萎缩性胃炎的可能性大，十二指肠乳头未见异常，且十二指肠降部有明显憩室征象，在经 PET-CT 检查后，患者全身无明显异常，但是胆总管内软组织密度有阴影，结合 MRI 诊断结果分析，胆管癌的可能性较大，且胰腺轮廓有增大征象，PET 检查有明显的放射性浓聚影，且呈片状，考虑为胰腺炎。综合患者的既往史与入院检查结果分析，患者年龄 50 岁，皮肤、巩膜黄染，肝功能、谷氨酰转肽酶、总胆红素增高，且直接胆红素与总胆红素比值在 50% 以上，胆总管下段出现狭窄、闭塞，胆总管内软组织密度阴影，考虑患者为梗阻性黄疸，下段胆管癌。患者在入院后 16d，总胆红素升高到 461.1μmol/L。在 2015 年 12 月 4 日，对患者行经穿刺胆管引流（percutaneous transhepatic cholangial drainage，PTCD）术，手术中造影下提示：肝内胆管与胆总管上段有扩张征象。手术后，应用 PTCD 管为患者每天引流 100～300ml 水样胆汁，术后第 10 天，患者总胆红素与手术前相比，升高 3.6μmol/L，黄疸仍旧持续上升。在 2015 年 12 月 17 日将患者转入笔者所在科室做进一步检查，检查结果：IgG4 12.5g/L，甲状腺无异常现象，EB 病毒与自身免疫性肝病全套均为阴性。12 月 18 日，再次对患者行 PTCD 管造影治疗，胆总管扩张现象明显，且下段狭窄，有少许造影剂进入肠管，肝内胆管未见明显扩张，且粗细不一致。3d 后，对患者行 B 超引导下肝脏穿刺活检（图 29-4），病理区反应性小胆管增生清晰可见，肝细胞有轻度水肿现象，且毛细胆管淤胆，主要表现在小叶 3 区，免疫组织化学：HBsAg（-），HBcAg（-），HCV（-），CK19 提示胆管上皮均有明显的小胆管增生，还清晰可见 IgG4 阳性浆细胞，特殊染色后将其放置于显微镜下观察，显示染色过的纤维组织存在轻微增生现象，提示 G1S0-1。12 月 31 日，患者总胆红素升高至 482.2μmol/L，再行影像学检查（图 29-5），显示胆总管上段扩张，胆总管下段增厚，管腔狭窄，胰腺呈弥漫性肿胀，胰管无扩张现象，IgG4 明显升高，为 12.5g/L，且分析图仍有上升趋势。结合 2010 年国际胰腺病协会（表 29-1）发布的 I 型自身免疫性胰腺炎诊断标准共识进行分析[1, 2]，本病例符合其中的诊断标准：①胰腺影像表现为弥漫性增大且伴有延迟强化现象；②胰管无远端扩张现象；③血清学检查显示 IgG4 在正常范围的 2 倍以上；④胆管多发阶段性狭窄。且符合影像学胰腺 1 级与任意一项非影像学标准，诊断为 I 型自身免疫性胰腺炎，且患者在经上述各项检查后，所得结果符合 IgG4 相关硬化性胆管炎的诊断标准：①影像学显示肝内和（或）肝外胆管壁增厚，弥漫性或节段性胆管狭窄；②血清 IgG4 升高（≥ 1.35g/L）；③合并自身免疫性胰腺炎。由此可诊断为：IgG4 相关硬化性胆管炎合并 I 型自身免疫性胰腺炎。

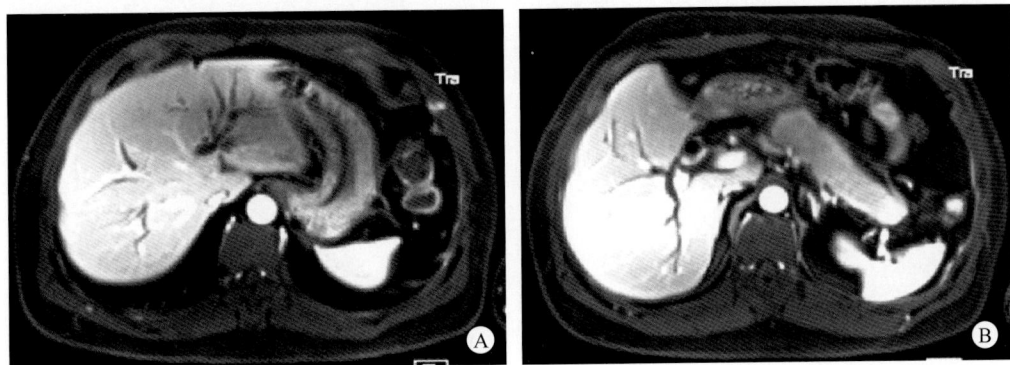

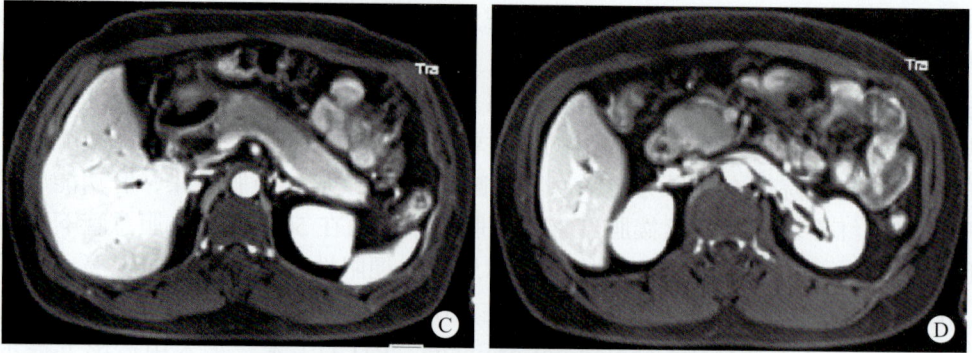

图 29-1 MRI 检查结果

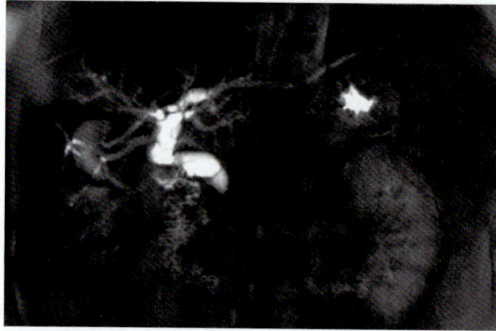

图 29-2 MRCP 检查结果

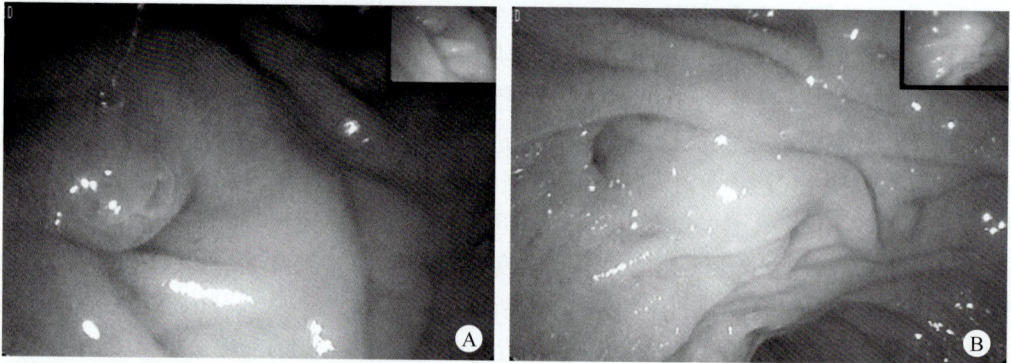

图 29-3 十二指肠镜检查结果

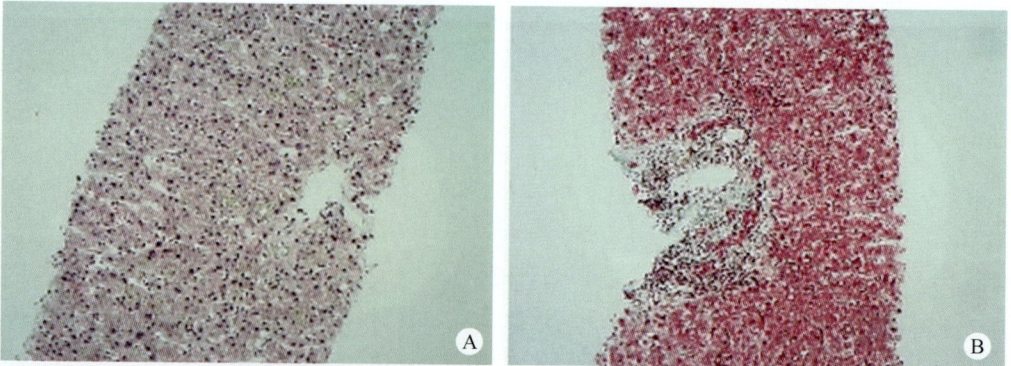

图 29-4 B 超引导下肝脏穿刺活检

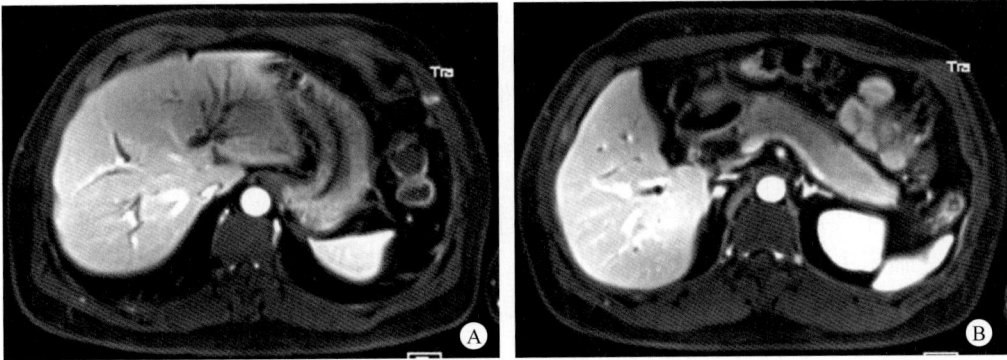

图 29-5　影像学检查结果

表 29-1　I 型自身免疫性胰腺炎诊断标准

标准	1 级	2 级
P：胰腺影像	弥漫性肿大伴随延迟强化	局限性肿大
D：胰管表现	有狭窄征象，无远端胰管扩张	局限性狭窄
S：血清学检查	IgG4 在正常范围 2 倍以上	IgG4 为正常范围的 1～2 倍
OOI：其他脏器受累	胰腺外器官组织学检查：淋巴细胞显著；闭塞性静脉炎；IgG4 阳性浆细胞较多。影像学检查：近端有多发阶段性狭窄，后腹膜纤维化	胰腺外器官组织学检查：淋巴细胞显著；浆细胞浸润，大量 IgG4 阳性浆细胞。影像学检查：近端有多发阶段性狭窄，后腹膜纤维化
H：胰腺组织学	导管周围细胞浸润，浆胞浸润，无粒细胞浸润；闭塞性静脉炎；	导管周围细胞浸润；闭塞性静脉炎；无粒细胞浸润
Rt：激素治疗	2 周内胰腺、胰腺外器官影像表现好转	2 周内胰腺、胰腺外器官影像表现好转

三、诊疗体会

本例患者男性，50 岁，主诉为上腹部隐痛、皮肤黄染，连续 5d 尿液呈黄色，临床表现为上腹部隐痛，不剧烈，全身皮肤黄染，有恶心、呕吐症状，当地医院腹部 B 超检查提示明显的肝内外胆管扩张。患者初次入院诊断，怀疑梗阻性黄疸，随后对患者进行辅助检查，结果显示血淀粉酶 521.0U/L，且有明显上升趋势，脂肪酶 604.0U/L，并有明显上升趋势，尿胆红素（++），CA199 35.06kU/L，呈明显上升趋势，免疫功能均存在明显上升趋势，IgG 7.2g/L，IgM 0.31g/L，C3 1.81g/L，肝功能检查提示 221.0μmol/L，ALT 218.5U/L，AST 78.48U/L，GGT 889.4U/L，ALP 646U/L，Alb 34.8g/L，TBA 259.2μmol/L，呈明显上升趋势。诊断患者为 IgG4 相关硬化性胆管炎合并 I 型自身免疫性胰腺炎后，对患者实施针对性治疗，给予甲泼尼龙琥珀酸钠 40.0mg 每 12h 1 次静脉滴注 + 乙酸泼尼松片 25mg 每日 2 次口服治疗效果明显。进一步研究发现，IgG4 相关性疾病属于一种原因不明的疾病，临床表现主要为肿瘤样增生、血清 IgG4 水平显著升高，IgG4 相关硬化性疾病常常会导致弥漫性的组织纤维化，受累的器官有胰腺、胆管及胆囊和肝脏等，IgG4-SC是其中最为特殊的疾病类型，该疾病常常以血清 IgG4 升高或是以慢性 IgG4 阳性浆细胞浸润为特征，IgG4-SC 的临床表现为：阻塞性黄疸，患者腹部存在局部不适，肝功能转氨酶异常，免疫指标异常，其中患者最为常见的表现就是阻塞性黄疸[3,4]，可能与Ⅰ型自身免疫性胰腺炎导致的胆管狭窄与胰头肿大相关。自身免疫性胰腺炎是 IgG4 的局部表现，除此以外，还会累及肾脏、肺部及泪腺等，但临床较少见[5]，发病率仅占慢性胰腺炎的 4%～6%，属于一种独特类型的慢性胰腺炎，且具有独特的临床病理学和影像学特征。Ⅰ型自身免疫性胰腺炎由自身免疫介导[6]，主要表现为胰腺肿大和胰管狭窄，通常患者以腹部不适为主要临床症状，且存在梗阻性黄疸症状，Ⅰ型自身免疫性胰腺炎的发病机制不明确，临床主要表现为患者血清中 IgG4 及抗乳铁蛋白抗体明显升高。

　　IgG4 相关性胆管炎也会出现梗阻性黄疸，很容易被认为是 PSC，但 PSC 以胆管带状狭窄为主要表现，此外，其受累的器官出现与胰腺相似的炎症改变，为此，临床诊断中应该对患者进行多方面的检测，以此来准确判断患者的疾病类型[7]。目前 IgG4-SC 的发病机制尚不明确，怀疑可能与调节性 T 细胞激活有关，由于患者本身的免疫机制低下，很有可能在 IgG4-SC 疾病发展中起到重要的作用。为减缓患者 IgG4-SC 疾病的发展，临床常用激素来治疗。本病例在确诊后的第 1 周给予甲泼尼龙琥珀酸钠 40.0mg 每 12h 1 次静脉滴注，第 2 周给予乙酸泼尼松片 25mg 每日 2 次口服，随后根据患者的实际情况，减少药物剂量，通过每周减少 10mg 的速度逐渐减量，最后给予患者乙酸泼尼松片 10mg 每日 1 次口服维持治疗，治疗 6 周后，观察患者的临床治疗效果，发现患者的各项免疫指标均得到了明显改善，由此可见，激素治疗 IgG4-SC 合并Ⅰ型自身免疫性胰腺炎的效果良好，可以进一步推广应用。

　　若患者存在梗阻性黄疸症状，或是伴随其他相关症状，我们在临床诊断过程中不能忽视少见疾病，应该积极完善 IgG4 相关疾病的检查，掌握其临床症状与诊断要点，确诊后可以将激素作为治疗该病的首选药物。

四、专家点评

　　IgG4 相关疾病（IgG4 related disease，IgG4-RD）是一种自身免疫介导的炎性纤维化疾病，可累及胰腺、肝胆系统、唾液腺、泪腺、腹膜后腔和淋巴结等多个器官系统和部位，出现肿瘤样病变，甚至器官衰竭，其诊断主要依据相关临床症状和体征、实验室及影像学检查，组织病理学为确诊的依据。血清 IgG4 升高是 IgG4-RD 的重要特征性指标。组织病理学特点为：①大量淋巴细胞和浆细胞浸润，伴纤维化；②组织中浸润的 IgG4+ 浆细胞与浆细胞比值 >40%，且每个高倍镜视野下 IgG4+ 浆细胞 >10 个。

　　该例患者以上腹部隐痛、皮肤黄染、尿黄起病，体格检查未发现特异性体征，肝脏生物化学指标为胆红素、淀粉酶、脂肪酶明显异常，提示梗阻性黄疸、胰腺炎；血清 IgG4 明显增高；上腹部 MRI、MRCP 检查发现肝内外胆管扩张，胆总管下段狭窄与闭塞征象；PET-CT 示胆总管内软组织阴影，胰腺轮廓增大；肝组织病理学提示肝细胞轻度水样变，小胆管增生，毛细胆管淤胆，可见 IgG4+ 浆细胞，轻微纤维组织增生。经糖皮质激素治疗，症状、肝脏生物化学指标好转，影像学恢复正常。符合 IgG4 相关性硬化性胆管炎及自身免疫性胰腺炎的诊断。

　　该例报道提示，对于起病较急，胆管出现瘤样改变伴发梗阻性黄疸的患者，切勿急于采取外科手段，应考虑到 IgG4 相关性硬化性胆管炎，注意相关自身免疫性疾病的筛查，特异性的血清学检查有助于鉴别诊断，肝组织病理学是确诊的重要依据。糖皮质激素等免疫抑制剂治疗效果良好。

本病例撰写及分析欠精炼、条理欠清晰。

作者：郭婧芸（湖南省人民医院肝病内科）

点评者：南月敏（河北医科大学第三医院）

参 考 文 献

[1] Zen Y，Grammatikopoulos T，Heneghan MA. et al. Sclerosing cholangitis with granulocytic epithelial lesion: a benign form of sclerosing cholangiopathy. American Journal of Surgical Pathology，2012，36（10）：1555-1561.

[2] 王珊，冯瑞娥. IgG4 相关性甲状腺疾病研究进展. 中华病理学杂志，2017，46（1）：67-70.

[3] 黄晓燕，侯勇，曾小峰，等. IgG4 相关硬化性疾病. 中华内科杂志，2010，49（10）：891-893.

[4] 张晓炜，刘旸. IgG4 相关性疾病的研究进展. 标记免疫分析与临床，2016，23（3）：334-338.

[5] 张颖健，赵金霞，刘蕊，等. 肺受累的 IgG4 相关硬化性疾病 1 例. 北京大学学报（医学版），2012，44（2）：311-315.

[6] Terumi Kamisawa，Kensuke Takuma，Hajime Anjiki，et al. Sclerosing cholangitis associated with autoimmune pancreatitis differs from primary sclerosing cholangitis. 世界胃肠病学杂志（英文版），2009，15（19）：2357-2360.

[7] 刘乔，李小毅，王文泽，等. IgG4 相关性疾病合并甲状腺乳头状癌一例. 中华消化外科杂志，2016，15（9）：925-927.

病例 30　IgG4 相关性疾病 1 例

关键词：人免疫球蛋白 G4；自身免疫性胆管炎；自身免疫性胰腺炎；诊断

一、病例介绍

患者男，62 岁，退休职员，既往有"HBsAg 携带"病史 10 余年，未曾诊治；近期服用"胃药"。主因"上腹疼痛半月余，皮肤、巩膜黄染 1 周"入院。患者半月前无明显诱因出现上腹疼痛，呈剑突下胀痛，无畏寒、发热，无反酸、嗳气，无恶心、呕吐，无胸闷、胸痛，无心悸、气促。查胃镜示慢性浅表萎缩性胃炎、贲门口炎、食管炎，在笔者所在医院消化科就诊，予口服"泮托拉唑、硫糖铝凝胶、肠胃康胶囊"抑酸护胃治疗，患者自觉症状无明显缓解。1 周前逐渐出现皮肤、巩膜黄染，尿色深黄如浓茶样，解灰白色大便，无厌油、腹胀，无皮肤瘙痒。2014-11-15 于笔者所在医院门诊查肝功能：ALT 104U/L，AST 95U/L，TBil 128.1μmol/L，DBil 72.6μmol/L，GGT 489U/L；故进一步收入院诊治。此次发病以来，患者精神、食欲欠佳，睡眠尚可，大小便同上述，近半年体重下降 8kg 多。无肝病家族史，无饮酒史。个人史、家族史无特殊。入院查体：T 36.1℃，P 68 次 / 分，R 18 次 / 分，BP 107/66mmHg。神志清，皮肤、巩膜明显黄染，未见肝掌、蜘蛛痣。双肺呼吸音清，未闻及干湿啰音。心率 68 次 / 分、心律齐，无病理性杂音。腹平软，剑突下压痛阳性，无反跳痛，肋下肝脾未及，肝区叩痛阴性，移动性浊音阴性。双下肢无水肿。

入院诊断为：①黄疸查因——梗阻性黄疸？药物性肝损伤？② HBsAg 携带；③慢性浅表萎缩性胃炎；④贲门炎；⑤食管炎。

辅助检查：血分析示 RBC 4.21×10^{12}/L，Hb 103g/L，HCT 32.7%，平均红细胞体积 77.7fl，平均血红蛋白浓度 315g/L，平均血红蛋白含量 24.5pg。心肌酶、血脂均正常；血糖 11.33mmol/L。肝功能：ALT 84.8U/L，AST 67.1U/L，GGT 459.5U/L，ALP 448.2U/L，TBil 151.7μmol/L，DBil 100.8μmol/L，Alb 32.1g/L。肿瘤三项：AFP 及癌胚抗原正常，CA199 6147.70U/ml。尿常规：尿糖（++），蛋白质（+）；大便常规隐血（+）。电解质六项：钠 133.1mmol/L，氯 98.3mmol/L，磷 0.92mmol/L。淀粉酶 302.5U/L。乙型肝炎血清病毒学标志物：HBsAg 阳性，抗 -HBe 阳性，抗 -HBc 阳性。HBV DNA<2.00×10^{2}IU/ml。甲、丙、戊型肝炎抗体均阴性；自身免疫性抗体谱均阴性；IgG 27.47g/L，IgA 5.68g/L，血清总补体 49.0U/ml。患者入院后检测指标的变化见表 30-1、表 30-2。上腹部 MRI+ 磁共振胰胆管成像（MRCP）示：①胆总管下段梗阻并肝内外胆管广泛扩张；②胰腺体积饱满，边缘平直，主胰管轻度扩张，不排除自身免疫性胰腺炎可能，建议进一步检查；③肝内数枚小囊肿（图 30-1）。

表 30-1　患者入院后生物化学指标变化

时间（年-月-日）	ALT（U/L）	AST（U/L）	GGT（U/L）	ALP（U/L）	TBil（μmol/L）	DBil（μmol/L）	IBil（μmol/L）	Alb（g/L）	CA199（U/ml）	淀粉酶（U/L）	脂肪酶（U/L）	IgG（g/L）
2014-11-16	84.8	67.1	459.5	448.2	151.7	100.8	50.9	32.1	6147.7	302.5	—	27.47
2014-11-19	79.0	—	—	—	153.1	74.9	23.8	35.9	—	296.0	2728	—
2014-11-20	69.0	—	—	—	102.9	22.5	25.4	34.3	—	146.0	425	—
2014-11-28	—	—	128.3	218.6	46.1	19.1	26.4	30.7	—	66.8	72	18.99
2014-12-05	21.6	—	85.7	159.0	34.0	14.0	20.0	38.6	107.69	—	—	14.88

表 30-2　患者 CA199 和 IgG4 的变化

时间（年-月-日）	CA199（U/ml）	IgG4（g/L）
2014-11-24	6 147.7	32.6
2015-05-03	1 455.51	9.57
2015-12-26	15.43	5.85
2016-06-23	21.15	5.35

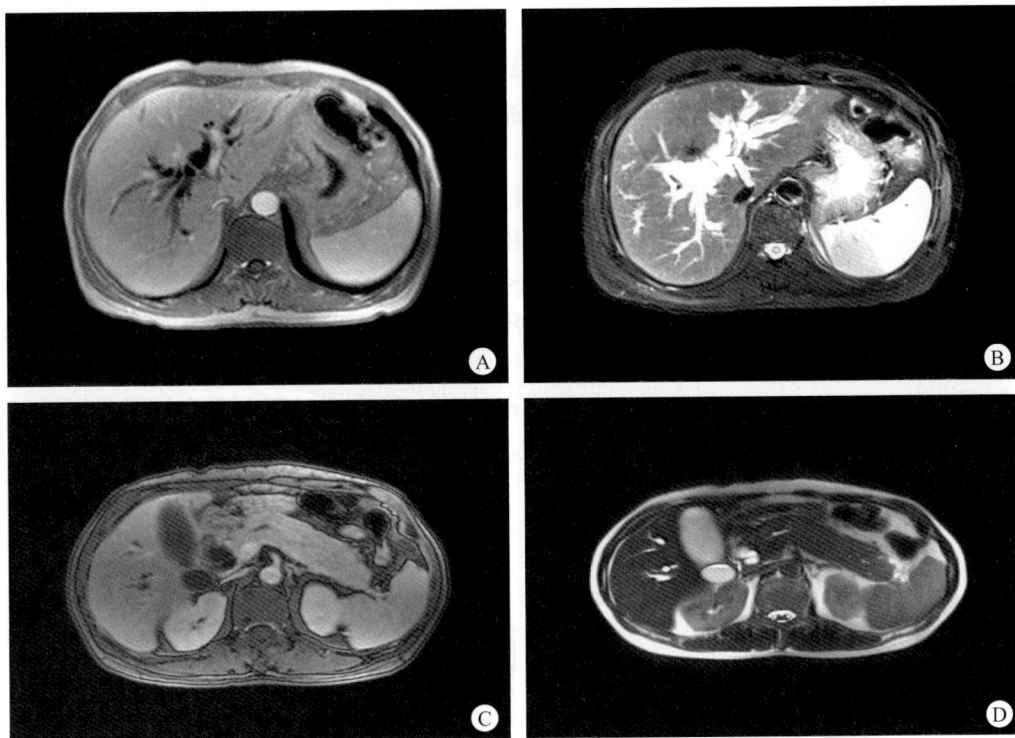

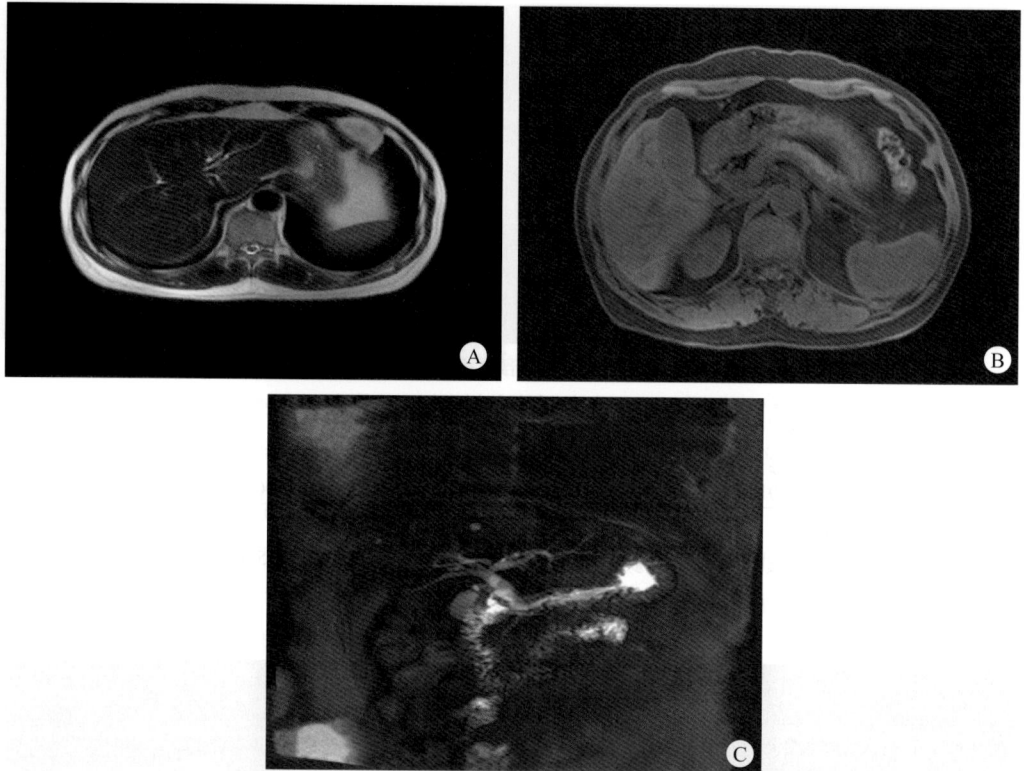

图 30-5 2016-06-27 复查上腹部增强 MRI+MRCP 图像

A. T$_2$WI 中肝内胆管未见扩张；B. T$_1$WI 中胰腺体积接近正常，可见羽毛状分叶；

C. MRCP 显示肝内外胆管走行清晰，形态正常

二、临床诊治思维过程

患者因腹痛、黄疸、消瘦入院，排陶土样大便，入院后完善检查提示总胆红素明显升高，且以直接胆红素升高为主，CA199 显著升高，IgG 升高，上腹部增强 MRI+MRCP 提示肝内外胆管广泛扩张，胆总管下段鸟嘴样狭窄，胰腺弥漫性肿大，未见占位性病变。综上考虑为梗阻性黄疸，起初更是考虑为胰腺癌或壶腹部癌等恶性肿瘤性病变可能，随着逐步完善检查，最终明确诊断。

IgG4 相关性疾病应注意与胰腺癌、胆管癌、肝内炎性假瘤、原发性胆汁性肝硬化（PBC）、原发性硬化性胆管炎（PSC）、多中心性 Castleman 病等鉴别（表 30-3）。

（1）胰腺癌：临床特点是整个病程短、病情发展快和迅速恶化。最多见的是上腹部饱胀不适、疼痛、黄疸。黄疸是胰腺癌，特别是胰头癌的重要症状。黄疸属于梗阻性，伴有小便深黄及陶土样大便。B 超、CA199、CEA 可作为筛选性检查，一旦怀疑胰腺癌，CT 检查是必要的，其检出率可达到 80%。

（2）胆管癌：①疾病发生部位存在差异，胆管癌按解剖部位分为肝内胆管癌（20%～25%）、肝门区胆管癌（50%～60%）及肝外胆管癌（20%～25%），以肝门部为主。而 IAC 肝内外胆管均可累及，管壁增厚常为弥漫性[1]。②胆管癌所致胆管壁增厚，并于相应区域发生管腔狭窄甚至闭塞伴上方胆管显著扩张；IAC 管壁增厚部位与管腔狭

窄部位相对独立，并不一致，且管腔未见闭塞[2]。③胆管癌多表现为肝转移及周围淋巴结转移；IAC 作为原发性硬化性胆管炎系列疾病中的一种，通常合并其他 IgG4 相关疾病，尤其是 IgG4 相关自身免疫性胰腺炎。在本例患者中也可体现。

（3）肝内炎性假瘤：是非肝实质性细胞成分的炎性增生病变，是一种良性增生性瘤样结节。本病可能与创伤、感染及免疫、变态反应等因素有关。该病发病以儿童多见，患者多为单发病灶，部分为多发。主要临床表现有上腹部疼痛、间歇性发热伴消瘦，少数患者有黄疸。CT 及 MRI 影像中较难与小肝癌鉴别，选择性肝脏血管造影对于通过上述检查不能诊断者具有重要意义，炎性假瘤表现为无血供或无血管增生像，炎性假瘤的最后确诊仍须病理学的诊断。

（4）多中心性 Castleman 病：属原因未明的反应性淋巴结病之一，患者有多部位淋巴结肿大，伴全身症状（如发热）及肝脾大，常有多系统受累的表现如肾病综合征、淀粉样变、重症肌无力、周围神经病变、颞动脉炎、干燥综合征、血栓性血小板减少性紫癜，20% ～ 30% 的患者在病程中可并发卡波西肉瘤或 B 细胞淋巴瘤。少数患者若同时出现多发性神经病变、器官肿大（肝、脾）、内分泌病变、血清单株免疫球蛋白和皮肤病变，则构成 POEMS 综合征的临床征象。

表 30-3　肝 IgG4-SC 与 PBC 、PSC 的比较

项目	IgG4-SC	PBC	PSC
性别	男＞女	女＞男	男＞女
年龄	偏老年	中老年	中老年
临床表现	阻塞性黄疸 / 轻度肝功能异常	肝功能异常，黄疸出现较晚	肝功能异常 / 阻塞性黄疸
病变部位	肝内胆管单独受累或与肝外胆管同时受累	肝内中小胆管	肝外大胆管
胆管造影	多伴肝外胆管节段性狭窄、扩张	无异常	节段性狭窄、扩张
自身抗体	可有	抗体 +，滴度高	可有多种，滴度低
血清免疫球蛋白	IgG（IgG4）↑	IgM ↑	60%IgG ↑
组织学	大量成熟浆细胞、淋巴细胞浸润重度肝细胞坏死，轻度胆管损伤，纤维化	肝内终末胆管消失，小胆管增生，汇管区纤维化淋巴细胞、嗜酸粒细胞破坏胆管，小肉芽肿形成	大胆管管壁洋葱皮样纤维化肝内但管扩张、纤维化或纤维性闭塞，混合炎细胞浸润
IgG4	大量 IgG4 阳性浆细胞IgG4/IgG 值升高	无 / 很少	无 / 很少
类固醇治疗	有效	不理想	不理想
预后	较好	不良	不良

注：IgG4-SC. immunoglobulin G4-related sclerosingcholangitis，免疫球蛋白 G4 相关性胆管炎。

三、诊疗体会

IgG4 相关性疾病是一组以血清 IgG4 水平升高、受累组织 IgG4 阳性浆细胞浸润及纤维化为特征的、近几年才被人们认识的新疾病。有别于其他免疫性疾病，IgG4 相关性疾

病好发于中老年男性，男女发病率约为 5 ： 1。IgG4 相关性疾病为一种多器官或多组织疾病，最常受累的为胰腺，其他还有唾液腺、泪腺、胆道、腹膜、肾脏等。影像学表现为受累器官肿块形成和硬化。

血清 IgG4 水平升高目前被认为是确诊 IgG4 相关性疾病的必要条件之一，但最新研究显示血清 IgG4 水平升高并不见于所有患者，提示血清 IgG4 不是一个准确的生物标志物。Oseini 等的研究结果也表明，以血清 IgG4 水平 >1.35g/L 作为标准诊断 IAC 的灵敏度为 78%，特异度为 87%。恶性肿瘤、韦格纳肉芽肿等也有 IgG4 浆细胞浸润的表现，所以该指标不具有特异性。席纹状纤维化和阻塞性静脉炎对 IgG4-RD 的诊断具有特异性。

Bang 等[3] 的研究显示，自身免疫性胰腺炎（AIP）和非 AIP（酒精性胰腺炎、胰腺癌）患者胰腺组织内均可有大量 IgG4 阳性细胞浸润，其诊断 AIP 的敏感性和特异性分别为 37% 和 83%。因此，仅仅组织中 IgG4 阳性细胞增多、高 IgG4/IgG 值并不是 IgG4 相关疾病的诊断金标准，大多数情况下是支持性诊断，确切的诊断需要结合临床、实验室检查、影像学、组织学表现和类固醇治疗效果等。本例患者的临床症状、血清学检查、影像学检查及治疗反应均支持 IgG4 相关性疾病，考虑组织学未见到显著 IgG4 细胞浸润的原因有以下两点：①该例患者主要累及部位为胰腺和胆管，所取肝组织可能并未受累；②已有许多明确诊断为 IgG4 相关性疾病的病例报道中缺乏组织学 IgG4 细胞浸润的支持，说明亦不少见。

糖皮质激素是 IgG4 相关性疾病的一线治疗药物[4]。对于复发或者激素治疗效果不理想的患者需辅以免疫抑制剂治疗。多数患者治疗后血清 IgG4 水平明显下降，但有些始终不能降至正常范围[5]。处于缓解期的患者，血清 IgG4 水平仍持续升高，约 30% 复发[6]。血 IgG4 水平可否作为患者随诊、停药和复发的预测指标，需进一步研究。

作为一种新发现的全身性疾病，我们对 IgG4 相关性疾病的认识还很欠缺，病因和发病机制不明，IgG4 在疾病的发生、发展中担当何种角色也不清楚。IgG4 相关性疾病非罕见病，对于血 IgG、IgE 和嗜酸性粒细胞升高的患者，IgG4 相关性疾病应作为需鉴别诊断的疾病之一。

四、专家点评

1995 年，日本学者报告一种以血清 IgG4 水平升高和 IgG4 阳性淋巴细胞与浆细胞的组织浸润为特征的纤维炎症性疾病，即 AIP。但 AIP 的病变并不仅局限于胰腺，超过 45% 的患者有胰腺外表现，其中最常见的是胆道病变，可见肝内和肝外胆道狭窄，并引起梗阻性黄疸，活组织检查可见胆管壁大量 IgG4 阳性浆细胞浸润，于是将这种胆管病变命名为 AIP 相关性硬化性胆管炎。2007 年有学者建议使用 IgG4 相关性胆管炎（IAC）。之后，随着对唾液腺、泪腺、腹膜后淋巴结、甲状腺、肾脏等其他受累器官的研究，提出了 IgG4 相关性疾病（ISD）这一概念，而 IAC 即特指 ISD 的胆道表现。

IAC 的生物化学和胆道造影表现与原发性硬化性胆管炎（PSC）相似，常累及肝外胆管，诊断时需加以鉴别。血 IgG4 水平升高、胆管与肝组织中大量 IgG4 阳性浆细胞浸润是其特征性表现，激素治疗对 IAC 有效。IAC 常伴有 AIP，但也有部分 IAC 患者并无 AIP 存在的证据。

目前对 IAC 激素治疗的剂量和疗程尚未达成共识。大部分研究参照 AIP 的治疗方案，即开始使用泼尼松（0.6mg/kg），每日口服，维持 2～4 周后，每周减量 5mg，逐渐减量至维持剂量（5.0～7.5mg/d）。

该患者年龄较大、伴发病（如慢性 HBV 感染、糖尿病和肾损伤等）较多，病情复杂，诊断和治疗难度大。主管医生经严密的临床诊治思维和多学科会诊，最终明确了诊断，取得了较好的治疗效果。对临床出现的不明原因肝脏损害合并胆汁淤积、胆管炎表现的应考虑到本病的可能，结合肝胆影像学检查，进行 IgG4 的检测，必要时做肝脏组织病理学检查以尽早明确诊断，及时给予肾上腺皮质激素治疗，一般会取得较好的治疗效果。该患者合并 HBV 感染，虽不符合 CHB 抗病毒治疗的一般指证，但该患者因需要用肾上腺皮质激素治疗，故给予替比夫定抗病毒治疗也是应该的。

作者：戴璐（北京大学深圳医院感染性疾病科）

点评者：王磊（山东大学第二医院）

参 考 文 献

［1］沈浮，陆建平 . 肝门部胆管癌的 MRI 诊断 . 中华消化外科杂志，2013，12（3）：196-199.

［2］范兵，刘善德，王霄英 . 胆管癌的影像诊断及进展 . 当代医学，2009，15（26）：78-81.

［3］Bang SJ，Kiln MH，Kim do H，et al. Is pancreatic core biopsy sufficient to diagnose autoimmune chronic pancreatitis? Pancreas，2008，36（1）：84-89.

［4］Raissian Y，Nasr SH，Larsen CP，et al. Diagnosis of IgG4-related tubulointemtitial nephritis. J Am SocNephrol，2011，22（7）：1343-1352.

［5］Tabata T，Kam isaw a T，Takuma K，et al. Seria l changes of elevated serum IgG4 levels in IgG4 related systemic disease. Intern Med，2011，50（2）：69-75.

［6］Kamisawa T，Shim osegawa T，Okazaki K，et al. Standard steroid treatment for autoimmune pancreatitis. Gut，2009，58（11）：1504-1507.

病例 31　IgG4 肝硬化性疾病 1 例

关键词：IgG4；肝硬化

一、病例介绍

患者男，58 岁，自由职业，主因"发现肝占位 1 周"就诊。患者 1 周前因感冒于当地医院就诊，超声检查提示肝占位病变，遂至笔者所在医院进一步检查。病程中患者无恶心、呕吐、黄疸、黑便等症状，现为进一步诊治收入笔者所在医院。近期患者食欲、睡眠可，大小便正常，体重无明显改变。患者否认乙型肝炎史，HBsAg（-），抗 -HBs（+），HBeAg（-），抗 -HBe（+），抗 -HBc（+）。查体：T 36.5℃，P 80 次 / 分，R 20 次 / 分，BP 120/60mmHg。无慢性肝病面容，无肝掌及蜘蛛痣，皮肤、巩膜无黄染。心肺无异常。腹平软，肝脾不大，移动性浊音阴性，双下肢无水肿。辅助检查：肝功能示 TBil 9.2μmol/L，DBil 3.9μmol/L，Alb 40g/L，Glob 54g/L，ALT 13U/L，AST 31U/L。PT 13.5s。2015 年 5 月 4 日于笔者所在医院行 CT 检查：肝左叶占位及门静脉左支栓子，肝门区肿大淋巴结，肿瘤所致可能。5 月 8 日 MRI 检查：肝左叶异常信号伴门静脉左支栓子形成，肿瘤可能性大；双肾局部缺血性改变可能性大，请结合临床诊断和随访（图 31-1）。AFP 1.9ng/ml，CEA 1.7ng/ml，CA199 8.5U/ml。术前初步诊断：原发性肝癌合并门静脉癌栓。鉴于其影像学特点并不符合肝癌表现，遂决定行肝穿刺以进一步明确诊断，但家属拒绝。患者于 2015 年 5 月行左半肝切除 + 左尾叶切除 + 胆囊切除 + 肝门淋巴结清扫术。术中见肿瘤位于左外叶并累及尾叶，大小约 4.0cm×3.0cm×3.5cm，边界清楚，无包膜，肝门淋巴结多枚肿大，直径 1 ～ 2cm。肝无硬化。累及门静脉左支。术后病理学检查：（肝左叶）病变区纤维组织增生、胶原化，其间见较多淋巴浆细胞浸润，IgG4 阳性浆细胞个数 >40 个 /HPF，并可见血管炎及神经周围淋巴浆细胞浸润，结合临床行相关血清学检查（血清学 IgG 19.88g/L，IgG4 20.7g/L，CRP 31.6mg/L），符合 IgG4 相关硬化性疾病诊断。患者术后定期随访，服用泼尼松龙 2.5mg/d，肝功能良好，肝内未见复发。

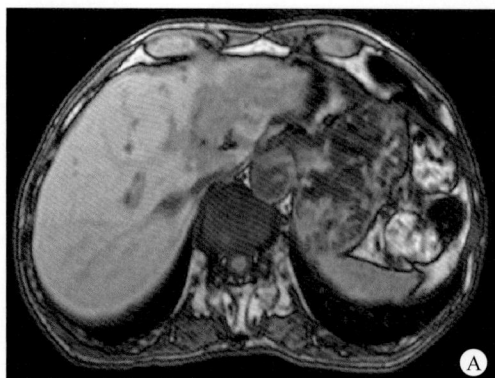

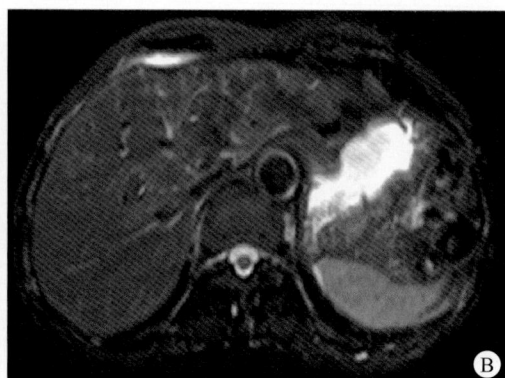

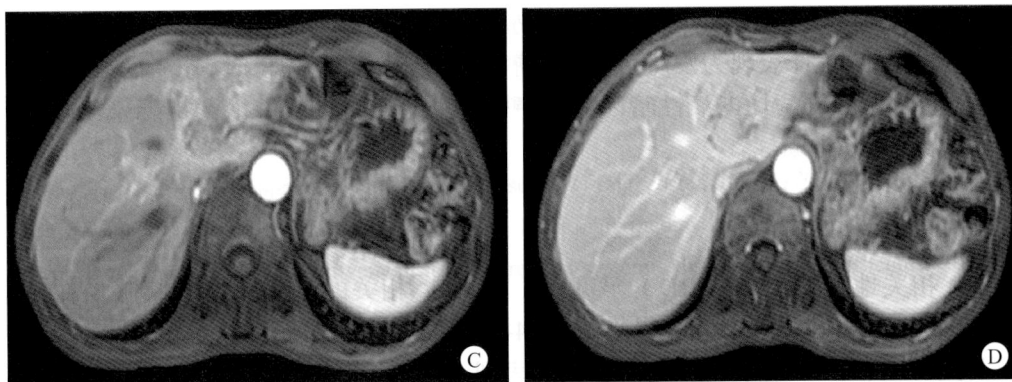

图 31-1　MRI 图像

A. T₁WI；B. T₂WI；C. 动脉期；D. 静脉期

二、临床诊治思维过程

患者因"肝占位"入院，入院考虑的疾病有：①原发性硬化性胆管炎；②原发性肝癌；③肝血管瘤；④肝局灶性结节增生；⑤肝脓肿等。根据患者病理学检查及血清 IgG4 检查结果，最终明确诊断。

鉴别诊断：

（1）原发性硬化性胆管炎（primary sclerosing cholangitis，PSC）：PSC 好发于 25 ～ 45 岁的青壮年，PSC 患者表现以乏力、瘙痒为主，还可表现为右上腹痛、消瘦等。62% ～ 90% 的 PSC 患者合并炎症性肠病，但一般不伴有胰腺病变。病情转归方面，10% ～ 30% 的 PSC 患者可能发展为胆管癌，PSC 有胆汁淤积指标（碱性磷酸酶、胆红素）异常的表现，CA199 升高可能预示并发胆管癌。PSC 影像学表现为带状狭窄和串珠样改变，典型的 PSC 病理表现为洋葱皮样胆管纤维化。PSC 对激素和其他免疫抑制剂均疗效欠佳，合并肝衰竭、胆管癌等高达 40%。肝移植是唯一可能使患者长期生存的方法[1]。

（2）肝脏恶性肿瘤：可分为原发性和继发性。原发性肝脏恶性肿瘤常见为肝细胞肝癌、胆管细胞癌，肝细胞肝癌多有乙型肝炎、肝硬化背景，血液检查中 70% 的患者可出现 AFP 增高，MRI 增强扫描可见典型的"快进快出"表现，可侵及门静脉形成癌栓。胆管细胞癌病因不明，可能与反复胆道感染有关，多不伴肝硬化，血液检查中患者可表现为 CA199 增高，MRI 增强扫描可见渐进式强化，可伴肝内胆管扩张。继发性肝癌患者常有原发癌病史，或肝外原发灶证据，其影像学表现多为肝内乏血供病灶，部分可有靶环征或牛眼征[2]。

（3）肝血管瘤：该病临床上多见，病程较长，发展慢，患者通常无肝炎病毒携带史，增强 CT 动脉早期见病灶边缘强化；门静脉期增强灶相互融合，逐渐向病灶中心推进，强度逐渐减低；延迟期整个肿瘤均匀增强，增强密度可高于或等于周围正常肝实质的增强密度。MRI 可见"灯泡征"。彩超多为高回声光团，边界清，内可见网状结构。AFP 等肿瘤标志物无升高，目前无依据支持该诊断。

（4）肝局灶性结节增生（FNH）：FNH 在 CT 及 MRI 上可表现为动脉早期强化，典型病灶可见中心星状瘢痕，与早期原发性肝癌鉴别困难，但一般病程长，进展慢，多

病例 32　慢性乙型肝炎患者抗病毒治疗肝功能异常原因分析 1 例

关键词：肝炎，乙型，慢性；抗病毒治疗；肝功能异常

一、病例介绍

患者男，27 岁，河南省驻马店人，务工农民，以"发现 HBsAg 阳性 8 个月，上腹部疼痛伴尿黄、眼黄 1 周"为主诉就诊。8 个月前体检发现 HBsAg、HBeAg、抗 -HBc 阳性，查肝功能异常（具体数值不详），查 HBV DNA10^{8}IU/ml，住院给予"干扰素 600 万 IU 隔日一次"治疗，其间定期复查肝功能、HBV DNA 定量（具体不详），自述治疗效果不佳。2 月余前复查肝功能（驻马店中心医院，2015-08-31）：ALT 920U/L，AST 1260U/L，GGT 325U/L，ALP 145U/L，Alb 46.2g/L，TBil 47.0μmol/L，DBil 30.2μmol/L，HBV DNA 2.11×10^{6}IU/ml。于当地医院住院治疗，停用干扰素，给予抗病毒药物（恩替卡韦）、保肝、退黄等治疗，好转后出院。1 个月前至当地医院再次查肝功能：ALT 65U/L，AST 79U/L，GGT 380U/L，ALP 142U/L，TBil 48.5μmol/L，IBil 29.7μmol/L，DBil 18.8μmol/L，HBV DNA 6.11×10^{3}IU/ml，给予口服"双环醇、茵栀黄"药物治疗。1 周前出现上腹部疼痛，呈发作性隐痛，巩膜黄染、尿黄，无发热、皮疹，无恶心、呕吐等伴随症状，查肝功能（驻马店中心医院，2015-11-20）：ALT 438U/L，AST 894U/L，GGT 264U/L，ALP 188U/L，TBil 98.8μmol/L，IBil 63.8μmol/L，DBil 35.0μmol/L。遂来笔者所在医院就诊。

吸烟 10 年，平均每天 10 支，已戒烟 8 个月余；饮酒 9 年，折算乙醇摄入量大约为 160g/d，已戒酒 8 月余。

母亲患有"慢性乙型病毒性肝炎"，父亲体健。

入笔者所在医院时生命体征平稳，查体可见发育正常，营养良好，神志清楚，全身皮肤、黏膜黄染，无肝掌、蜘蛛痣，颌下淋巴结未触及，巩膜黄染。双侧瞳孔等圆等大，对光反射灵敏，心肺听诊无明显异常，腹软，无压痛及反跳痛，移动性浊音阴性，Murphy 征阴性，肝区叩击痛阳性，肠鸣音 5 次 / 分。无肾区叩击痛，四肢肌力 V 级，双下肢无水肿。腱反射正常，病理征未引出。

辅助检查：肝功能示 ALT 241U/L，AST 532U/L，GGT 193U/L，ALP 87U/L，TBil 157.60μmol/L，DBil 145.0μmol/L；肾功能、血脂指标正常。血常规：WBC 3.90×10^9/L，RBC 4.11×10^{12}/L，Hb 134.0g/L，PLT 105×10^9/L。凝血功能检查：活化部分凝血活酶时间 41.10s，纤维蛋白原 1.43g/L，凝血酶原活动度正常；尿常规：胆红素阳性。降钙素原 0.234ng/ml；肿瘤指标：AFP 4.53ng/ml。

代谢性肝脏疾病指标：铜蓝蛋白正常；铁蛋白正常。病毒学指标：乙型肝炎血清病毒学标志物 HBsAg、HBeAg、抗 -HBc 阳性；HBV DNA<5×10^{2}IU/ml；甲型肝炎抗体、戊型肝炎抗体、丁型肝炎抗体阴性。巨细胞病毒及 EN 病毒 DNA 均阴性。自身免疫性疾

病指标：抗核抗体（ANA）1 ∶ 320；其余均阴性。

　　上腹部 MRI 平扫见图 32-1。彩超：门静脉系统、肝静脉、下腔静脉未见异常，排除布 - 加综合征。磁共振：①肝脏显示稍饱满（獭尾肝不除外），需结合临床进一步明确诊断；②胆囊异常信号影，胆囊炎并结石；③脾脏轻度增大；④右肾小囊肿；⑤腹膜后淋巴结显影。

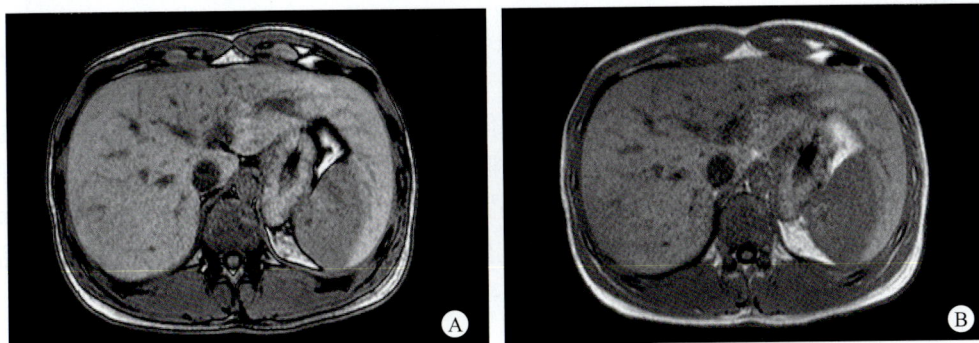

图 32-1　上腹部 MRI 平扫图像

二、临床诊治思维过程

　　患者为青年男性，入院前于当地医院确诊为"慢性乙型病毒性肝炎急性发作"，并应用 α- 干扰素抗病毒治疗，治疗数月后出现肝功能异常明显，胆红素水平升高，遂停用干扰素，应用核苷类似物抗病毒治疗。

　　虽然患者入笔者所在医院时 HBV DNA 已转阴，但根据病史及生物化学检测结果，考虑患者体内相关免疫细胞引起的清除 HBV 的免疫反应仍在继续，另结合患者既往大量长期饮酒史及相关影像学表现，故笔者所在医院初诊为"① HBeAg 阳性，CHB；②酒精性肝炎"，经保肝、利胆治疗，效果不佳，遂考虑是否合并有其他因素所致肝损伤，查 ANA 1 ∶ 320，但球蛋白基本正常，考虑男性患者自身免疫性肝病往往表现不典型，遂行肝脏穿刺活组织检查以明确诊断（图 32-2）。

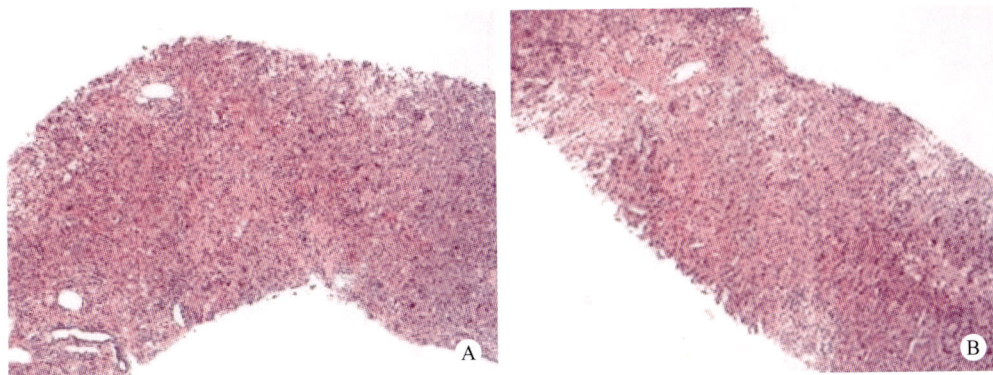

图 32-2　肝脏组织学表现

肝脏病理提示肝小叶结构紊乱，穿刺肝组织内易见大块融合灶状坏死及桥接坏死；肝细胞区域性水样变性，部分肝细胞内可见色素颗粒沉积，散在点灶状坏死；肝窦内大量混合性炎细胞浸润，并见吞噬色素颗粒的库普弗细胞；汇管区扩大，纤维组织增生，纤维间隔形成，大量混合性炎细胞浸润，其中可见分叶核白细胞及浆细胞。中重度界面炎

肝脏穿刺病理诊断结论（北京中日友好医院王泰龄教授会诊意见）：G4S3，符合酒精性肝硬化表现。院外肝脏穿刺切片会诊结果回示：慢性酒精性肝损伤重叠慢性乙型病毒性肝炎（组织学上以酒精性肝损伤为主），并考虑自身免疫现象，综合病变程度相当于G4S3。免疫组织化学：HBsAg（−），HBcAg（−），mum-1（散+）；细胞角蛋白（CK7）/CK19：小胆管增生。

组织病理提示自身免疫性肝炎，考虑患者合并有药物所致肝脏自身免疫现象，遂加用糖皮质激素治疗，肝功能逐渐好转。

在该患者恢复阶段，出现发热、肝功能恶化，查体可见口周簇状疱疹，以右侧口角为著，疱液清亮，无明显溃烂。咽腔发红，左侧扁桃体Ⅱ度肿大。左侧颊黏膜及近智齿处牙龈黏膜破损伴脓点。血液检查示：WBC 12.4×10⁹/L，CRP 7.27mg/L，降钙素原13.072ng/ml，考虑合并单纯疱疹病毒及细菌感染，加用抗生素并干扰素凝胶口周局部应用，后体温逐渐正常，肝功能及凝血功能逐渐好转（图32-3、图32-4）。

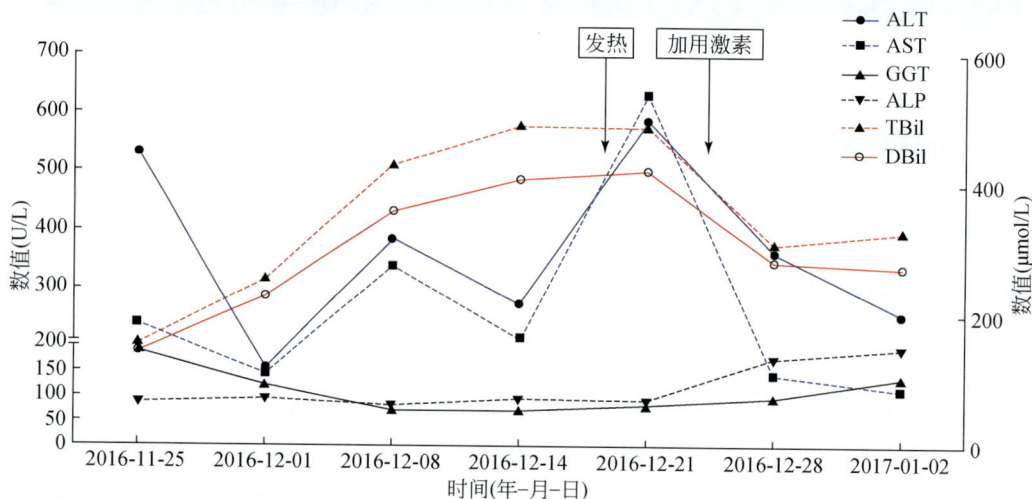

图32-3 住院期间生物化学指标变化趋势

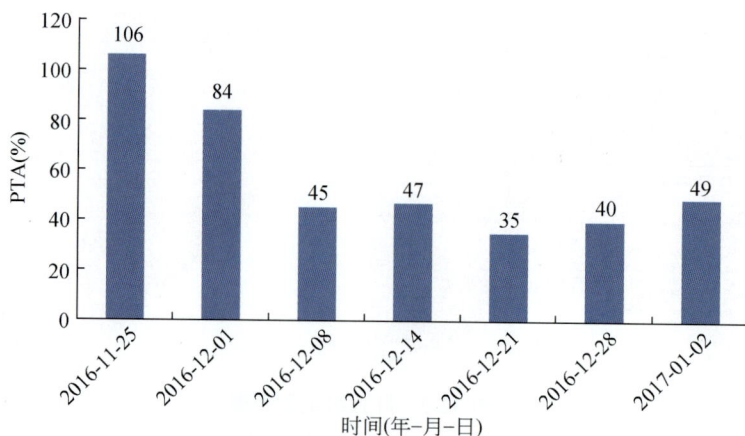

图32-4 住院期间凝血酶原时间活动度变化趋势

院外随访过程中发现患者糖皮质激素减量后肝功能反复异常（表32-1），最终诊断为药物诱导的自身免疫性肝病,由于主要以胆汁淤积为主,且伴有 IgM 升高,考虑分型为胆汁淤积型。

表 32-1 笔者所在医院院外随访生化学指标变化

出院后随访时间(周)	ALT (U/L)	AST (U/L)	GGT (U/L)	ALP (U/L)	TBil (μmol/L)	DBil (μmol/L)	TBA (μmol/L)	IgM (g/L)
1	156	132	244	145	91.7	85.7	248.1	4.07
2	154	115	210	227	101	98.7	21.7	3.83
3	145	108	334	280	91.4	67.1	143.9	3.04
4	106	75	381	261	72.4	71.5	216.9	2.59
5	101	67	546	327	78.5	69.9	173.5	2.47
6	65	48	528	207	76.5	61.8	140.1	2.43
7	52	37	535	240	67.5	53.9	96.0	2.24
8	84	73	724	338	41.7	31.1	89.2	2.13

三、诊疗体会

患者为青年男性,有慢性病毒性肝炎病史及长期大量饮酒史,应用干扰素疗效不佳后改用核苷类似物抗病毒治疗,因治疗期间 HBV DNA 转阴后再次出现肝功能异常而入院。入院后初步诊断为"① HBeAg 阳性,CHB;②酒精性肝炎"。治疗效果不佳,经肝组织学检查发现患者肝脏内有自身免疫现象。回顾患者用药史,考虑 α- 干扰素可能是引起肝损伤的药物,结合 RUCAM 评分,补充诊断"药物性肝损伤(DILI)、肝细胞损伤型、急性、RUCAM 7 分、严重程度 3 级"。予积极抗炎、保肝治疗,肝功能逐渐好转。另外,患者在后续治疗期间出现单纯疱疹病毒感染和细菌感染,加重了肝损伤,成为第四重损伤因素。

故而患者最终诊断为:① HBeAg 阳性,CHB;② DILI,肝细胞损伤型,急性,RUCAM 7 分,严重程度 3 级;③酒精性肝炎;④智齿冠周炎;⑤单纯疱疹病毒感染。

(1)病毒性肝炎:HBV 感染后患者历经免疫耐受期,进入免疫清除期后,由于宿主免疫因素及病毒直接作用等机制的损伤,肝组织发生严重炎症、细胞坏死,肝纤维化可快速进展[1]。而该患者在当地医院初始治疗时选择干扰素抗病毒治疗,目的为激发免疫反应清除 HBV,但因干扰素治疗效果不佳,且有胆红素升高,标志着肝细胞受损过重,遂停药并换用核苷类似物继续抗病毒治疗。更换治疗方案后,HBV DNA 快速下降,但肝功仍有异常,且 ALT、AST 升高明显,考虑由于 HBsAg 仍表达,而干扰素激活的病毒性肝炎特异性免疫细胞(CD8$^+$T 淋巴细胞)及非特异性免疫细胞(自然杀伤细胞等)所致的剧烈免疫反应仍在继续,故患者血生物化学检测中肝功能仍有持续异常。而究其机制,仍与 HBV 免疫激活相关,故考虑诊断为 HBeAg 阳性,CHB。

(2)DILI:DILI 是指由各类处方或非处方的化学药物、生物制剂、传统中药、天然药、保健品、膳食补充剂及其代谢产物乃至辅料等所诱发的肝损伤[2]。自身免疫性肝病也可能增加患者对 DILI 的易感性,特别是使慢性 DILI 的发生风险增加。尚不清楚非酒精性脂肪性肝病和肥胖是否增加 DILI 的风险。而少数 DILI 患者因临床表现与经典自身免疫性肝病（AIH）相似，可出现相关自身抗体阳性，临床较难与经典 AIH 鉴别：①在 AIH 基础上出现 DILI；②药物诱导的 AIH（DIAIH）；③自身免疫性肝炎样 DILI（AL-DILI）。AL-DILI 最多见，是指肝损伤同时伴有血清免疫球蛋白显著升高，ANA、抗平滑肌抗体、抗肝肾微粒体抗体 -1 阳性，偶见抗线粒体抗体阳性（12/32）；往往呈慢性病程，表现为 AIH 样症状，但急性发作也可致肝衰竭，对糖皮质激素应答良好且停药后不易复发，支持 AL-DILI 的诊断[2-4]。该患者在疾病早期即出现了类似于 AIH 的表现，肝组织病理有界面炎，也符合自身免疫性肝病的表现。患者 ALT、AST 复常后，仍有 GGT、ALP、IgM 升高，应用小剂量激素治疗后胆红素、胆汁酸、胆管酶及 IgM 逐渐下降。

（3）酒精性肝病：是长期大量饮酒后的一种肝脏疾病，包括脂肪肝、酒精性肝炎和肝纤维化或肝硬化的慢性肝炎[5, 6]。在诊断方面有长期饮酒史，一般大于 5 年，并因性别、遗传易感性等因素的影响，饮酒量不同，致病程度也会有所差异。其次，符合相应的临床症状、实验室检查、组织学特征和影像学典型表现即可确诊。但由于长期大量饮酒后，长期的过氧化损伤、线粒体功能受损，导致肝细胞代谢能力障碍，故恢复相对缓慢[7]。

（4）感染：患者在治疗过程中出现单纯疱疹病毒感染及口腔内细菌感染，导致口周单纯疱疹及智齿冠周炎的发生。而患者在感染后出现肝功能异常加剧，考虑是感染后体内内毒素增加，并有细胞因子等释放增加，以及应激状态下内环境紊乱导致肝功能异常[8]。故感染也是该患者肝损伤的诱因之一。

综上，该患者有多重因素的肝损伤，最终考虑主要损伤因素有 4 个方面：①病毒性肝炎，肝内特异性免疫细胞的激活所致；②药物引起的自身免疫现象，应用干扰素后加重肝内特异性免疫细胞作用，并激活肝内非特异性免疫细胞的免疫作用，导致自身免疫现象的发生；③酒精性肝炎，长期大量饮酒所致大量肝细胞脂肪变，长期的过氧化损伤、线粒体功能受损所致肝细胞自我修复能力下降，肝损伤持续；④感染，后期由于应用激素后免疫功能下降，出现继发感染导致内环境紊乱，体内炎症反应加剧，恢复缓慢。

该病例仍有部分疑点，如应用干扰素前未明确有无潜在自身免疫性肝病；患者有饮酒嗜好，在当地治疗过程中有无再次饮酒导致肝脏炎症程度加重的情况已无从考究。虽然患者诊治过程较为曲折，但最终仍取得了良好疗效，这也让我们体会到了肝损伤原因的复杂性和多样性；在诊断时不可一味"经验主义"，抽丝剥茧方能明确诊断；而在肝损伤时，对症保肝治疗是必不可少的治疗措施，但明确病因，结合对因治疗，才能取得事半功倍的效果。

四、专家点评

CHB 抗病毒治疗的目标是清除或最大限度地抑制病毒，继而减轻肝脏的炎症（ALT 恢复正常）和纤维化，使疾病不再进展。同时希望 HBeAg 和（或）HBsAg 消失并伴有血清转换后停药。CHB 抗病毒治疗后［包括采用核苷（酸）类似物（NAs）治疗的患者］，HBV DNA 已经检测不到，但 ALT 仍然异常。这种情况在临床上还是经常可以见到的，原因很复查，值得关注。

该患者为青年男性，有慢性 HBV 感染及长期大量饮酒史，抗病毒治疗 HBV DNA 转阴后再次出现严重黄疸。其原因较为复杂，包括病毒性肝炎、药物引起的自身免疫损伤、酒精性肝病和胆系感染。

（1）慢性 HBV 感染者首次发病时起病较缓慢，与急性肝炎不一样，ALT 会缓慢升高，可能要 1～2 个月后才能达到高峰。因此，在临床上对于慢性 HBV 感染者首次发作时，一般应该先观察 1～3 个月，予对症治疗，然后再开始抗病毒治疗，特别是应用聚乙二醇干扰素治疗时。该例患者应用干扰素后 ALT 迅速升高，并不完全是干扰素的作用，可能是发病后的免疫损伤，及时予 NAs 抗病毒治疗是正确的。

（2）患者尽管为年轻男性，因其长期饮酒，容易导致自身免疫性肝损伤。在选择干扰素抗病毒治疗之前，应该充分评估发生自身免疫性肝损伤的风险。

（3）该患者有胆囊炎和胆石症，在肝内胆汁淤积时很容易发生感染，发生感染后又很容易加重肝损伤，特别是应用皮质激素后要及时发现感染的存在。

存在问题：

（1）病史叙述不清楚，包括第一次发病干扰素应用时间不明确，另外病史中多次出现“不详”字样。

（2）该例患者入院诊断应该为肝硬化，因为入院时血小板已经降低，MRI 示脾脏已经增大。

（3）要明确做肝活组织病理学检查的目的，未来提倡无创诊断。

作者：申坤（郑州大学第一附属医院感染性疾病科）

点评者：窦晓光（中国医科大学附属盛京医院）

参 考 文 献

［1］Gunardi H，Iskandar MY，Ie SI，et al. Hepatitis B virus infection in children of HBV-related chronic liver disease patients：a study of intra-familial HBV transmission. Hepatol Int，2017，11（1）：96-104.

［2］中华医学会肝病学分会药物性肝病学组 . 药物性肝损伤诊治指南 . 中华肝脏病杂志，2015，23（11）：810-820.

［3］de Boer YS，Kosinski AS，Urban TJ，et al. Features of autoimmune hepatitis in patients with drug-induced liver injury. Clinic Gastroenterol Hepatol，2017，15（1）：103-112.

［4］Teschke R，Danan G. Drug-induced liver injury：is chronic liver disease a risk factor and a clinical issue? Expert Opin Drug Metab Toxicol，2017，13（4）：425-438.

［5］Torruellas C，French SW，Medici V. Diagnosis of alcoholic liver disease. World J of Gastroenterology，2014，20（33）：11684-11699.

［6］Barve A，Marsano LS，Parajuli D，et al. Alcoholic liver disease//Liver Disorders. Berlin：Springer International Publishing，2017：173-197.

［7］Beier JI，McClain CJ. Mechanisms and cell signaling in alcoholic liver disease. Biol Chem，2010，391（11）：1249-1264.

［8］Woolbright BL，Jaeschke H，Woolbright BL. The impact of sterile inflammation in acute liver injury. J Clin Transl Hepatol，2017，3（Suppl 1）：170-188.

病例 33 肝糖原累积病 1 例

关键词：肝功能损害；少年患者

一、病例介绍

患者男，14 岁，学生。因"厌油、乏力、纳差 5 月余"入院。患者 5 月余前无明显诱因出现厌油、乏力、纳差症状，不伴皮肤、巩膜黄染；无发热、皮疹；无恶心、呕吐、腹痛、腹泻等不适。患者于当地医院就诊，检查发现肝功能异常：TBil 16.2μmol/L，DBil 7.9μmol/L，ALT 522IU/L，AST 316IU/L。病毒性肝炎标志物：抗 -HBs 阳性。抗 HAV-IgM 阳性，丙、戊型肝炎病毒学标志物均为阴性；B 超提示肝脾长大。诊断为："急性甲型肝炎"，遂住院予"联苯双酯、甘草酸二铵、还原型谷胱甘肽"等治疗 2 周，ALT、AST 分别降至 322IU/L、189IU/L，但患者自觉症状无明显改善。患者自行出院，出院后自服中药 1 个月（具体不详），出院后每月复查肝功能 1 次，ALT、AST 分别波动于 199 ～ 612IU/L、178 ～ 539 IU/L。患者为进一步诊治，遂来笔者所在医院。患者精神稍差，食欲明显降低，大小便正常，夜间睡眠可，体重减轻约 2kg。5 年多前患"急性胃肠炎"，已治愈。4 年多前患"荨麻疹"，未再复发。舅舅及表哥患"慢性乙型肝炎"。否认饮酒史。偶服"感冒药"，起病前半年内未服用药物。否认毒物及化学药物接触史。查体：T 37.2℃，P 112 次 / 分，R 21 次 / 分，BP 107/63mmHg，神志清楚，对答切题，发育正常，营养中等，皮肤、巩膜无明显黄染，未见明显肝掌及蜘蛛痣，浅表淋巴结未及肿大，咽红，扁桃体Ⅰ～Ⅱ度大，心肺听诊未闻及异常，腹部平软，无明显压痛及反跳痛，肝肋下 1cm 可触及、质中，脾左锁骨中线肋下 4cm 可触及、质中，移动性浊音阴性。双下肢无水肿，扑翼样震颤未引出，神经系统查体未见明显异常。辅助检查：血常规示 WBC 7.43×10⁹/L，NEU% 62%，Hb 109g/L，PLT 94×10⁹/L。生物化学检查结果：ALT 415IU/L，AST 326IU/L，Alb 33.4g/L，ALP 165IU/L，GGT 88IU/L，血糖 3.55mmol/L。血脂正常，血乳酸正常，大小便常规正常。PT 15.2s，AFP 4.05ng/ml，CEA 1.69ng/ml，CA153 11.22U/ml，CA199<0.60U/ml，CA125 22.21U/ml。糖耐量试验：0min GLU 3.45mmol/L，30min GLU 5.67mmo/L，60min GLU 5.99mmol/L，120min GLU 5.55mmol/L，0min INS（胰岛素）7.80μU/ml，30min INS 76.67μU/ml，60min INS 18.15μU/ml，120min INS 15.67μU/ml。乙型肝炎标志物：乙型肝炎表面抗体阳性，其余阴性；甲型肝炎 IgM 抗体两次阴性；丙型肝炎抗体阴性；戊型肝炎抗体阴性。免疫示抗核抗体阴性；抗 SSA 抗体弱阳性，其余均阴性。自身免疫肝病相关抗体：AMA、LKM、LC-1、SLA 均阴性。Coombs 试验阴性。腹部彩超：肝脏实质回声稍降低，肝脏长大，斜径 15.5cm，脾脏长大，脾厚 5.1cm。胆囊壁增厚。肝内外胆管未见扩张。胰腺、双肾未见明显异常。上腹部增强 CT：肝脾长大，右肝后分见低密度影约 0.5cm，考虑为囊肿，右肾囊肿。TORCH-IgM 阴性，甲状腺功能正常，血清铜、尿铜正常，铜

蓝蛋白正常，血清铁 9.69μmol/L，总铁结合力 51.22μmol/L，血清铁饱和度 25.6%，铁蛋白 256.00ng/ml。心电图及心脏彩超未见异常。骨髓涂片：粒系增生活跃 52.75%，红系增生活跃 28.75%，粒红比为 1.8 : 1。骨髓活检未见明显异常。肝脏病理学检查：灶状肝细胞肿大，胞质内有胆汁淤积及羽毛状变性；库普弗细胞增生；汇管区及肝窦内炎性细胞（淋巴细胞、中性粒细胞及少数浆细胞）浸润；汇管区结缔组织增生及间隔形成，小胆管增生。不见 CMV 包涵体。HBsAg（-），HBcAg（-），糖原 PAS 染色（-），铜染色（-），铁染色（-），六胺银染色（-）。以上结果提示：符合慢性轻度肝炎病变（图 33-1、图 33-2）。

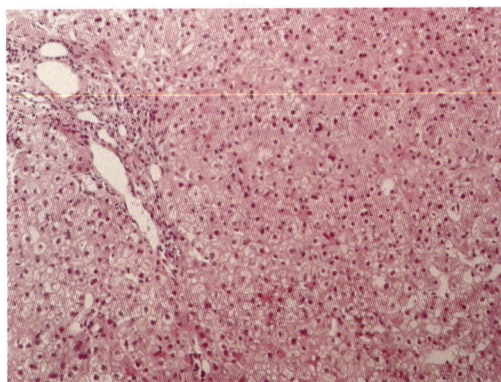

图 33-1　肝细胞肿大、变性（HE×200）

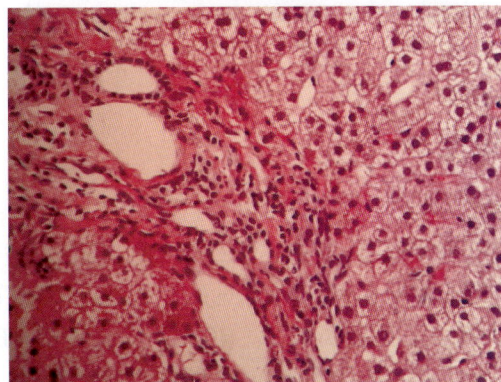

图 33-2　汇管区及肝窦内炎性细胞浸润（HE×400）

与病理科医师沟通后考虑：行二次肝脏穿刺，部分组织使用 100% 无水乙醇固定并同时进行光镜及电镜检测。病理报告：部分肝细胞坏死，见胞质空壳。大部分肝细胞有不同程度肿胀，部分细胞核有空泡形成。多数肝细胞胞质内明显有不同程度糖原沉积。部分细胞胞质糖原广泛沉积，糖原 PAS 染色（+）（图 33-3、图 33-4）。

最后诊断：肝糖原累积病。给予高营养液疗法及高蛋白饮食 3 周，患者肝功能好转：TBil 15.3μmol/L，ALT 106IU/L、AST 78IU/L。随访 3 年，患者肝功能基本恢复正常，影像学表现提示肝脾长大较前有明显好转。

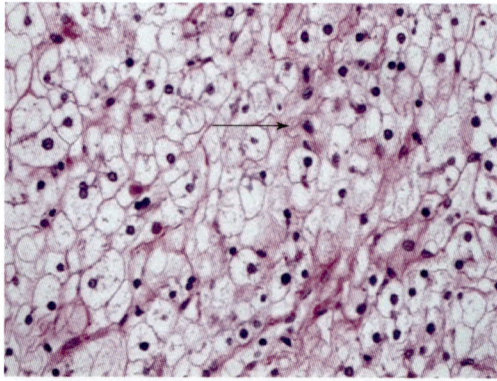

图 33-3　糖原 PAS 染色（＋）（×400）

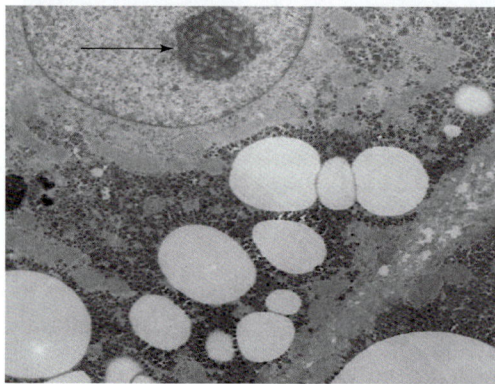

图 33-4　细胞核有空泡形成（电镜）

二、临床诊治思维过程

青少年肝功能异常诊断思路：

（1）感染性因素：引起肝功能损害最常见的感染性因素是病毒感染，包括嗜肝病毒及非嗜肝病毒感染。其中嗜肝病毒在我国最常见的是乙型肝炎病毒及丙肝病毒，其次是甲型肝炎病毒、戊型肝炎病毒、丁型肝炎病毒。非嗜肝病毒包括 EB 病毒、巨细胞病毒等，该患者做了甲型肝炎、乙型肝炎、丙型肝炎、戊型肝炎、丁型肝炎病毒检查均为阴性，EB 病毒、巨细胞病毒也为阴性，可以排除病毒感染引起的肝功能损害。其次是细菌、真菌、寄生虫及阿米巴感染，该患者无寄生虫及阿米巴感染的流行病学史，无细菌、真菌感染的相关临床表现，故不支持。

（2）药物性及毒物性肝病：药物性及毒物性肝病有相应的服用药物及接触毒物史，很多药物可以引起肝功能损害，包括中药、感冒药如对乙酰氨基酚、抗结核药、化疗药、某些抗生素等，毒物也可以导致肝功能损害，但该患者均无相关用药史及毒物接触史，故不考虑。

（3）酒精性肝病：诊断酒精性肝病的病史很重要，长期大量饮酒可以造成肝功能损害，该患者为青少年，无饮酒史，故不考虑。

（4）自身免疫性肝炎：自身免疫性肝炎可以发生在儿童，诊断取决于特征性血清学及组织学发现，该患者免疫全套、自身免疫性肝炎相关抗体均为阴性，病理学未发现自身免疫性肝炎的慢性坏死性炎症改变，该患者的病理特征是慢性轻度肝炎改变，以上均不支持自身免疫性肝炎。

（5）其他系统疾病导致的肝功能损害：系统性疾病也可导致肝功能损害，包括淋巴瘤、IgG4 相关性疾病、淀粉样变性等，但患者常常有其他器官受累的临床表现，该患者以肝功能损害为唯一表现，无其他组织、器官受累的临床变化，故不考虑系统性疾病导致的肝功能损害。

（6）代谢遗传性肝病：包括 Wilson 病、血色病、糖原累积病，该患者为青少年起病，要重点考虑遗传代谢性肝病的可能，Wilson 病即肝豆状核变性，是由细胞铜转运缺陷引起，导致铜在肝脏及其他组织内堆积。患者表现为肝脏受累的各种表现，部分还可出现神经精神症状。血清铜蓝蛋白水平降低，血清转氨酶水平升高，可出现凝血功能异常。该患者有肝功能受损的临床表现，但是无神经精神系统症状，且血清铜、尿铜正常，铜蓝蛋白正常，故可以排除肝豆状核变性。血色病是一种常染色体隐性遗传性疾病，是由于基因突变造成肠道铁吸收增加，导致组织内铁沉积过多，尤其在肝脏、心脏、胰腺和垂体中。铁沉积的临床表现包括肝脏疾病、皮肤色素沉着、糖尿病、关节病，以及伴或不伴有心力衰竭或传导障碍的心脏增大，转铁蛋白饱和度和血清铁蛋白水平升高。该患者表现为肝脏损害，以血糖偏低为主要表现，无皮肤色素沉着、关节病等表现，血清铁，总铁结合力，血清铁饱和度，铁蛋白正常，心电图及心脏彩超未见异常。故以上不支持血色病诊断。糖原累积病是一类隐性遗传性糖原代谢紊乱性疾病，由于糖原代谢过程中某些酶的先天性缺乏导致糖原分解或合成障碍，使糖原或异型糖原过多地累积在肝、肾、骨骼肌、心肌及中枢神经系统等组织中，从而出现肝脾大，肌张力降低或肌痉挛、低血糖等临床表现的一类疾病，其中肝为主要受累器官，故又称肝糖原累积病。该患者有肝脏受累表现，出现低血糖临床表现，故要考虑。肝脏或肌肉组织学可确诊，该患者第一次肝脏组织学未发现典型的病理学改变，因临床上高度怀疑，与病理科医生沟通后了解到，怀疑糖原累积病的患者不能用甲醛溶液固定肝脏组织，因为甲醛溶液可能导致糖原溶解，导致 PAS 染色呈假阴性，需要用 100% 无水乙醇进行固定。与患者家属沟通后，进行二次肝穿，部分组织使用 100% 无水乙醇固定，同时进行光镜及电镜检测。第二次肝穿病理结果出来后，患者诊断明确，肝糖原累积病。后给予营养液疗法及高蛋白饮食治疗 3 周，患者肝功好转：TBil 15.3μmol/L，ALT 106IU/L、AST 78IU/L。随访 5 年，患者肝功基本恢复正常，影像学表现提示肝脾长大较前有明显好转。

肝糖原累积病在北美的发病率是 1/10 万，在欧洲的发病率是 1/83 000[1]，我国共报道肝糖原累积病 100 余例[2]。糖原累积病共分为 13 型，其中肝糖原累积病占 9 型，其余 4 型主要以肌肉受累为主。肝受累型：主要见于 Ⅰ、Ⅲ、Ⅵ、Ⅸ型，绝大部分于婴幼儿及青少年起病，进行性肝脾大，肝功能异常，空腹低血糖，血乳酸及酮体增加，部分进展为肝硬化及肝衰竭。肌肉受累型：主要见于 Ⅱ、Ⅴ、Ⅶ、Ⅹ型，以进行性加重的肌肉张力降低、肌痉挛和智力障碍为主要表现。肝脏及肌肉组织学：细胞肿胀、空泡样变性，胞质和胞核见糖原沉积，糖原 PAS 染色阳性，酶活性测定：葡萄糖 -6- 磷酸酶（Ⅰ型 GSD）各型糖原累积病基因突变位点和类型不一。现有文献报道共有 70 多个已知的突变位点，多集中在第 17 号染色体上，其中第 83 号密码子是目前研究的热点，其突变约占 Ⅰ型 GSD 的 60%[3]。突变的类型有点突变、缺失、插入和剪接异常。糖原累积病的治疗包括：饮食疗法，高营养液疗法，高蛋白饮食，玉米淀粉摄生法，氯甲苯噻二嗪，酶替代治疗，合并肝硬化的严重患者可行门腔静脉分流术及肝移植[4, 5]。

三、诊疗体会

该患者行 2 次肝穿才得以明确诊断，第一次肝穿提示轻度肝炎病变，第二次提示糖原累积病。对不明原因肝功能损害的未成年患者在排除常见的感染性因素、免疫性因素、酒精因素、毒物性因素后，应高度重视遗传代谢性肝病的可能。所有不明原因肝功能损害的患者，若无肝穿的禁忌证，均应进行病理组织检查。对临床高度怀疑的疾病，当病理学检查无特异性提示时，应加强与病理科医生的沟通，明确标本在预处理时有无特殊性，最后在病理科医生的帮助下获得疾病的诊断，对常规病理学检查不能确定诊断时，应该考虑进行特殊病理学检查。临床医生应熟悉病理学基本常识，并加强与病理科医师的交流与学习。

四、专家点评

肝糖原累积病是糖原累积病的最常见类型，为罕见病。本例患者在入住华西医院感染科后经两次肝穿活检确诊。该病例资料详细、完整，随访时间长。诊疗过程中思路开阔，未受首次抗 HAV-IgM 阳性和病理诊断的干扰，尤其值得肯定的是注重临床表现，有目的地进行第二次肝穿活检，并进行特殊方法（乙醇）固定、染色，光镜和电镜观察，使诊断最终得以明确。此外，学科间交流也是本例患者诊治的重要经验，值得借鉴。不足之处是缺乏恢复后患者肝脾大小的具体数据，仅是"明显好转"之类的定性描述，若能有肝穿活检证实更完美。本病例给我们很好的提示，临床上对于青少年肝功能异常的诊断应该重视遗传代谢性疾病，尤其是常见原因被排除后，更应该重点考虑。

作者：朱霞（四川大学华西医院感染性疾病中心）
点评者：毛青（陆军军医大学西南医院）

参 考 文 献

［1］Parvari R，Moses S，Shen J，et al. Single-base deletion in the 3'-coding region of glycogen-debranching enzyme is prevalent in glycogen storage disease type Ⅲ A in a population of North African Jewish patients. Genet，1997，5：266-270.

［2］唐晓艳，陈萌，马明圣，等. 82 例糖原累积症 I a 型肝脏受累特点. 协和医学杂志，2014，5（4）：405-407.

［3］Nakamura T，Ozawa T，Kawasaki T，et al. Glucose-6-phosphatase gene mutations in 20 adult Japanese patients with glycogen storage disease type 1a with reference to hepatic tumors. Gastroenterol Hepatol，2001，16：1402-1408.

［4］Bhattacharya K，Orton RC，Qi X，et al. A novel starch for the treatment of glycogen storage diseases. Inherit Metab Dis，2007，30：350-357.

［5］Iyer SG，Chen CL，Wang CC，et al. Long-term results of living donor liver transplantation for glycogen storage disorders in children. Liver Transpl，2007，13，848-852.

病例 34 自身免疫性胰腺炎伴肝损伤 1 例

关键词：肝损伤；胰腺炎；免疫性

一、病例介绍

患者女，27 岁，汉族，公务员，因"间断上腹痛伴尿黄 10d"入院。患者入院 10d 前无明显诱因出现上腹痛，为钝痛，放射至腰背部，尿黄，如豆油色。伴恶心、呕吐 4 次，为胃内容物，腹泻，为稀水样便，无黏液脓血，每日 4～5 次。来笔者所在医院门诊，肝功能化验：AST 160U/L，ALT 594U/L，TBil 55.4μmol/L。发病来无发热，无咳嗽咳痰，饮食差，睡眠可，体重无明显减轻。无皮肤瘙痒及灰白便。入院查体：T 36.5℃，P 70 次 / 分，R 16 次 / 分，BP 115/75mmHg。皮肤及巩膜黄染，浅表淋巴结未触及肿大，心肺听诊未见异常，腹平软，右上腹压痛，无反跳痛及肌紧张，肝脾肋下未触及，肝肾区无叩痛，Murphy 征阴性，移动性浊音阴性，双下肢无水肿。扑翼样震颤阴性。

患者入院后查 WBC 5.3×10⁹/L，NEU 3.55×10⁹/L，RBC 4.23×10¹²/L，Hb 118g/L，PLT 172×10⁹/L，Alb 42.3g/L，AST 159U/L，ALT 392U/L，TBil 91.1μmol/L，DBil 66.8μmol/L，GGT 1057U/L，ALP 125.6U/L，CHE 7225U/L，CHO 4.76mmol/L，TG 1.21mmol/L，PT 12.0s，INR 1.0，AFP 1.38μg/L，CA199 3834U/ml，淀粉酶（AMY）53.8IU/L，脂肪酶（LiPA）72.8U/L，甲、乙、丙、戊型肝炎病毒阴性。EBV、CMV 阴性，AMA 阴性，ASMA 阴性，ANA 1∶300，IgA、IgM 正常，IgG 29.1g/L。肝胆胰脾超声：①胆囊增大；②脾大；③胰腺略增大，回声减低。MRCP 增强：胰腺弥漫性肿大，低位胆道梗阻，肝门区胆管及胆总管多处狭窄，脾大。

二、临床诊治思维过程

病例的特点：患者为年轻女性，急性起病，以上腹痛及尿黄为主诉入院。伴恶心及呕吐、腹泻等消化道症状，无病毒血症。查体：皮肤、巩膜黄染，腹软、右上腹压痛，肝脾不大。化验：GGT 明显升高、CA199 明显升高，ALT、AST 升高，TBil 升高，以 DBil 升高为主，LiPA 轻度增高，γ- 球蛋白增高，肝炎病毒均阴性，IgG 增高。彩超提示胰腺略增大，回声减低。MRCP 增强提示胰腺弥漫性肿大，低位胆道梗阻，脾大。应考虑与以下疾病鉴别：

（1）胰腺癌：患者腹痛、恶心及呕吐、腹泻。查体示右上腹部压痛。GGT 明显升高、CA199 明显升高，胰腺增大，故不除外胰腺癌。

（2）梗阻性黄疸：腹痛伴黄疸，查体示右上腹压痛，GGT 明显升高，CT 提示低位胆道梗阻，结石等原因引起的梗阻性黄疸待排除。

（3）自身免疫性肝炎：患者女性，肝功能明显异常，肝炎病毒阴性，IgG 增高，ANA 1∶300，故自身免疫性肝炎待排除，应完善肝组织病理检查。

（4）自身免疫性胰腺炎（autoimmune pancreatitis，AIP）：患者腹痛、黄疸，GGT明显升高，CA199升高，TBil升高，以DBil升高为主，LiPA轻度增高。IgG增高，ANA 1∶300，γ-球蛋白增高，胰腺弥漫性肿大，故不除外AIP，应完善IgG4、胰腺组织病理等检查。完善检查，IgG4 34.2g/L，全腹CT提示胰腺弥漫性肿大，恶性不排除，低位胆道梗阻，脾大，腹膜后淋巴结肿大。三维超声内镜：全胰腺肿大，考虑AIP的可能性大，胆总管扩张伴胆汁淤积。胰腺穿刺组织涂片：未见瘤细胞。故患者诊断为IgG4相关的自身免疫性胰腺炎伴肝损伤。给予泼尼松30mg/d治疗4周后，患者症状消失，AST 21U/L，ALT 40U/L，TBil 28.0μmol/L，DBil 20.5μmol/L，GGT 123U/L，IgG4 4.18g/L。胰腺CT提示胰腺肿大较前减轻，胆管狭窄改变不明显。

三、诊疗体会

IgG4相关的自身免疫性胰腺炎是一种由自身免疫介导的，以淋巴细胞、浆细胞浸润伴有胰腺纤维化及功能障碍为特征的特殊类型的慢性胰腺炎[1, 2]。男∶女为3∶1，好发年龄>45岁，占慢性胰腺炎的3.6%～9.7%。临床表现为黄疸（60%）、腹痛（35%，尤其是年轻组）、体重下降，可累及其他器官和部位，如胆道、唾液腺、肾脏、肺等。血清IgG4水平是最常用的血清学诊断指标，其他常用的指标还有IgG、γ-球蛋白、类风湿因子、抗核抗体等。一些疾病特异性自身抗体如SS-A、SS-B、抗线粒体抗体在AIP患者中一般阴性。在鉴别AIP和胰腺癌时，IgG4（截点值135mg/L）的敏感性和特异性分别为80%～92%和98%，均明显高于其他指标。联合检测ANA、RF、IgG4的敏感性达97%，联合检测ANA、RF、IgG敏感性达91%[3]。IgG4相关的自身免疫性胰腺炎组织分型：Ⅰ型为淋巴浆细胞硬化性胰腺炎，一般多见于老年患者，血清学以IgG4明显增高为特点，常合并胰腺外组织器官受累（包括胆管、泪腺、涎腺、腹膜后淋巴结、肾、肺等），亚洲多见。Ⅱ型为特发性中央导管胰腺炎，好发于年轻患者，其特点是以胰腺导管为中心，粒细胞上皮内浸润性病变。除炎性肠病外极少累及其他组织器官，欧美多见。自身免疫性胰腺炎诊断标准是综合了胰腺实质影像学（parenchymal imaging，P）、胰管影像学（ductal imaging，D）、血清学（serology，S）、胰外器官受累（other organ involvement，OOI）、组织学（histology of the pancreas，H）及对激素治疗的反应（response to steroid，R）制定的。Ⅰ型AIP的诊断标准：确诊需满足以下3项中的1项：①1级H+1/2级P；②1级P+任意1项1/2级SOH或2级P+≥2个1级DSOH（此时2级D视为1级D）；③2级P+1级S/O+R或1级D+2级S/O/H+R。疑似1型AIP：2级P+2级S/O/H+R。2型AIP的诊断标准：确诊，1/2级P+1级H或1/2级P+IBD+2级H+R；疑似，1/2级P+2级H或1/2级P+IBD+R[4, 5]。

糖皮质激素是治疗本病的首选药物。泼尼松0.6～1.0mg/（kg·d），治疗2～4周后如果症状没有缓解，应考虑其他诊断；如果症状改善，泼尼松每1～2周减少5～10mg，减量至5mg后维持治疗至少6个月。定期复查IgG4指导治疗，若其结果相比治疗前有降低就表明糖皮质激素治疗有效。糖皮质激素停药指征：临床症状消失，胰腺CT显示胰腺形态正常，血清IgG4水平正常，胰外受累脏器病变消失。熊去氧胆酸、生物制剂利妥昔单抗也可用于治疗自身免疫性胰腺炎。

四、专家点评

自身免疫性胰腺炎因发病率较低，缺乏特异的临床症状和诊断标准，常易被忽视或误诊。组织学作为疾病诊断的金标准，鉴别诊断的重要手段，却因胰腺穿刺活组织检取材不易，并发症多，在自身免疫性胰腺炎诊断应用中存在诸多局限性。所幸的是，在本病例中，笔者结合患者的症状、体征、化验和检查等做了详细的鉴别诊断，最终判定 IgG4 相关性自身免疫性胰腺炎诊断，并通过激素治疗证实了该诊断。

IgG4 相关性疾病（IgG4-RD）是一种免疫相关的全身性疾病，可出现多个器官受累，以胰腺炎最为常见（60% 左右），其次为涎腺炎、间质性肾炎、泪腺炎和主动脉周围炎。95% 以上的 IgG4 相关性疾病患者至少出现上述表现中的一种。此外，在多项个案报道中均提及肝胆系统亦可受累。该病例的特殊之处在于除胰腺受累外，生化和影像学均提示肝胆系统受损。IgG4 相关性硬化性胆管炎及 IgG4 相关性自身免疫性肝炎的诊断标准包括：活检标本 IgG4 阳性浆细胞 >10 个 / 高倍视野，IgG4 阳性浆细胞与总的 IgG 阳性浆细胞的比值 >40%。在该病例中，尽管通过激素治疗，患者的肝功能等生化指标明显改善，但作为疾病认识需求，肝脏穿刺活检还是必要的。

作者：丁洋　窦晓光（中国医科大学附属盛京医院感染科）
点评者：韩英（空军军医大学西京医院）

参 考 文 献

[1] Madhani K, Farrell JJ. Autoimmune pancreatitis: an update on diagnosis and management. Gastroenterol Clin North Am, 2016, 45 (1): 29-43.

[2] Chintanaboina J, Yang Z, Mathew A. Autoimmune pancreatitis: a diagnostic challenge for the clinician. South Med J, 2015, 108 (9): 579-589.

[3] Matsubayashi H, Kakushima N, Takizawa K, et al. Diagnosis of autoimmune pancreatitis. World J Gastroenterol. 2014, 20 (44): 16559-16569.

[4] Wu L, Li W, Huang X, et al. Clinical features and comprehensive diagnosis of autoimmune pancreatitis in China. Digestion. 2013, 88 (2): 128-134.

[5] Shimosegawa T, Chari ST, Frulloni L, et al. International consensus diagnostic criteria for autoimmune pancreatitis: guidelines of the International Association of Pancreatology. Pancreas. 2011, 40 (3): 352-358.

二、临床诊治思维过程

考虑患者有梗阻性黄疸，入院后于2017年3月6日行经皮肝穿刺胆道引流（PTCD）术，术后每日引流约200ml黄绿色胆汁，患者皮肤瘙痒等症状缓解。结合患者肝门部占位改变、癌胚抗原明显增高病史，考虑患者肝门部胆管癌可能性大。由于患者曾行左半肝切除术，肝门部病变难以活检获得病理诊断。2017年3月2日起于笔者所在医院放射治疗10次，分次剂量200.00Gy。放疗后出现黑便，大便隐血＋～＋＋，血红蛋白降至84g/L，胃镜提示十二指肠球部溃疡（H1期）、胃底多发息肉、慢性胃炎，停止放疗，予抑酸、止血治疗后症状好转。出院后胆管引流减少至每日50ml，伴右上腹胀痛、纳差，考虑PTCD管梗阻，于2017年4月25日行介入PTCD换管术。术中经原PTBD引流管手推造影剂显示，肝右叶肝内胆管分支轻度扩张，左肝内胆管分支未显示，梗阻部位位于肝门区，累及左、右肝管及肝总管，胆总管中下段显示正常。术后每日引流约400ml黄绿色胆汁，但症状无明显缓解。2017年4月20日查血IgG4 326g/L，自身免疫性抗体均阴性，考虑患者IgG4相关性硬化性胆管炎可能，后于2017年5月3日借温州医科大学附属第一医院手术标本至笔者所在医院病理科会诊：肝组织呈胆源性肝硬化，汇管区水肿、变性、纤维增生伴大量淋巴细胞及少量中性粒细胞、嗜酸性粒细胞，其间胆管周壁环形纤维化，胆管上皮部分萎缩，部分乳头状增生，伴胆管旁腺明显增生，小动脉壁内膜不对称向心性增厚，门静脉分支内膜增厚，伴淋巴细胞浸润，个别管腔闭塞，免疫组化：IgG（>100个/HP），IgG4（>40个/HP），CD20（部分+），CD10（-），PD-1（少量+），PD-L1（-），CD4（少量+），CD8（较多+），Foxp3（较多+），IgG4相关性硬化性胆管炎诊断明确。给予甲泼尼龙40mg治疗，辅以护胃、补钙对症治疗，同时患者乙肝表面抗原阳性，予抗乙肝病毒治疗，经激素治疗后患者黄疸降至正常，大便颜色由陶土色逐渐恢复为淡黄色，2017年5月18日复查癌胚抗原降为8.2ng/ml。

三、诊疗体会

IgG4相关性疾病是一种由免疫介导的系统性慢性炎症性疾病，其病理组织学特征是受累器官肿大、纤维化、IgG4浆细胞浸润和闭塞性静脉炎，常伴有血清IgG4水平升高。

胆管是IgG4相关性疾病常见的受累部位，约占文献报道的20%。IgG4相关性硬化性胆管炎（IgG4-SC）是一种特殊类型的硬化性胆管炎症，病理以胆管壁内大量IgG4浆细胞浸润及广泛纤维化为特征[1]。IgG4-SC多见于中老年男性，临床症状以梗阻性黄疸及上腹部不适为主[2]。根据胆管狭窄的分布模式，可将IgG4-SC分为四型：1型，仅有肝外胆管胰腺段狭窄；2型，肝内胆管和（或）肝外胆管弥漫性狭窄；3型，肝门区胆管和肝外胆管胰腺段狭窄；4型，仅有肝门区胆管狭窄。

IgG4相关性疾病的诊断标准：①单个或多个器官存在特征性弥漫性肿胀或局限性肿胀或肿块；②血清IgG4水平升高；③组织学检查提示显著的淋巴细胞及浆细胞浸润、纤维化，无明显中性粒细胞浸润；IgG4阳性浆细胞浸润（>10个/高倍镜视野）和（或）IgG4阳性浆细胞/IgG阳性浆细胞>40%；席纹状或旋涡状纤维化；闭塞性静脉炎。符合①＋②＋③可诊断为IgG4相关性疾病。

糖皮质激素治疗对 IgG4 相关性疾病具有较好的效果，笔者所在医院风湿免疫科报道了 49 例 IgG4 相关性疾病，其中 43 例（88%）接受了激素治疗，在激素减量过程中 3 例患者复发，通过调整合并应用的硫唑嘌呤为环磷酰胺治疗后，患者病情稳定[3]。

本例患者以梗阻性黄疸为首诊入院，血 CEA、CA199 升高，影像学检查均提示肝门部胆管癌可能，由于无手术探查指征而行局部放射治疗，尔后放疗过程中查 IgG4 升高，遂考虑患者 IgG4 相关性硬化性胆管炎可能，并通过原手术切片病理会诊证实。

IgG4 相关性硬化性胆管炎常以梗阻性黄疸为临床表现，影像学表现难以与胆管恶性肿瘤相鉴别，容易出现误诊。血 IgG4 的检测对疾病诊断具有很好的提示作用，病理学检查是疾病确诊的金标准。

四、专家点评

这是一位不幸的患者，75 岁高龄，从发病到最终确诊的短短半年时间内，经历了数次手术和放疗以及最悲催的"误诊"。同时，这也是一位幸运的患者，在经历了种种噩耗，以及种种治疗无效后，最终得以确诊，并通过简单的激素治疗达到治愈。

IgG4 相关性硬化性胆管炎（immunoglobulin G4-related sclerosing cholangitis，ISC）是近些年才被逐渐认识的一类疾病，发病机制不明，以血清 IgG4 水平升高、胆管壁密集浸润 IgG4 阳性浆细胞为特征。因本病与胆管恶性肿瘤尤其是肝门部恶性肿瘤等均多见于老年人，且均以梗阻性黄疸为临床表现，影像学表现难以鉴别，而术前活检取材困难，难以取得病理支持，导致临床中容易出现误诊。因此对于临床医生而言，遇到梗阻性黄疸老年患者，即使高度怀疑恶性肿瘤，也应进行免疫球蛋白 IgG4 及自身免疫相关检测，在未取得恶性证据之前，手术切除应特别慎重。术中也应加强快速病理检测，同时，因为该疾病相对少见，病理特征不典型，应加强与病理科的会诊，减少误诊或漏诊的发生。

此外，应该注意的是，尽管血清 IgG4 是诊断 ISC 的敏感标志，但不是金标准，有一部分 ISC 患者的 IgG4 是正常的，多器官的累及是诊断 ISC 的重要线索，如果胆道狭窄患者存在无法解释的胰腺疾病，需提高对 ISC 的怀疑。对 ISC 的诊断需要结合组织学、影像学、血清学、其他器官累及的表现和对激素治疗的反应等多方面的特征综合做出。

作者：易勇　任宁（复旦大学附属中山医院肝肿瘤外科）

点评者：韩英（空军军医大学西京医院）

参考文献

［1］Nakazawa T，Naitoh I，Hayashi K，et al. Diagnosis of IgG4-related sclerosing cholangitis. World Journal of Gastroenterology，2013，19：7661-7670.

［2］Matsusaki S，Kikuyama M，Kawakami H，et al. Clinical features and CT findings in the differential diagnosis of IgG4-related sclerosing cholangitis and cholangiocarcinoma. The Japanese Journal of Gastroenterology，2013，110：615-621.

［3］马玲瑛，马莉莉，纪宗斐，等. IgG4 相关性疾病 49 例分析. 中华风湿病学杂志，2015，19（2）：119.

病例 36　不明原因发热伴肝功能异常 1 例——
恙虫病诊治分析

关键词：立克次体，恙虫热；发热；肝功能异常

一、病例介绍

患者女，63 岁，农民，以"发热 4d"为主诉入院。患者入院前 4d 因"起居不慎"开始出现发热，体温最高达 39℃，伴畏寒、头痛、全身肌肉酸痛、疲乏、口干、纳差，无颜面、胸颈部潮红及结膜充血，无眼眶痛及腰痛，无关节疼痛及皮疹，无鼻塞、流涕，无咽干、咽痛，无咳嗽、咯痰及气喘，无潮热、盗汗及咯血，无恶心、呕吐，无腹痛、腹泻，无尿频、尿急、尿痛及尿血，无腹痛、腹泻及解黏液脓血便，曾就诊于当地诊所，给予静脉滴注药物治疗 3d 后（具体不详），症状改善不明显，遂转诊至当地医院。查血象正常；胸片正常；生物化学指标检测：ALT 92IU/L，AST 82IU/L，LDH 341IU/L，肌酸激酶 236IU/L，血糖 6.32mmol/L，K$^+$3.41mmol/L，Na$^+$132.4mmol/L，其余正常。经静脉滴注"头孢替安、地塞米松"等药治疗后，体温一度降至正常，但次日再次升至 39℃，立即转诊至笔者所在医院，并由门诊以"发热原因待查"收住入院。入院症状和体征：发热，畏寒，头痛，全身肌肉酸痛，疲乏，口干，咽干，纳差，睡眠可，二便正常。既往体健，无特殊病史、个人史及家族史。入院查体：T 36.9℃，P 78 次 / 分，R 20 次 / 分，BP 108/66mmHg，神志清楚，精神疲乏，形体偏胖，呼吸平稳，未闻及特殊气味。全身皮肤、黏膜无黄染，无皮下出血、皮疹，未见肝掌及蜘蛛痣。颈前、锁骨上窝、腋窝、腹股沟等浅表淋巴结未触及肿大，右侧腋窝可见一大小约 1.0cm×2.0cm 的皮肤破溃，周围红肿，表面覆盖焦痂，中有脓点，无渗液。颜面无水肿，结膜无充血，双瞳孔等圆等大，直径约 2.5mm，对光反射灵敏。咽红，双侧扁桃体无肿大及化脓。颈部无抵抗，双侧颈静脉无充盈，气管居中，甲状腺无肿大。胸廓正常，双肺呼吸音稍粗，未闻及干湿性啰音。心率 78 次 / 分，心律齐，未闻及病理性杂音。腹稍隆，触软，无压痛，未触及明显包块，肝、脾肋下未触及，肝、双肾区无叩击痛，Murphy 征阴性，麦氏点无压痛，移动性浊音阴性，肠鸣音 4 次 / 分。脊柱、四肢无畸形，双下肢无水肿。四肢肌力、肌张力正常。双侧肱二头肌、肱三头肌肌腱，以及双侧跟、膝腱反射正常。布氏征、克氏征及巴氏征均未引出。

入院诊断：①发热原因待查——急性上呼吸道感染（细菌性）？恙虫病？②肝功能异常原因待查；③低钾、低钠血症。入院后西药予阿莫西林 / 舒巴坦钠，次日加用左氧氟沙星抗感染，还原型谷胱甘肽保肝，百多邦（莫匹罗星软膏）外用消炎及适当补液、补充维生素、纠正电解质紊乱等治疗，中成药予热毒宁清热解毒。

入院后 48h 辅助检查：大便常规检查示隐血试验阳性；尿分析及血分析均正常；降钙素原正常。生物化学指标：总蛋白（TP）56.3g/L，Alb 32.0g/L，ALT 84.0U/L，AST

76.0U/L，GGT 72.0U/L，LDH 334.0U/L，总胆固醇 3.57mmol/L，高密度脂蛋白 0.77mmol/L，载脂蛋白 A 0.75g/L，CRE 40.0μmol/L，K$^+$3.00mmol/L，Na$^+$129.0mmol/L，Ca^{2+} 1.94mmol/L，PO$_4^{3-}$ 0.50mmol/L，其余正常。AFP、CEA、CA199、CA125、CA153 正常；C 反应蛋白正常。乙型肝炎血清病毒标志物：HBsAg、HBeAg、抗 -HBe、抗 -HBc 阴性，抗 -HBs 阳性。丙型肝炎抗体阴性。外斐试验正常；肥达试验正常。心电图正常。肺部 CT：慢性支气管炎 - 肺气肿并右肺中叶肺部感染。腹部彩超：轻度脂肪肝，右肝钙化灶，其余未见明显异常。患者经治疗后仍反复发热，给予物理降温及非甾体类抗炎药、地塞米松退热处理后，体温旋降旋升，体温最高达 40℃。考虑抗感染力度不够，入院 72h 后抗生素升级为美罗培南，并予多西环素抗恙虫治疗，其余治疗同前。经治疗后，体温逐渐下降，头痛及全身肌肉酸痛逐渐缓解，4d 后症状全部消失。查体无明显阳性体征。入院 1 周后其他辅助检查：血培养示需氧菌、厌氧菌培养 7d 无生长。EB 病毒抗体阴性；巨细胞病毒抗体阴性。复查血常规正常；急诊生物化学指标正常；C 反应蛋白正常；复查胸部 CT：①慢性支气管炎 - 肺气肿；②右肺中叶感染明显吸收。病情好转，出院。

二、临床诊治思维过程

患者反复高热，肝功能异常，入院时诊断不明确，先后考虑的疾病有：①急性上呼吸道感染；②恙虫病；③肺部感染；④伤寒；⑤急、慢性肝炎等。常规抗感染治疗无效，经验性及诊断性抗恙虫病治疗后，症状迅速缓解，最终得以临床确诊。

鉴别诊断：

（1）上呼吸道感染：上呼吸道感染是鼻腔、咽或喉部急性炎症的概称，70%～80% 由病毒引起，细菌感染可直接或继发于病毒感染之后发生，常于机体抵抗力降低时发病。该病初期常表现为畏寒、发热、鼻塞、流涕、周身酸痛、乏力、咽干、咽痒、咳嗽等，但症状为非特异性，许多急性传染病早期（前驱期）均有类似症状。该病预后良好，一般 5～7d 痊愈，但常继发支气管炎、肺炎、鼻旁窦炎，少数人可并发急性心肌炎、肾炎、风湿热等。本例患者症见发热、畏寒、头痛、全身肌肉酸痛、疲乏、口干，查体见咽部充血明显，故考虑上呼吸道感染，但经休息及中成药抗病毒等治疗后，症状无缓解，且出现肝功能损伤及肺部感染等临床表现，故需考虑其他感染可能。

（2）恙虫病：又名丛林斑疹伤寒，是由恙虫病东方体引起的急性传染病。系一种自然疫源地疾病，啮齿类为主要传染源，恙螨幼虫为传播媒介。人群对恙虫病东方体普遍易感，农民、与草地频繁接触的青少年、从事野外劳动者易得该病。在我国四季均有发病。临床特征有高热、毒血症、皮疹、焦痂和淋巴结肿大等。临床报道重症者可合并肺炎、脑膜炎及肝、肾功能损害。血常规提示白细胞计数减少或正常，半数患者尿蛋白阳性。患者血清在外斐试验中可与变形杆菌 OXk 株发生凝集反应（第 1 周仅 30% 阳性，第 2 周末 60% 左右阳性，第 3～4 周可达 80%～90% 阳性），但敏感性与特异性不高。该病自然病程 17～21d。经特效药物处理后，病程明显缩短[1]。本例患者为农民，平素从事田间劳作，反复高热、头痛、全身肌肉疼痛，查体见右侧腋窝皮肤破溃，有焦痂，辅助检查提示肝功能异常，入院后外斐试验虽阴性，但考虑该结果为发病 1 周内结果，阳性率仍较低，且患者有明显的皮肤焦痂，仍考虑恙虫病可能，经抗恙虫病治疗后，症状迅速缓解，进一步支持恙虫病诊断。

（3）肺部感染：肺部感染多由细菌、真菌、衣原体、支原体、病毒、寄生虫、立克次体等病原微生物所致，其中又以细菌感染多见。该病起病较急，以发热、咳嗽、咳痰、胸痛为主要临床表现，重症患者可见呼吸困难、缺氧、休克、少尿，甚至肾衰竭等相应表现，部分患者症状不明显。血常规可见白细胞升高，但重度感染可见白细胞降低，X线影像学检查表现呈多样性。经经验性抗感染治疗后，体温迅速下降，症状明显缓解。本例患者虽无咳嗽、咳痰、胸痛及气喘等表现，入院前胸片检查未见明显异常，入院后查血常规正常，但胸部CT提示右肺感染灶明显，故仍考虑合并肺部感染，但经经验性抗感染治疗后，体温改善不明显，故不考虑细菌性肺炎，综合临床资料，判定为恙虫病立克次体肺炎，经抗恙虫病治疗后，体温迅速下降。与临床报道相符[2]。恙虫病立克次体肺炎以肺损害为主，由于肺小血管受损，血栓形成，引起肺小血管炎、血管周围炎，血管通透性增加，血浆蛋白外渗，导致肺的渗出性改变及肺水肿、胸腔积液，临床上极易出现呼吸困难、低氧血症、急性呼吸衰竭。此外，患者无咳嗽、咯痰，无潮热、盗汗及咯血，无剧烈胸痛，无咯吐腥臭脓痰，血象不高，结合胸部CT回报，可排除肺结核、肺脓肿等。

（4）伤寒：由伤寒杆菌感染引起，可有持续1～2周及以上的高热，有特殊中毒面容、相对缓脉、腹部玫瑰疹及淋巴结、肝脾大，出现中毒性肝炎时，有明显的肝功能损害及黄疸，外周血白细胞总数下降，嗜酸性粒细胞消失，骨髓象中有伤寒细胞，血、骨髓、尿、粪便及玫瑰疹刮取物分离到伤寒杆菌，肥达试验阳性[1]。本例患者有持续高热，肝功能异常，但无特殊面容，无相对缓脉、腹部玫瑰疹及淋巴结、肝脾大，肥达试验阴性，外周血象正常，血培养未找到伤寒杆菌，故可排除伤寒。

（5）急、慢性肝炎：患者以发热为主要表现，入院后生物化学检查提示肝功能异常，故需警惕急、慢性肝炎可能。发热伴肝功能异常的病因很多，有感染性、药物性、中毒性等，甚至包括肝胆肿瘤等。其中属感染性的病原体有：寄生虫（血吸虫、华支睾吸虫、阿米巴）、钩端螺旋体、细菌、病毒等，尤以病毒最常见（如病毒性肝炎）。病毒性肝炎为肝脏感染嗜肝病毒后，肝细胞损伤所致，包括黄疸型肝炎及非黄疸型肝炎。病原学或血清学检测可见特异性结果。患者否认"乙型、丙型肝炎"病史，无输血史、手术史，结合检测结果，可排除乙型、丙型肝炎，可排除EB病毒及巨细胞病毒感染。因患者非来自疫区，结合腹部彩超检查，暂不考虑肝血吸虫病及阿米巴肝脓肿等。患者发病前无使用药物治疗及毒物摄入史，可排除药物性及中毒性肝损害。结合腹部彩超及肿瘤标志物回报，不考虑肝胆肿瘤。患者入院后发热、肝功能异常病因不明，考虑其他少见微生物感染可能，因患者有明显的皮肤焦痂，结合临床报道恙虫病可导致肝功能损伤[3]，故我们考虑可能为恙虫病性肝功能损伤。患者血清ALT和TBil的升高，主要是由恙虫病立克次体在体内生长繁殖，产生毒素，造成肝细胞炎症变性和肝脏小血管及其周围炎症，最终导致肝细胞膜破裂和微循环障碍，使肝功能受损[4]。此外，免疫反应是否与本病相关值得进一步探讨[5]。

三、诊治体会

患者为老年女性，农民，既往体健，以"发热4d"为主诉入院，入院时有发热、畏寒、头痛、全身肌肉酸痛、疲乏、口干、咽干、纳差，睡眠可，二便正常。初以急性上呼吸道感染及肺部感染予经验性抗感染治疗，但患者体温旋降旋升，病情反复。后结合患者长期从事农务劳动，查体右侧腋窝可见一大小约 1.0cm×2.0cm 的皮肤破溃，周围红肿，表面覆盖焦痂，中有脓点，无渗液。生化全套提示肝功能异常，虽外斐试验阴性，仍考虑恙虫病可能性大。给予抗恙虫病立克次体治疗后，体温迅速下降，符合该病的治疗转归，故考虑恙虫病临床诊断成立。外斐试验虽是恙虫病感染的重要诊断依据，但其敏感性与特异性不高。又因恙虫病感染后第 1 周，凝集反应阳性率仅为 30%，第 2 周末达 60% 左右，第 3～4 周可达 80%～90%，故外斐试验阴性不能排除恙虫病。临床报道显示，皮肤焦痂是该病的特征性表现，是重要的诊断线索。对于外斐试验阴性患者，若发现有焦痂，应按恙虫病治疗，并每隔 1 周进行 1 次复查[6]。立克次体进入血液循环，形成立克次体血症，产生毒素，引起发热、肌肉酸痛等全身毒血症状和肝、心、肺、脑、肾等重要脏器的炎性病变[1]。应全面体格检查寻找焦痂及进行外斐试验检查，以便早期诊断，减少危重并发症的发生[3]。若病程中出现咳嗽、咳痰、胸闷、气促，要警惕并发肺炎，经 X 线及 CT 检查可证实；若患者出现食欲下降，肝脾大，皮肤、巩膜黄染，应考虑中毒性肝损害，可经肝功能检测证实；若患者出现心悸不适，心率增快，要警惕并发中毒性心肌损害，可经心电图检查及心肌酶检测证实。该病患者胸部 CT 提示肺炎，但除发热外，无明显咳嗽、咳痰及胸痛等症状，经经验性抗菌治疗后，体温不下降，改用具有抗恙虫病作用的抗生素后体温迅速下降，复查胸部 CT 提示肺炎吸收良好，进一步支持恙虫病立克次体肺炎。入院后肝功能指标异常，结合既往病史及入院后相关检查，可排除病毒性肝炎、酒精性肝病及药物性肝损伤等常见肝病。综合以上病情分析，考虑立克次体病继发肝功能损伤。因此，对不明原因发热伴肝损害的患者，不仅要考虑病毒感染、钩端螺旋体病、败血症等，还应考虑恙虫病的可能。

四、专家点评

恙虫病是由东方恙虫或恙虫立克次体引起的急性自然疫源地疾病。临床特征包括持续高热、头痛、全身红色丘疹、焦痂或溃疡，伴有局部淋巴结肿大和肝脾大。临床报道重症者可合并肺炎、脑膜炎，以及肝、肾功能损害。血常规提示白细胞计数减少或正常，外斐试验阳性。

本例患者为农民，从事田间劳作，持续高热、头痛、全身肌肉疼痛、右侧腋窝皮肤破溃、有焦痂，伴有淋巴结肿大和肝脏受损，经多西环素抗恙虫病治疗后，症状迅速缓解，支持恙虫病诊断。提示临床上按照常规抗感染治疗不见好转的疾病，应该想到少见疾病，可以试验性治疗，以帮助诊断。

作者：陈文炎 张闽光 李文科 廖楠君（泉州市中医院脾胃肝胆病科）
点评者：窦晓光（中国医科大学附属盛京医院）

参 考 文 献

[1] 陈灏珠. 实用内科学. 第 12 版. 北京. 人民卫生出版社，2005：428-430，452-458.

治疗经过：予青霉胺驱铜治疗（250mg，每日 3 次），并积极予保肝、降酶、退黄等处理，输少白红细胞、人体白蛋白、新鲜冰冻血浆等支持和对症综合治疗，病情逐渐改善。入院后第 20 天复查肝功能：ALT 39U/L，AST 36U/L，ALP 1731U/L，GGT 58U/L，TBil 22.7μmol/L，DBil 9.2μmol/L，IBil 13.5μmol/L。血分析：WBC 4.24×10^9/L，Hb 102g/L，PLT 101×10^9/L。凝血功能：PT 17.40s，INR 1.49，FIB 1.58g/L。铜蓝蛋白 5.7mg/dl。患者症状改善，肝功能接近正常，贫血纠正，病情好转出院。随访肝功能正常，肝脏影像学检查未提示肝硬化。

二、临床诊治思维过程

1. 本病例临床特点

①青年女性，起病较急，病程20d；②有黄疸、肝损害等，但无发热；③有重度贫血，周围血网织红细胞明显增高，提示有溶血性贫血；④病情进展快，很快出现肝衰竭；⑤既往无肝炎病史，本次发病后曾服用"中药"；⑥家族中大姐因"重症肝炎"去世；⑦血清铜蓝蛋白显著下降。肝衰竭、肾病综合征等其他情况也可引起铜蓝蛋白下降，但其显著下降仍需首先考虑肝豆状核变性，且患者随后的眼科检查发现角膜 K-F 环，进一步证实了肝豆状核变性这一诊断。肝豆状核变性作为一种全身性疾病，可引起红细胞破坏、溶血性贫血。最终患者诊断为肝豆状核变性、亚急性肝衰竭、溶血性贫血。

2. 鉴别诊断

（1）急性病毒性肝炎：患者以皮肤、巩膜发黄，尿浓茶样，伴上腹部不适、乏力、纳差，家族中大姐因"重症肝炎"去世，结合我国是乙型肝炎病毒高感染率国家，容易考虑到急性病毒性肝炎，特别是乙型病毒性肝炎，但急性黄疸性肝炎常见有前驱症状如发热等，除有上腹部不适、恶心、呕吐、纳差等消化道症状外，还可有呼吸道症状如咳嗽、流涕、咽痛等。入院后该患者病毒性肝炎血清学标志物检查均阴性，可排除此类疾病。

（2）药物性肝损害：不明原因的肝损害，血清转氨酶增高，甚至肝衰竭，临床上一定要仔细询问患者发病前的用药史，近期正在服用或已停用的药物包括西药、中草药或保健药等。特别应注意用药的剂量、疗程，有无合并用药，服药和出现肝损害的时间关系，是否有其他肝外表现如皮疹、关节痛等。本例患者在本次发病后服用中药，发病前并无用药史，从时间顺序上来说可排除药物性肝损害。

（3）自身免疫性肝炎：本病女性多见，主要见于青少年，绝大多数为 10 ～ 30 岁。30% 的患者突然起病，临床表现和实验室检查结果类似于急性病毒性肝炎；70% 的患者发病较为隐匿，呈慢性活动性肝炎表现；少数患者会有皮疹、关节痛等肝外表现。本病例虽为青年女性，但无高球蛋白血症，自身抗体系列阴性，不支持自身免疫性肝炎的诊断。

（4）遗传代谢性肝病：患者发病年龄小，表现为贫血、肝功能损害、黄疸，铁蛋白升高，家族中有类似患者，需考虑遗传代谢性肝病可能，如血色病，但患者无皮肤色素沉着、糖尿病、反复输血史、肝脏 CT 检查无相关表现，不支持。

（5）其他原因的溶血性贫血：溶血时红细胞遭到破坏，寿命缩短；当溶血超过骨髓的代偿能力时可引起贫血；当溶血超过肝脏处理胆红素的能力时可出现黄疸（溶血性黄疸）并导致肝损害（肝细胞性黄疸）。查周围血网织红细胞比例增加，血涂片见有核红细胞等支持溶血性贫血的诊断，再进一步做相关检查来确定溶血性贫血的病因。

三、诊疗体会

（1）肝损害、黄疸：临床上遇见不明原因的肝损害、黄疸，还是遵循临床通常的诊断规律，根据 ALT/AST、ALP、GGT、结合胆红素、非结合胆红素的增高特点等区分肝前性黄疸、肝性黄疸和肝后性黄疸。并结合病史和相关检查等，排除临床常见的病毒性肝炎、药物性肝炎、自身免疫性肝炎等，对青少年患者，应该常规检查血清铜蓝蛋白等指标。

（2）贫血：肝损害同时有贫血表现的患者，排除了消化道出血等失血性贫血后，应该及时检查周围血涂片和网织红细胞，也可同时检查血清结合珠蛋白，明确是否有溶血性贫血，然后综合各项检查和辅助检查，判断患者肝损害和贫血之间的关系，用"一元论"还是"二元论"来解释患者的病情，以期减少误诊、漏诊。

肝豆状核变性，又称为 Wilson 病，是一种常染色体隐性遗传代谢性疾病。该病是由于铜代谢障碍导致体内过多的铜沉积在肝脏、大脑、角膜及肾脏等器官，引起肝脏损害（肝衰竭、慢性活动性肝炎、肝纤维化和肝硬化）、神经精神症状、角膜 K-F 环及肾脏损害等一系列临床表现[1]。其致病基因定位于 13q14.3，该基因编码产物为转运铜离子的 P 型 ATP 酶[2]。该病发病年龄早，常在青少年时期发病，世界范围内其发病率约为 1/3 万[3]。肝豆状核变性引起的肝衰竭具有其特殊的临床特点：① Coombs 阴性的溶血性贫血，主要表现为急性血管内溶血，其发生机制可能为大量的无机铜从肝脏释放入血液，通过产生氧自由基和过氧化氢引起红细胞膜的损伤[4]；②维生素 K 治疗无效的凝血功能障碍；③迅速进展至肾衰竭；④血清转氨酶中度升高（一般 <2000IU/L）；⑤血清碱性磷酸酶正常或明显下降（一般 <40IU/L）；⑥女性多见，男女比例 1∶2[5]。

肝豆状核变性诊断主要基于临床表现，角膜 K-F 环，血清铜蓝蛋白及血清铜、24h 尿铜和 ATP7B 基因检查等。青霉胺是肝豆状核变性的一线治疗药物，通常建议起始小剂量，逐步加量，以增加耐受性，常用剂量为 750～1500mg/d。青霉胺会干扰维生素 B_6 的活性，需在治疗时常规补充维生素 B_6。其他药物还包括锌剂、曲恩汀、二巯基丙磺酸钠。药物治疗无效者还可考虑肝移植治疗。现有的治疗措施对本病大多有效，且预后较好，因此及时发现、早期诊断及治疗尤为重要。

四、专家点评

肝豆状核变性（HLD）是一种因 ATP7B 基因突变导致的铜代谢异常的常染色体隐性遗传病。铜沉积在多个器官，临床表现可极为复杂，但进行性加重的肝脏病变、锥体外系症状、角膜 K-F 环是最为显著的三大特点。其世界范围发病率为 1/（30 000～100 000），致病基因携带者为 1/90。已经报道的 ATP7B 基因各类突变达 500 种以上，其中 14 号外显子 H1069Q 突变和 8 号外显子 R778L 突变分别是欧美和亚洲国家最主要的突变。

肝脏是肝豆状核变性最主要也是最早受累的器官，可表现为从无症状的实验室检查异常，健康检查时发现肝脏或脾脏肿大，到急慢性肝炎、肝硬化，甚至暴发肝衰竭。李洵桦等统计的资料显示，以肝病为首发症状的病例共 299 例，亚临床型仅占 3.7%、急性肝炎占 11%、慢性肝炎占 23.4%、肝硬化占 39.5%、暴发性肝衰竭（FHF-WD) 占 22%。这种差异可能与患者就诊或确诊时间早晚、就诊时病情轻重及进展速度、合并感染或短期内高铜饮食、遗传背景（基因突变形式或其他基因多肽性影响）等有关。

对于不能解释的肝病，如铜蓝蛋白降低、24 h 尿铜升高、K-F 环阳性可确诊。如其中二者异常或仅铜蓝蛋白降低，建议肝铜定量，甚至需要基因检测最终确诊。治疗是促进铜排出和减少铜吸收，国内常用药物为青霉胺、二巯丙磺酸钠、锌片。

肝豆状核变性所致暴发性肝衰竭 (FHF-WD) 首发症状多为重症肝损害。排除其他原因，再根据铜生物化学指标、血清化学指标（AST>ALT、白蛋白重度降低、黄疸、ALP 明显降低 <40 U/L）、K-F 环、急性血管内溶血、急性肾衰、维生素 K 无效的凝血障碍等确诊。暴发性肝衰竭预后很差，可在数天至 2 个月内病死。国外甚至有报道，如不进行肝移植病死率几乎为 100%。运用 Nazer 评分预测是否应进行肝移植。无论是否有条件进行肝移植，都不应放弃内科治疗。杨旭等运用二巯基丙磺酸钠联合激素、血浆置换等治疗使肝豆状核变性所致暴发性肝衰竭成活率达 73%。该病例除铜蓝蛋白降低、K-F 环阳性，AST/ALT>4、ALP 重度降低、重度溶血性贫血更为符合典型的以肝衰竭和溶血为首发症状的肝豆状核变性表现，经过及时驱铜及综合对症治疗，肝功能恢复、ALP 升高、贫血纠正，使患者得到成功救治。

肝豆状核变性临床表现除肝、脑、角膜症状外，还可出现血液系统、泌尿系统、内分泌、骨关节等症状，表现极为复杂。发病形式多变，发病年龄跨度极大，进程快慢不一，未及时治疗会致病情进行性加重，最后致残或致死。因此，深入了解和认识该病的特点及疾病演变过程，对于其诊断治疗都十分重要。

作者：金玲湘 黄珊珊 林巍（温州医科大学附属第二医院感染内科）

点评者：牛俊奇 华瑞（吉林大学第一医院）

参 考 文 献

［1］Gitlin JD. Wilson disease. Gastroenterology，2003，125（6）：1868-1877.

［2］Tao TY，Gitlin JD. Hepatic copper metabolism: insights from genetic disease. Hepatology, 2003, 37(6): 1241-1247.

［3］European Association for Study of Liver. EASL Clinical practice guidelines: Wilson's disease. J Hepatol，2012，56（3）：671-685.

［4］Liapis K，Charitaki E，Delimpasi S. Hemolysis in Wilson's disease. Ann Hematol，2011，90（4）：477-478.

［5］Roberts EA，Schilsky ML. Diagnosis and treatment of Wilson disease: an update. Hepatology，2008，47（6）：2089-2111.

病例 38　梗阻性黄疸术后并发肝内胆汁淤积 1 例

关键词： 胆汁淤积，肝内；胰胆管造影术，内镜逆行；诊断，鉴别；梗阻性黄疸

一、病例介绍

患者男，37 岁，警察，以"眼黄、尿黄、皮肤黄 2 个月"为主诉入院。患者入院前 2 个月无明显诱因出现眼黄、尿黄、皮肤黄，伴上腹胀痛，无畏冷、发热，无恶心、呕吐、腹泻、腹胀，无乏力、纳差、消瘦，无头晕、头痛，无排陶土样大便，无皮肤瘙痒，入院时查肝功能：TBil 277.3μmol/L，DBil 138.8μmol/L，IBil 138.5μmol/L，GGT 446U/L，ALT 251U/L，AST 97U/L，TG 3.92mmol/L，TC 7.28mmol/L，TBA 263.2μmol/L。血分析：WBC 13.2×10⁹/L，NEU% 90%，PLT 190×10⁹/L；甲、乙、丙、戊型肝炎病毒抗体及血清免疫球蛋白、铜蓝蛋白、自身肝病抗体、甲状腺功能三项、HIV 抗体、肿瘤标志物（癌胚抗原、AFP、CA199、前列腺特异抗原）、自身免疫抗体等均未见异常。消化系统彩超：胆囊萎缩、胆囊腔内充满高回声团块（胆泥淤积）；肝脏 CT：胆囊管、胆总管末端多发结石伴肝内胆管稍扩张（图 38-1）。既往史、个人史及家族史无特殊。入院查体：T 36℃，BP 130/70 mmHg，P 70 次 / 分，R20 次 / 分，神志清，发育正常，皮肤、黏膜中重度黄染，无瘀点、瘀斑、皮疹；巩膜重度黄染，未见肝掌及蜘蛛痣；全身浅表淋巴结未触及肿大；双侧扁桃体无肿大；颈软，无抵抗，颈静脉无怒张，气管居中，双侧甲状腺无肿大；胸廓无畸形；双肺呼吸清，未闻及干湿性啰音。心率 70 次 / 分，心律齐，各瓣膜听诊区未闻及病理性杂音。腹平坦，未见胃肠型及蠕动波。全腹软，中上腹及右上腹压痛，无明显反跳痛，余腹无压痛及反跳痛，未触及肿物，Murphy 征可疑阳性，肝脾肋下未触及，肝区、脾区及双肾区无叩痛，移动性浊音阴性，肠鸣音 4 次 / 分；双下肢无水肿。神经系统检查未见异常。

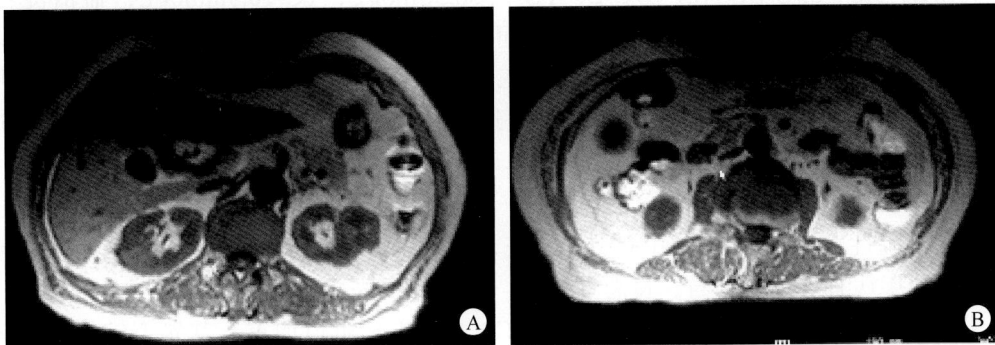

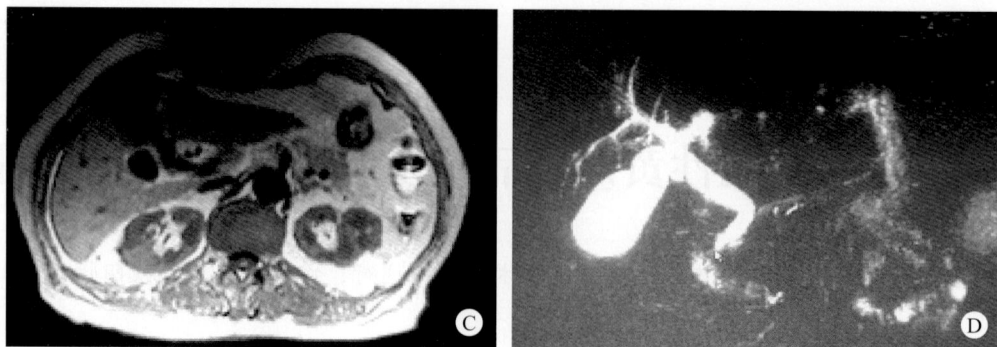

图 38-1 患者术前经内镜逆行性胰胆管造影图像

二、临床诊治思维过程

临床上梗阻性黄疸的主要依据为黄疸、胆管扩张，该患者为男性，病程短，出现眼黄、尿黄、皮肤黄伴腹痛等症状，查体见右上腹、中上腹压痛，Murphy 征可疑阳性，结合肝功能提示以胆红素及 GGT、ALP 等胆系酶升高为主，DBil/TBil>50%，以及消化系彩超提示胆囊萎缩、胆囊腔内充满高回声团块（胆泥淤积）；肝脏 CT 提示胆囊管、胆总管末端多发结石伴肝内胆管稍扩张，诊断"胆总管结石并梗阻性黄疸"比较明确[1]。肝外胆道结石并梗阻性黄疸主要治疗措施是手术取石解除梗阻，目前临床上治疗主要有传统外科剖腹探查＋胆总管切开取石和经内镜逆行性胰胆管造影术（ERCP）治疗。近年来随着内镜下治疗技术不断成熟及飞速发展，ERCP 治疗胆总管结石具有创伤小、并发症少及恢复快等优点，逐步取代了传统外科手术治疗[2,3]。该患者入院后经予保肝、退黄、抗感染等治疗，及时行"ERCP＋内镜下乳头括约肌切开取石术（EST）＋鼻胆管引流术＋经腹腔镜胆囊切除术"等治疗解除胆总管梗阻。术后患者腹痛缓解，第 2 天患者出现黄疸加重，伴皮肤瘙痒，无畏冷、发热、腹痛，无恶心、呕吐、腹胀、腹泻等。查体：生命征平稳，皮肤、巩膜重度黄染，皮肤、黏膜无瘀点、出血点。心肺听诊未见明显异常。腹部平软，全腹无明显压痛及反跳痛，手术切口无渗血。复查血象：WBC 7.6×10⁹/L，NEU% 76%；肝功能指标：TBil 341.9μmol/L，DBil 174.7μmoL/L，IBil 167.2μmol/L，GGT 51.7U/L，ALT 40U/L，AST 35U/L，ALP 89U/L，TBA 388.3μmol/L，TC 10.5mmol/L，血清淀粉酶 201U/L；患者胆道梗阻解除术后黄疸无消退而进一步加重，胆红素升高以直接胆红素为主，血清胆汁酸明显升高，仍考虑梗阻性黄疸。ERCP 术后再次出现梗阻性黄疸表现，需进一步区分是外科性黄疸及内科性黄疸，也就是通常分类的肝外梗阻性黄疸和肝内胆汁淤积性黄疸。

1. 肝外梗阻性黄疸

引发梗阻性黄疸的病变器官主要有肝脏、胆囊、胆管、十二指肠及胰腺等，引起梗阻性黄疸的疾病有炎症、结石、良恶性肿瘤、寄生虫及先天性疾病等[4]。

（1）胆道良恶性狭窄及结石残留：ERCP 术后出现黄疸加重，首先需排除 ERCP 术后继发急性感染性胆管炎及术后胆道引流不畅或手术机械刺激引起胆道壁充血、水肿所致胆汁引流不畅，常有畏冷、发热、腹痛等症状，伴有不同程度的阻塞性黄疸，可并发感染中毒性休克、肝脏轻中度肿大及白细胞明显增多，以中性粒细胞为主，该患者无畏冷、发热、腹痛等症状，复查血常规、C 反应蛋白无明显升高及行磁共振胰胆管造影（MRCP）未见结石残留、胆管扩张等梗阻表现，故胆道狭窄及结石残留的肝外梗阻性黄疸可排除。结合患者 MRCP、ERCP 等，考虑胆道肿瘤所致恶性狭窄可排除。

（2）十二指肠病变：患者腹部 CT 未见胰腺及十二指肠占位性病变及胆管蛔虫等表现，且行 ERCP 检查未见十二指肠等炎症、寄生虫、肿瘤等，十二指肠病变可排除。

（3）胰腺病变：如急性胰腺炎、胰腺肿瘤等，ERCP 术并发急性胰腺炎需考虑，但患者无腹痛表现，复查血淀粉酶不高，故考虑其可能性小，行 MRCP 提示胆总管结石腹腔镜术后改变，胆囊术后缺如，胰腺疾病可排除。

2. 肝内胆汁淤积

患者在排除了肝外梗阻性黄疸后考虑肝内胆汁淤积可能性大。

（1）肝炎病毒引起的淤胆型肝炎：甲、乙、丙、丁、戊型肝炎病毒均可引起。有密切接触肝炎患者史，病初可有发热、乏力和胃肠道症状。本病的特点是黄疸可以较重，但自觉症状较轻，肝功能损害较轻，尤其是凝血酶原活动度常在正常范围，即黄疸的程度和自觉症状及肝功能损伤的程度不相称。检测血清肝炎病毒标志物阳性，有助于诊断。患者血清肝炎病毒学阴性，可排除。

（2）酒精所致淤积性黄疸：急性酒精性胆汁淤积罕见，慢性酒精性胆汁淤积，患者为青年男性，平素无饮酒史，故不考虑。

（3）药物性黄疸：很多药物可以损伤肝脏引起肝细胞性黄疸。常见的损肝药物有异烟肼、利福平、甲基硫氧嘧啶、甲巯咪唑、丙基硫氧嘧啶、甲睾酮、甲基多巴、辛可芬、对乙酰氨基酚、酮康唑、咪康唑等。黄疸出现前 2 ~ 4 周有相关肝损害药物使用史。鉴别依靠病前有服损肝药物史，临床表现类似病毒性肝炎，但病毒性肝炎病毒标志物除合并肝炎病毒感染者外，常呈阴性。结合患者病史，不考虑其可能。

（4）免疫相关胆管细胞性胆汁淤积：见于原发性胆汁性肝硬化、原发性硬化性胆管炎、原发性胆汁淤积性肝硬化 / 原发性胆汁淤积性胆管炎、自身免疫性肝病重叠综合征等。原发性胆汁性肝硬化多见于女性。临床表现呈慢性梗阻性黄疸，黄疸呈波动性，时轻时重，但趋势呈进行性加重。肝脏及脾脏肿大。有肝硬化表现：门静脉高压、腹水等。可同时伴有其他自身免疫性疾病，如舍格伦综合征、类风湿关节炎、原发性非特异性溃疡性结肠炎等。原发性硬化性胆管炎为自身免疫所致肝内及肝外胆管炎症、纤维化和狭窄所致的梗阻性黄疸，多见于男性。MRCP 可见胆管变细，局部扩张、扭曲和变形等，血清抗线粒体抗体阳性。肝活组织病理学检查有胆汁性肝硬化表现，有助于临床诊断。本患者表现与此不符，故不考虑。

（5）良性手术后黄疸：手术较大或手术时间长，多见于腹部手术，黄疸多于术后 1 ~ 2d 出现，历时 2 ~ 3 周，患者无发热，无明显肝脾大，而血清胆红素高，氨基转移酶活性正常或轻度增加，肝活组织病理学检查提示肝内小叶中心性淤胆，无实质性炎症等表现，与患者类似，在排除其他常见肝内胆汁淤积性黄疸后，考虑其可能性大，故在做好患者沟通后进一步行肝脏穿刺活检，病理示汇管区未见炎症反应，仅见纤维组织略增生，肝小叶内大量肝细胞内及毛细胆管间胆栓形成（考虑肝内胆汁淤积），进一步明确该病。

（6）其他：如舍格伦综合征、甲状腺炎、类风湿关节炎等，结合患者病史、症状及

［2］Kniepeiss D，Wagner D，Krause R，et al. Mycosis as a cause of secondary sclerosing cholangitis requiring liver retransplantation. Transplantation，2011，91（2）：e14-16.

［3］Lin FS，Shen SQ，Chen ZB，et al. 17β-estradiol attenuates reduced-size hepatic ischemia/reperfusion injury by inhibition apoptosisvia mitochondrial pathway in rats. Shock，2012，37（2）：183-190.

［4］孟兴凯，张俊晶. 梗阻性黄疸的鉴别诊断. 肝胆外科杂志，2011，19（3）：166-168.

病例 39　药物性肝损伤 1 例

关键词： 药物性肝损伤；肝疾病；黄疸

一、病例介绍

患者女，56 岁，因"体检发现肝功能异常 2 个月，身目尿黄染 1 月余"入院。患者起病前为行腰椎间盘突出手术至南宁市某医院骨科住院，入院常规检查肝功能正常，肝炎病毒学标志物阴性。住院第 2 周准备行手术前出现上呼吸道感染，查血常规：WBC 15.47×10^9/L，NEU% 85.9%，NEU 13.28×10^9/L，予五水头孢抗感染及抗病毒合剂治疗 3d 后出现转氨酶轻度升高，ALT 356U/L、AST 174U/L、GGT 309U/L，予护肝治疗 4d 后复查肝功能，ALT 68U/L、AST 16U/L。病程第 3 周在全麻下行腰椎金属内固定术，术后继续使用五水头孢抗感染及使用非甾体类抗炎药止痛。第 4 周患者开始出现乏力、纳差、厌油腻、全身皮肤及巩膜黄染，伴皮肤瘙痒，尿黄呈浓茶样，尿量无明显改变，解白陶土样大便，无腹痛、腹泻，无明显恶心、呕吐，无嗜睡、烦躁等不适，复查肝功能：TBil 55.3μmol/L，DBil 33.9μmol/L，Alb 36.4 g/L，ALT 402U/L，AST 319U/L，GGT 892U/L。予停用抗生素、加强护肝、降酶、退黄及人工肝血浆置换治疗 2 次，皮肤、巩膜黄染进行性加深。第 6 周复查肝功能：TBil 462μmol/L，DBil 314μmol/L，Alb 33.8g/L，ALT 328U/L，AST 260U/L，GGT 1502U/L，ALP 1033U/L。病情无好转来笔者所在科室住院。既往有子宫肌瘤、卵巢囊肿病史约 20 年，53 岁已绝经。有输血史。偶有饮酒，无吸烟史，有进食淡水鱼生史。否认毒物接触史及暴露史，无到过流行疫区史。有糖尿病、高血压、冠心病家族史。入院查体：神志清楚，生命体征正常，肝病面容，皮肤、巩膜重度黄染，全身淋巴结未扪及肿大，未见瘀点、瘀斑及皮疹，未见肝掌及蜘蛛痣。双肺叩诊呈清音，双肺呼吸音清，未闻及干湿啰音及胸膜摩擦音。心界不大，心率 81 次 / 分，心律齐，各瓣膜听诊区未闻及杂音。腹部外形正常，全腹柔软，无压痛及反跳痛，腹部未触及包块，肝脾肋下未触及，移动性浊音阴性，四肢无水肿。

入院第 6 周复查血常规：WBC 6.65×10^9/L，RBC 3.35×10^{12}/L，Hb 101g/L，PLT 242.1×10^9/L，NEU 3.25×10^9/L。血沉、C 反应蛋白、总胆固醇轻度升高。三大常规、肾功能、电解质、凝血功能、心肌酶、血糖、肿瘤标志物、甲状腺功能、PTH、自身免疫性肝病抗体谱、病毒性肝炎血清标志物、巨细胞病毒、EB 病毒、HIV、梅毒、结核抗体、铜蓝蛋白、尿含铁血黄素试验、Coombs 试验、三溶试验、葡萄糖 -6- 磷酸脱氢酶（G-6-PD）、地中海贫血、大便找寄生虫卵均阳性。心电图、肺部 CT 平扫未见异常。电子胃镜：慢性非萎缩性胃炎。腹部超声：弥漫性肝脏病变，胰、脾、双肾回声未见异常。上腹部 CT 平扫 + 增强：肝 S6 段小囊肿；肝 S5 段小钙化灶；腰椎术后改变。

初步诊断：胆汁淤积性肝病，药物性肝损伤?

二、临床诊治思维过程

1. 诊断思路

胆汁淤积是指肝内外各种原因造成胆汁形成、分泌和排泄障碍，胆汁不能正常流入十二指肠而进入血液的病理状态，临床可表现为瘙痒、乏力、尿色加深和黄疸等，早期常无症状，仅表现为 ALP 和 GGT 水平升高，病情进展后可出现高胆红素血症，严重者可导致肝衰竭甚至病死。该患者为中年女性，病程短，起病急；既往无特殊药物、毒物接触史；有乏力、纳差、厌油、身目尿黄染、皮肤瘙痒、大便颜色变浅等临床表现；肝功能检查示 TBil 明显升高，以 DBil 升高为主，黄疸较深，持续 3 周以上，GGT>3 倍正常值上限，ALP>1.5 倍正常值上限，总胆汁酸和胆固醇等升高，凝血酶原时间及国际标准化比值在正常范围；影像学未见肝内外胆管扩张。根据胆汁淤积性肝病诊断和治疗共识（2015 年版），符合胆汁淤积性肝病诊断[1]。

2. 鉴别诊断

任何能引起肝细胞和胆管细胞损害及胆道系统梗阻的因素均可导致胆汁淤积发生，常见病因主要有病毒、细菌、寄生虫、药物和（或）毒物、自身免疫、酒精、结石、肿瘤和遗传代谢等。根据发生部位可分为肝内和肝外胆汁淤积两大类。

（1）常见的引起肝外胆汁淤积的主要疾病和病因有：PSC、胆管结石、先天性肝外胆管闭锁、胆总管 /Oddi 括约肌狭窄、胆管寄生虫病、胆总管囊肿、肿瘤性疾病（胆总管癌、肝细胞癌侵及胆管、壶腹部癌、胆总管旁淋巴结转移压迫）、胰腺疾病（胰腺癌、胰腺囊肿和慢性胰腺炎）等。该患者入院多次查大便找寄生虫，查肿瘤标志物，做腹部 B 超、腹部 CT 平扫＋增强及电子超声内镜检查，均无肝硬化、肝内外胆管结石、胆道狭窄、梗阻及肿瘤性疾病依据，故不考虑肝外胆汁淤积的可能。

（2）引起肝内胆汁淤积的病因多种多样：患者无畏寒、发热、腹胀、腹痛，无尿路刺激征等症状，白细胞、中性粒细胞比值、G 试验及降钙素原不高，肺部 CT 未见异常，无败血症和毒血症等常见感染所致肝功能损害依据；患者无长期大量饮酒，已绝经，无家族遗传病史，无肿瘤及全身严重疾病，无酒精性肝病、胃肠外营养、遗传性疾病、妊娠肝内胆汁淤积、红细胞生成性原卟啉症、恶性浸润性疾病等疾病依据；患者多次查常见肝炎病毒学标志物、嗜肝病毒标志物、自身免疫性肝病抗体谱、三溶试验、G-6-PD、地中海贫血等项目均未见异常，无艾滋病、病毒性肝炎、良性浸润性疾病（如淀粉样变性、肉芽肿性肝炎和肉芽肿病）、血管性疾病（如布 - 加综合征和静脉闭塞性疾病）、原发性胆汁性肝硬化 / 原发性硬化性胆管炎及合并自身免疫性肝炎重叠综合征、移植物抗宿主病和继发性硬化性胆管炎等相关疾病依据。

3. 诊疗过程

（1）入院再次复查病毒性肝炎血清标志物、抗 -HIV、巨细胞病毒、EB 病毒、甲状腺功能、尿含铁血黄素试验、Coombs 试验、三溶试验、G-6-PD、自身免疫性肝病自身抗体谱、AFP、肝吸虫酶标、大便找肝吸虫卵等生物化学检查，腹部泌尿系 B 超、腹部 CT 平扫＋增强，电子超声内镜等项目，排除常见的引起肝内外胆汁淤积性肝病的疾病。

（2）停用可疑药物，予丁二磺酸腺苷蛋氨酸、异甘草酸镁、熊去氧胆酸等药物抗炎保肝、抗自由基损伤、促进胆汁排泄等对症治疗，患者皮肤、巩膜黄染无明显减轻，复查肝功能好转不明显。

（3）追溯患者病史，出现肝功能损伤前，有使用五水头孢、抗病毒合剂等可能引起肝损伤的药物史，停用上述药物后予护肝治疗曾有肝功能好转，术中使用麻醉药，术后使用非甾体类抗炎药及再次接触五水头孢抗生素，出现严重肝损伤，考虑诊断为药物性肝损伤。

（4）病后第12周行肝脏穿刺病理活组织检查(中国人民解放军第三〇二医院病理科)，病理诊断：急性/亚急性药物性肝损伤（损伤靶部位为肝细胞、肝内小胆管及毛细胆管），并肝细胞及毛细胆管内淤胆（中等度）；重叠单纯性脂肪肝（中等度）。免疫组织化学：HBsAg（－），HBcAg（－），mum-1（－），细胞角蛋白7（CK7）/CK19示：胆管上皮损伤。

（5）根据药物性肝损伤诊治指南[2]，结合生物化学指标、影像学及肝脏穿刺活组织检查，该患者诊断：药物性肝损伤，混合型，急性，RUCAM 8分（很可能），严重程度 3 级。

（6）治疗：在上述抗炎、保肝、退黄基础上，使用糖皮质激素（甲泼尼龙）免疫抑制治疗，患者身目尿黄染逐渐消退，皮肤瘙痒症状改善，肝功能逐渐好转，病程 21 周病情好转出院。出院定期随访至 29 周。病程中肝功能变化见图 39-1。

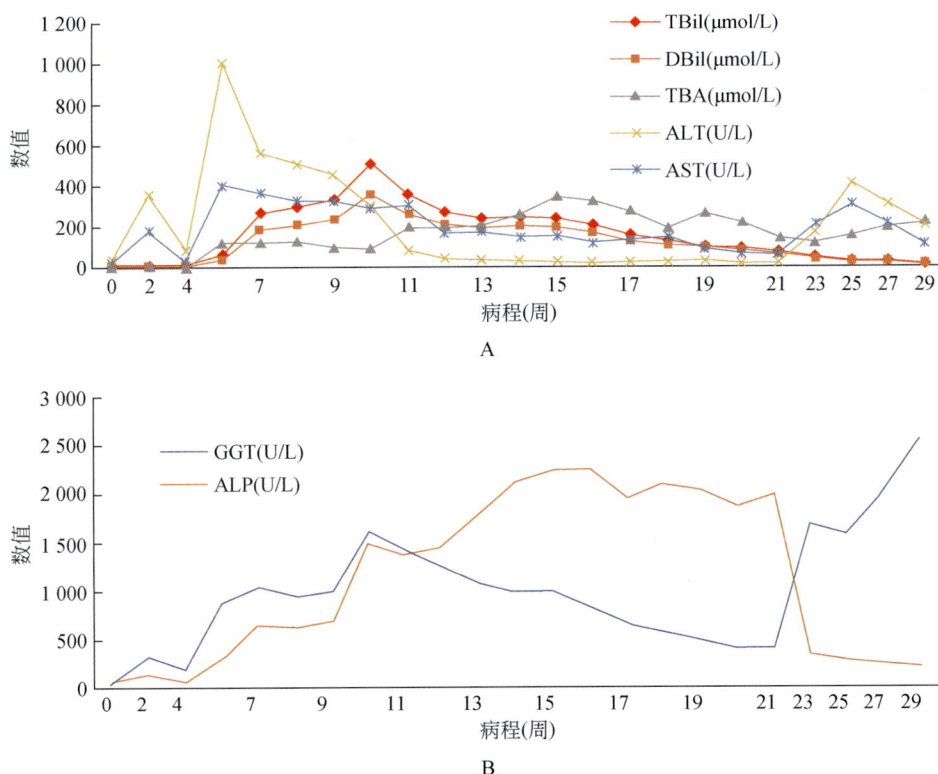

图 39-1　病程中肝功能变化情况

A. 病程中胆红素、转氨酶及胆汁酸变化情况；B. 病程中 GGT、ALP 变化情况

三、诊疗体会

（1）目前国内药物性肝损伤的诊断主要根据中华医学会肝病学分会药物性肝病学组2015年10月发布的《药物性肝损伤诊治指南》，应排除其他肝损病因后，结合用药史、临床特征、肝脏生物化学指标变化和药物再刺激反应等综合分析。肝活组织学检查有助于诊断和鉴别诊断。

（2）药物性肝损伤发病时间差异很大，部分在停用肝损药物后肝功能损害仍可持续半年及以上，少数甚至可能发展为胆汁性肝硬化，早期使用激素联合免疫抑制剂对缓解病情、改善预后很重要。目前指南对于激素的用量及疗程尚无明确建议。

（3）腺苷蛋氨酸具有抗氧化、减少肝细胞损伤、修复肝细胞、改善肝细胞功能、抗肝纤维化、延缓肝病进程并促进肝细胞再生、有效保护并修复细胞骨架及加强解毒作用。腺苷蛋氨酸联合糖皮质激素治疗药物性胆汁淤积性肝病效果更好[3]。

（4）经治疗后胆红素及酶学复常，但GGT及ALP持续处于高水平，因此胆红素及转氨酶不可作为停药的唯一标准。胆汁淤积持续存在，警惕慢性胆汁淤积性肝硬化及药物诱导的自身免疫性肝病的发生[4]，注意定期复查。

四、专家点评

药物性肝损伤在临床上越来越常见，不但包括已知的可能引起药物性肝损伤的药物，还包括很多中草药及保健品。由于药物性肝损伤不仅仅与药物的毒性有关，最重要的与特异性体质有关，临床表现复杂且不可预测，同时又没有特异性指标确定诊断，给临床诊断和治疗带来很多问题。

该病例较为复杂，以下几方面值得我们注意：

（1）重点讨论该患者诊断的复杂性，为什么考虑是药物性肝损伤？并不是用药后出现肝损伤就是药物性肝损伤，病理诊断不是病因诊断，且药物性肝损伤病理不具有特异性。

（2）女性，56岁，是自身免疫性肝病的高发人群，最常见的是原发性胆汁性胆管炎或肝硬化（PBC）。这类人群一旦合并感染，即使是PBC的1～2期，很容易且可快速出现肝功能异常，甚至肝衰竭。

病例中存在的问题：

（1）病例语言应该规范，还有不能泛泛而查，如铜蓝蛋白、G-6-PD、地中海贫血等。

（2）既然已经考虑到药物性肝损伤，治疗的药物种类过多。

（3）鉴别诊断包括任何能引起肝细胞和胆管细胞损害及胆道系统梗阻的因素，这些因素均可导致胆汁淤积发生，包括病毒、细菌、寄生虫、药物和（或）毒物、自身免疫、酒精、结石、肿瘤和遗传代谢等。应该结合该患者可能是哪些原因，有针对性地去检查，而不是泛泛地都查。

作者：梁焕（广西医科大学第一附属医院感染性疾病科）

点评者：窦晓光（中国医科大学附属盛京医院）

参 考 文 献

［1］胆汁淤积性肝病诊断治疗专家共识.2015 年更新专家委员会.胆汁淤积性肝病诊断治疗专家共识：2015 年更新.临床肝胆病杂志，2015，31（10）：1563-1574.

［2］中华医学会肝病学分会药物性肝病学组.药物性肝损伤诊治指南.中华肝脏病杂志，2015，23（11）：810-820.

［3］李岩，娄宪芝，夏华.腺苷蛋氨酸联合糖皮质激素治疗药物性胆汁淤积性肝病的疗效研究.疑难病杂志，2016，15（02）：176-178.

［4］中华医学会肝病学分会，中华医学会消化病学分会，中华医学会感染病学分会.自身免疫性肝炎诊断和治疗共识（2015）.中华肝脏病杂志，2016，24（1）：23-35.

病例 40　原发性肾淀粉样变性累及肝淀粉样变性可能 1 例

关键词：肝脏；肾脏；淀粉样变性；活组织检查

一、病例介绍

患者女，年龄 61 岁，湖南祁东县人，因"腹胀，双下肢水肿半个月"于 2016 年 9 月就诊。腹部彩超提示：肝稍大，腹腔积液，拟诊为"肝大、腹水查因"入院。但患者后（2016 年 9 月 5 日）又自行就诊于长沙某医院，查尿蛋白（++）；腹部彩超：肝稍大，双肾实质回声增强；双肾实质病变 A 级？左肾囊肿，腹腔积液。为明确病因返回笔者所在医院，9 月 20 日入住肾内科。患者自觉腹胀、乏力、食欲较差，既往有"冠心病""子宫肌瘤"病史，无肝炎、结核、伤寒等传染病病史，无糖尿病病史。查体：神志清楚，颜面部未见明显水肿，心肺听诊无明显异常，腹部膨隆，未见腹壁静脉曲张，无胃肠型及蠕动波，全腹无压痛及腹肌紧张，未触及腹部包块，肝、脾肋缘下未触及，肝及肾区无叩击痛，腹部移动性浊音阳性，双肾区无叩击痛。双下肢重度凹陷性水肿。

入院后进一步检查，胃镜：慢性浅表性胃炎伴糜烂，贲门炎；心脏彩超：左房大，左室壁增厚，右室前壁增厚，左心功能低值（EF 52%），二、三尖瓣轻度反流，左室顺应性减退，少量心包积液；抗中性粒细胞胞质抗体（ANCA）阴性；自身免疫性肝炎标志物阴性；肝炎标志物（甲、乙、丙、丁、戊型肝炎）：抗 -HBs 阳性，其余阴性；风湿标志物阴性；抗核抗体（ANA）谱阴性。AFP 1.88ng/ml，CA125 9.57U/ml，CA242 3.34kU/L，游离人绒毛膜促性腺激素 <0.2ng/ml。甲状腺功能：FT_3 3.77pmol/L，FT_4 16.39pmol/L，TSH 1.030μIU/L；血常规正常；肝功能 +ALP+GGT+ 电解质 +GLU+Fe+ 肾功能：TP 51.80g/L、Alb 25.60g/L、AST 48.80U/L、ALP 329.00U/L、GGT 366.20U/L、CRE 131.00μmol/L、UA 502.00μmol/L；CRP 正常，心肌酶谱中肌红蛋白 164.3ng/ml，其余正常，超敏肌钙蛋白 T 83.88pg/ml，寄生虫全套抗体为阴性，铜蓝蛋白正常，机体贫血相关指标正常，EB 病毒、巨细胞病毒核酸阴性，凝血功能正常；尿常规：尿蛋白（+++）、微量白蛋白 +；24h 尿蛋白定量：微量蛋白 2344.68mg/24h、总蛋白 3339.00mg/24h；大便常规 + 大便隐血（OB）正常；尿本周蛋白阴性；免疫蛋白补体阴性；血清轻链组合（金域实验室）：血清 κ 链、λ 链均正常；心电图：ST-T 改变，提示心肌缺血，非阵发性房速；腹部彩超：门静脉、腔静脉、肝静脉无狭窄，腹腔积液；为明确肾病原因行肾活组织检查：考虑淀粉样变性肾病（图 40-1）；骨髓检查：大致正常骨髓象。

入院治疗：入院后予以改善循环、护心、利尿、抗血小板聚集、护肝、护肾、降尿蛋白等对症支持治疗，2016 年 10 月 16 日复查血常规正常；肝功能 +ALP+GGT+ 电解质 +GLU+Fe+ 肾功能：TP 55.00g/L、Alb 27.40g/L、CRE 146.00μmol/L、UA 725.30μmol/L；

尿常规：尿蛋白（+++）、微量白蛋白（+）。

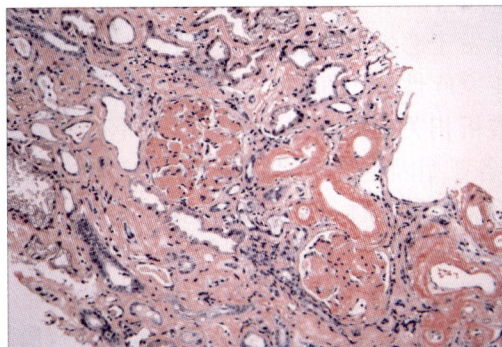

图 40-1 肾活组织检查结果

二、临床诊治思维过程

患者因"腹胀、双下肢水肿半个月"入院初诊，伴有腹胀、乏力、食欲差等症状，结合腹部彩超：肝稍大，腹腔积液，考虑肝病相关可能性大，拟住院进一步检查明确诊断。但后续检查：尿蛋白阳性，明显低蛋白血症，血肌酐异常升高，初步考虑诊断为肾病综合征。患者有腹胀，B 超结果提示腹腔积液、肝大，肝功能示 AST 稍高，ALP、GGT 升高，首先要考虑与肝脏相关疾病可能，了解病史发现无输血史、无长期用药病史，检测常见肝炎病毒标志物阴性，EB 病毒、巨细胞病毒核酸检测阴性，自身免疫性肝炎抗体正常，铜蓝蛋白、血清铁蛋白正常，风湿全套及 ANA 谱均阴性。根据以上资料，初步排除病毒性肝炎、自身免疫性肝病、铜铁代谢性疾病及自身免疫性疾病等所致肝肾病变。

肝功能损害较轻，而肾脏病变严重，考虑肾病为原发疾病，肝脏为继发病变。为明确肾病综合征原因，做肾穿刺活组织检查，病理检查结果提示肾淀粉样变可能性大。淀粉样变性是以不溶性淀粉样蛋白在血管壁及器官、组织细胞外沉积为特征的一种进行性、预后不良性疾病，可累及心、肝、肾等组织，分为原发性和继发性。淀粉样变可继发于多发性骨髓瘤，进一步完善骨髓穿刺，骨髓穿刺示大致正常骨髓象，且血清 κ、λ 链为阴性，故考虑为原发性淀粉样变。患者出现大量蛋白尿、低蛋白血症、腹水、双肾实质回声增强，考虑为原发性淀粉样变所致的继发性肾病综合征。患者肝大、肝功能受损，ALP 及 GGT 升高，但无其他基础疾病，实验室检查基本排除血液系统疾病、自身免疫性疾病、肝脏寄生虫感染及其他肿瘤等疾病，考虑淀粉样变累及肝脏导致肝功能受损可能性大，本病例未行肝脏穿刺活组织检查，缺乏直接证据。白蛋白降低的原因可能与不溶性淀粉样蛋白沉积于肝细胞及 Disse 间隙，使肝细胞摄取营养物质及代谢产物排泄障碍导致肝细胞损伤有关。ALP、GGT 升高明显亦考虑与肝内胆管受压及小胆管增生、小叶中心胆汁淤积及小胆管栓塞致淤胆相关。心脏彩超提示左室壁增厚，右室前壁增厚，左心功能低值，左室顺应性减退，病因考虑亦与淀粉样变性相关，但未做心脏病理检查，有待进一步证实。

淀粉样变是指一种均匀无结构呈特殊反应的淀粉样蛋白（amyloid）沉积于组织或器官，导致相应组织器官发生不同程度的形态改变和功能障碍，包括一组疾病，也称淀粉样物质沉着症。淀粉样变分为原发性和继发性，原发性系统性淀粉样变又称为 Lubarsch-Pick 病，是淀粉样蛋白沉积于间质组织，累及心、肝、肾、胃肠道和皮肤等多个脏器引起的原发性系统性损害。淀粉样变性目前结合病因及沉积物的生化特点，分类如下[1]：①原发性系统性淀粉样变性；②伴发于恶性浆细胞病（多发性骨髓瘤等）的淀粉样变性；③继发性系统性淀粉样变性；④家族性地中海热；⑤遗传性系统性淀粉样变性；⑥老年性系统性淀粉样变性；⑦血液透析相关性淀粉样变性；⑧中枢神经系统淀粉样变性；⑨局限性淀粉样变性。淀粉样变性各亚型因主要受累器官不同，疾病的预后及治疗方案也不尽相同。

淀粉样变无特异性临床症状及体征，起病隐匿，其症状取决于原有疾病及淀粉样物质沉积的部位、沉积量及受累的器官和系统。累及肾脏时，蛋白尿是早期常见症状，约占初诊患者的80%。通常尿蛋白的选择性差，可出现肾病综合征。蛋白尿的严重程度并不一定与肾内淀粉样蛋白的沉积范围相关。B超常提示双侧肾脏增大，随病变发展可发生肾衰竭[2]。本例患者就以肾病综合征为主要表现。淀粉样变性患者95%以上肝脏受累，常表现为肝大、上腹胀、食欲差，少数可表现为严重肝大（可达7kg以上），但肝功能损害均较轻微，偶有门静脉高压而表现为食管、胃底静脉曲张和腹水等，极少数患者会出现黄疸[3]。本例患者考虑原发性淀粉样变累及肝脏可能性大。心脏受累可致心脏肥大、心律失常和心力衰竭，本例患者也有心脏病变表现，也可能受累，但没有病理检查，无法确定。其他胃肠道受累可出现便秘、腹泻，还可出现巨舌、肝脾大等；皮肤受累则出现瘀斑、色素沉着、皮肤增厚等改变。本病的诊断主要依赖于病理学检查，刚果红染色成为诊断淀粉样变性的金标准[3, 4]。

原发性淀粉样变缺乏特异性治疗，治疗策略一方面要减少淀粉样蛋白前体的产生，另一方面要加速淀粉样蛋白沉积物分解，器官衰竭的患者需要对症和支持治疗。常规的治疗方案为马法兰联合泼尼松（MP方案）。同种末梢血干细胞移植和器官移植可以延长生存期、改善生活质量、使患者提高对特异性治疗的耐受力。免疫调节剂和蛋白酶抑制剂的治疗适用于复发和耐药者以及不能承受自体干细胞移植的患者，效果与自体干细胞移植相同[5]。

三、诊疗体会

淀粉样变性为少见病，国内外的发病率均较低。肝脏受累后的临床特征为乏力、体重下降，肝大并伴有肝功能异常（GGT、ALP明显增高）等。但缺乏特异性，易发生漏诊及误诊[3, 4]。通过此例，我们总结了以下经验：①原发性淀粉样变的临床表现无特异性，临床上出现不明原因的某种器官病变时，除考虑该器官本身疾病外，尚需考虑全身性疾病的可能，除常见疾病外，还需考虑罕见病；②该患者以肾病综合征为主要症状，予以完善常规生化及影像学检查后，及时完善了肾活组织检查帮助确诊，某些疑难疾病，必要的组织活检具有重要价值；③临床医师应提高对专科相关罕见病的认识，注意详细询问病史，行系统全面的检查，仔细分析各检查结果，从多个角度寻找病因；④发散性临床思维，肝大、腹水，肝脏并不一定是唯一病变部位，心脏、肾脏疾病，以及其他全身性疾病均可累及重要脏器导致病变；⑤活组织检查发现淀粉样物质是确诊的关键。临床怀疑肝淀粉样变性的患者应及时行活组织病理检查以明确诊断。国外指南推荐行骨髓穿刺细胞学检查，或者骨髓活组织检查，也可行皮肤脂肪抽吸活组织检查，但不推荐行多器官的活组织检查，尤其应避免肝活组织检查[6]，因其可导致肝脏破裂出血。

四、专家点评

淀粉样变是指一种均匀无结构呈特殊反应的淀粉样蛋白（amyloid）沉积于组织或器官，导致相应组织器官发生不同程度的形态改变和功能障碍的疾病，包括一组疾病，也称淀粉样物质沉着症。淀粉样变性无特异性临床症状及体征，起病隐匿，其症状取决于原有疾病及淀粉样物质沉积的部位、沉积量及受累的器官和系统，但 95% 以上的患者会累及肝脏，常表现为肝大、上腹胀，而肝功能损害较轻微，黄疸少见。

本例患者成功诊治的技巧是"不放过任何与临床过程不吻合的疑点"。虽然患者有 B 超检查提示肝稍大、腹腔积液，但后续病情评估中肾脏受损更为严重，TP 55.00g/L、Alb 27.40g/L、CRE 146.00μmol/L、UA 725.30μmol/L；尿常规示尿蛋白（+++）、微量白蛋白（+），如此临床过程不符合单一的肝脏疾病，深入追踪肾脏病理检查后终于"真相大白"。

本例诊疗中的不足：目前本病的诊断主要依赖于病理学检查，刚果红染色是诊断淀粉样变性的金标准。本病例肾脏病理结果是确诊的重要依据，建议提供全面的检查结果，尤其是标识清楚常规染色和刚果红染色检查结果。

建议：目前临床专科越分越细，虽然有利于专项技术更快提高，但如果知识面不够宽和不够扎实则易"一叶蔽目"，满足已获得的诊断而缺乏"追根求源"探索。临床医生应尽量避免"只见树木不见林"。

作者：陈婵　彭忠田　唐简（南华大学附属第一医院感染病科）
点评者：李军（江苏省人民医院）

参 考 文 献

［1］张之南，郝玉书，赵永强，等．血液病学．第 2 版．北京：人民卫生出版社，2011：1108 -1112.

［2］徐菲，梁冰．肾淀粉样变性的研究进展．国际检验医学杂志，2015，36（8）：1126-1128.

［3］王慧慧，田字彬，丁雪丽，等．中国人肝淀粉样变性的临床特点．世界华人消化杂志，2013，21（13）：1261-1265.

［4］范春蕾，王征，李磊，等．以巨肝为主要表现的原发性系统性淀粉样变性 1 例报告．临床肝胆病杂志，2016，32（9）：1791-1793.

［5］孟宇宏．原发性淀粉样变性病的病理诊断．诊断病理学杂志，2013，20（6）：321-325.

［6］Gillmore JD，Wechalekar A，Bird J，et al. Guidelines on the diagnosis and investigation of AL amyloidosis. Br J Haematol，2015，168（2）：207-218.

病例 41　原发性肝淀粉样变性 1 例临床分析

关键词：肝脏疾病；淀粉样变性，原发性

一、病例介绍

患者男，52 岁，以"上腹饱胀不适半年，伴乏力、头晕 3 个月"为主诉入院，无腹痛，无发热，无心悸、气短，大小便正常，体重下降约 2.5kg。3 年前发现血压高，血压波动于 140～150/90～100mmHg，未服用降压药物，近 1 年血压降低，波动于 80～90/40～60mmHg。平素无长期服药史。家族史无特殊。入院查体：BP 85/57mmHg，巩膜及皮肤无黄染，心率 72 次 / 分，心脏各瓣膜区未闻及病理性杂音，肝大，肋下 6cm、剑下 5cm，肝左叶延伸至左侧锁骨中线，质硬，表面光滑，无触痛，脾脏肋下未触及，移动性浊音阴性，双下肢无水肿。

实验室检查：血、尿常规正常。肝功能：胆红素及血清白、球蛋白均正常，ALT 134IU/L，AST 108IU/L，GGT 260U/L，ALP 332IU/L。凝血功能正常。肝炎（乙、丙、戊型）血清学标志物阴性，肝纤维化指标Ⅲ型前胶原肽（PⅢNP）、Ⅳ型胶原（Ⅳ-Col）、层黏蛋白（LN）、透明质酸（HA）均正常。自身免疫性肝病抗线粒体抗体 M_2 型（AMA-M_2）、抗肝肾微粒体抗体（LKM-1）、抗肝细胞胞质Ⅰ型抗体（LC-1）、抗肝－胰抗体 / 抗可溶性肝抗原抗体（SLA/LP）及自身抗体全套阴性。肿瘤标志物（AFP、CEA、CA125、CA199）均正常。腹部 B 超检查：①肝大，肝左叶厚度 8.2cm，斜径 9.7cm；肝右叶厚度 11.9cm，斜径 15.2cm；②脾大，厚度 3.9cm，长度 12.5cm，肋下刚及；③少量腹水；④门静脉宽 1.1cm。上腹部 CT：①弥漫性肝损害，肝实质内密度弥漫性减低，肝血管纹理模糊；②少量腹水、心包积液，肝外缘及心包可见液性低密度。胃镜示糜烂性胃炎，未见食管及胃底静脉曲张。心电图示窦性心律，Ⅱ、Ⅲ、aVF、V_4-V_6 导联 ST 段下降大于 0.05mV 伴 T 波倒置，考虑左室劳损。胸部 X 线片未见异常。

肝脏穿刺活组织病理学检查：①普通光镜（图 41-1A）示肝脏组织肝窦周间隙及肝细

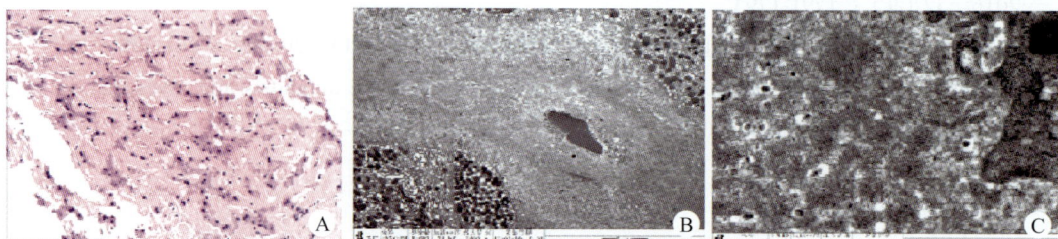

图 41-1　原发性肝淀粉样变性患者肝组织病理学检查结果

A. 普通光镜下肝窦周可见淀粉样物质沉积（HE×10）；B. 电镜下见肝细胞间大量的淀粉样物质（×3500）；

C. 电镜高倍镜下见肝细胞间的淀粉样纤维（×30 000）

胞间隙可见均质粉染的物质，经刚果红染色呈阳性。②电镜（图41-1B、C）示肝细胞间可见大量的淀粉样纤维，肝细胞数量减少，部分肝细胞崩解，细胞器消失；少量较完整的肝细胞呈圆形，核内染色质分布均匀，核仁明显；细胞质内粗面内质网扩张，滑面内质网明显增生、扩张，糖原颗粒不多；线粒体结构致密，电子密度增加，形态多呈圆形；细胞质内可见少量色素颗粒，颗粒的电子密度不均匀；肝窦结构不完整，窦腔内可见库普弗细胞，并吞噬有淀粉样物质；毛细胆管扩张明显，其腔面微绒毛减少、消失，未见HBV和HCV病毒颗粒。病理诊断：肝脏淀粉样变性。

二、临床诊治思维过程

本例患者有以下特点：①以肝大为主要特征，脾稍大，有少量腹水，无黄疸，肝功能提示ALP升高，但转氨酶升高不明显，在排除肝炎病毒、自身免疫性疾病、药物等引起肝大的常见原因后，仅靠临床诊断困难，确诊需进一步行肝穿刺病理学检查。该病例肝组织经普通光镜及电镜检查同时证实为肝淀粉样变性，且未发现结核、关节炎等与淀粉样变性有关的慢性病史，故诊断考虑原发性肝淀粉样变性；②患者有头晕症状，近1年来出现低血压，排除引起低血压的常见因素后，结合肝组织病理结果，考虑为淀粉样变性累及自主神经系统所致[1]；③患者有心包积液，心电图提示左室劳损，考虑淀粉样变性有可能累及心血管系统[2]。因某些客观因素，未对患者行血、尿蛋白电泳及免疫球蛋白轻链等相关检查，故无法明确淀粉样变的具体分类，同时患者未行心脏超声或心脏活组织病理学检查，无法了解心血管受累的具体部位及程度。

三、诊疗体会

淀粉样变性系单克隆浆细胞功能紊乱产生淀粉样蛋白，沉积于细胞外基质或血管壁，影响正常细胞功能，甚至造成正常细胞破坏的一种进行性、预后不良的疾病[3]。其可广泛累及多个器官，如心、肝、肾、皮肤等，其中约30%的淀粉样变性可累及肝脏[4]，肝淀粉样变性在临床上较罕见，据报道国内发病率约为0.03%[5]。根据病因淀粉样变性主要分为三类：①原发性（淀粉样物质为免疫球蛋白轻链，AL型），无相关病因，常累及肝、脾、肾和心血管系统以及皮肤、舌、甲状腺和肠道；②继发性（淀粉样物质为A蛋白，AA型），常与某些慢性疾病有关，如获得性或感染性疾病（结核、支气管扩张、骨髓炎、麻风），或炎症性疾病（类风湿关节炎、肉芽肿回肠炎），可累及脾、肝、肾、肾上腺及淋巴结，心脏受累少见；③遗传性（或家族性）或与肿瘤（骨髓瘤、霍奇金病）有关的淀粉样变性[6,7]。肝淀粉样变性的患者约50%表现为肝大，8%表现为脾大，少有黄疸，严重者可出现门静脉高压、腹水及曲张静脉出血。此外，全身表现及其他系统表现也较常见，前者主要表现为疲乏、无力、体重下降、劳累后气短、水肿等，后者主要表现为腕管综合征、肾病综合征、充血性心力衰竭、吸收不良综合征、周围神经病变、直立性低血压及蜡状皮肤病和巨舌症等。肝淀粉样变性患者ALP升高但其他生化指标上升幅度较小是其较为典型的特征，常伴有凝血障碍，肝肾同时受累时可有低蛋白血症和高胆固醇血症。影像学检查往往无特异性，诊断依靠活组织检查[8]。

原发性肝淀粉样变性在临床上尚无特异的治疗方法，此类患者预后较差，目前治疗主要是防止淀粉样物质的进一步沉积，促进或加速已沉积的淀粉样物质吸收，据报道应用大剂量化疗和皮质激素治疗,包括长春新碱、氮芥、马法兰、环磷酰胺、二甲亚砜、秋水仙碱、泼尼松等,也有使用青霉胺和中药雷公藤治疗,此外某些学者推荐活体肝移植、自体造血干细胞移植,但上述疗效均不理想[9]。本例患者及家属放弃治疗,随访至今症状未见明显缓解。

四、专家点评

肝淀粉样变性在临床上比较少见,可以为原发性也可以为继发性。多数原发性肝淀粉样变性患者起病较隐匿,在相当长时间里可以不出现肝功能的异常,并且没有明显症状,早期不易发现。肝大常是该病的首发症状,临床上往往根据这一表现,在排除其他常见病因后,得到提示,再通过肝组织病理学检查等方法明确诊断。

本例患者通过光镜及电镜下肝组织病理学的改变证实了肝淀粉样变性,并排除了病毒、自身免疫、药物、感染等原因,但没有行骨骼检查、血清蛋白电泳、血尿免疫固定电泳、血清游离轻链等相关检查,得出原发性肝淀粉样变性诊断的依据稍显不足。不过结合中年发病、无血尿、既往高血压而近期血压偏低、左室劳损不伴左室高电压等临床特点,考虑 AL 型淀粉样变性的诊断是合理的。规范的 AL 型淀粉样变性的诊断应包括轻链类型、疾病分期和受累器官等信息。该病例由于没有行肝组织免疫组化、心脏超声、NT-proBNP、肌钙蛋白等检查,在明确轻链类型、心脏受累评估及疾病分期方面有所欠缺。

现有研究表明,疾病分期与受累器官和预后密切相关,虽然当前针对 AL 型淀粉样变性/原发性肝淀粉样变性的治疗还存在困难,整体预后欠佳,但本例患者生化指标、CT检查等提示肝脏功能尚可,无肝硬化表现,也没有肾脏受累的提示,如能进行疾病分期,初步判断预后,给患者治疗的信心,可能患者及其家属会选择治疗而不是放弃,这点还应引起临床工作者重视。

作者:刘欣(西安交通大学第二附属医院消化内科)

点评者:尚佳(河南省人民医院)

参 考 文 献

[1] 颜彦,杨茗,朱文青,等.原发性淀粉样变累及心脏三例.中华心血管病杂志,2004,32(5):463.

[2] 张媛,郭静萱,毛节明,等.心肌淀粉样变性的临床特点.中国心血管杂志,2002,7(6):392-393.

[3] Gertz MA, Comenzo R, Falk RH, et al. Definition of organ involvement and treatment response in immunoglobulin light chain amyloidosis(AL): a consensus opinion from the 10th International Symposium on Amyloid and Amyloidosis. Am J Hematol, 2005, 79(4): 319-328.

[4] Girnius S, Seldin DC, Skinner M, et al. Hepatic response after high-dose melphalan and stem cell transplantation in patients with AL amyliodosis associated liver disease. Haematologica, 2009, 94(7): 1029-1032.

[5] 江华,尹士男,白桦,等.淀粉样变病 2 例报告.山西医科大学学报,2007,38(12):1129-1130.

[6] 薛永杰,杨国嵘,贺雪姣,等.肝淀粉样变性 1 例.诊断病理学杂志,2007,14(1):74.

[7] 杨立新,吕红,钱家鸣,等.肝淀粉样变 4 例报告并国内文献分析.中国实用内科杂志,2006,26(3):217-219.

[8] 姚健,张国艳,刘玉兰,等.肝脏淀粉样变性.胃肠病学和肝病学杂志,2004,13(2):191-192.

[9] Ikeda S. Diagnosis and treatment in systemic amyloidosis. Rinsho Byori, 2008, 56(2): 121-129.

病例 42 原发性肝淀粉样变性 1 例

关键词：肝疾病；诊断；治疗；原发性肝淀粉样变性

一、病例介绍

患者男，61 岁，主因间断腹胀 7 个月于 2014 年 5 月 28 日入院。患者缘于 7 个月前出现腹胀，进食后为著，不伴有恶心、呕吐、腹泻、反酸、烧心、乏力、眼黄、尿黄，遂就诊于辛集市中医院。查胃镜示慢性浅表性胃炎，心脏彩超示二尖瓣微量反流、三尖瓣微量反流，心电图未见明显异常。初起未引起注意，后上述症状逐渐加重。4 个月前出现声嘶、乏力，无发热，食欲尚可，进食后出现恶心，腹胀有所加重，于当地医院查甲状腺功能正常，未行特殊治疗。2 个多月前上述症状无明显好转，再次就诊于当地医院，血分析：WBC $6.3×10^9$/L，NEU% 48.9%，RBC $4.17×10^{12}$/L，Hb 128g/L，PLT $281×10^9$/L。尿分析：尿胆原（＋），蛋白质（±），其余无特殊。生物化学指标：GLU 6.52mmol/L，Alb 41g/L，ALT 172U/L，AST 216U/L，TBil 26.8μmol/L，DBil 9.7μmol/L，GGT 46U/L，ALP 92U/L；甲、乙、丙型肝炎血清病毒标志物均阴性。B 超示肝内回声稍密，肝内高回声团块，胃胀气，脾脏、肾脏及输尿管未见异常。患者间断应用"吗丁啉、奥美拉唑、护肝片"及健胃药物（具体名称及剂量不详）等。

从发病至入笔者所在医院前先后就诊于省内多家医院，查血常规正常，肝功能示 ALT 51.7U/L，AST 62.5U/L，TBil 22.3μmol/L，DBil 9.8μmol/L，GGT 103.7U/L，ALP 99.8U/L；Alb 37g/L，Glob 43g/L，IgG 28g/L，IgM 0.23g/L，IgA、C3、C4 正常。甲、乙、丙型肝炎病毒标志物阴性；肾功能正常；凝血酶试验正常；肿瘤标志物、甲状腺功能、铜蓝蛋白正常。肝脏 B 超：肝大，胆囊、胰腺、脾脏未见明显异常；胸部 CT 扫描未见异常，肝胆脾胰 CT：肝大、密度低，肝右叶被膜钙化；肝脏 MRI 平扫及强化：肝被膜下小钙化灶，肝右后叶局限性脂肪肝；胃镜：慢性非萎缩性胃炎；心脏彩超：主动脉瓣少量反流，三尖瓣少量反流，左室舒张功能减低，肝静脉、门静脉、下腔静脉 B 超未见异常；给予保肝、抑酸、调节免疫功能等治疗，患者症状无缓解，遂入笔者所在医院。既往体健，无饮酒史，应用胃药 1 年余。近 6 个月体重减轻 20kg；入院后查体：T 36.5℃，P 76 次／分，R 19 次／分，BP 127/85mmHg，无慢性肝病面容，无肝掌及蜘蛛痣，巩膜无黄染，双肺呼吸音清，未闻及干湿性啰音。心率 76 次／分，心律齐，各瓣膜听诊区未闻及杂音。腹软，肝肋下 8cm，剑突下 11cm，质硬，无触痛，脾未触及，腹水征阴性，双下肢无水肿。

入院初步诊断：肝大原因待查。

入院后辅助检查：血分析正常；血凝四项正常，PTA 83.27%。生物化学指标：Glob 31.7g/L，AST 45U/L、DBil 14.4μmol/L、GGT 77U/L、ALP 189U/L、URE 2.90mmol/L、CRE 52μmol/L；ESR 48mm/h；肝病自身抗体及 ENA 多肽阴性；EB 病毒抗体阴性；肿瘤标志物全套：铁

蛋白 422.30ng/ml，其余正常；骨髓穿刺：骨髓增生活跃，浆细胞比例 2.4%，其余未见明显异常；肝组织病理：肝细胞及网状支架间见大量粉红色淀粉样物质沉积，肝窦扩张伴弥漫性粉染物质沉积，肝细胞萎缩，部分消失，窦腔狭窄，可见细胆管反应性增生，考虑肝淀粉样变性；进一步行刚果红染色，刚果红染色淀粉样物质呈橘红色，支持肝淀粉样变性诊断。于诊断明确后患者家属放弃化疗，自动出院，出院后监测显示 TBil 进行性升高，且出现腹腔感染症状，自动出院后 5 个月左右病死。

二、临床诊治思维过程

本例患者以腹胀为首发表现，伴有肝脏明显肿大，ALT、AST、GGT、ALP 轻度升高，有白蛋白降低，首先考虑肝脏本身病变。导致肝脏病变的因素较多，常见因素为病毒、药物、中毒、酒精、自身免疫、家族遗传等因素，经病史及辅助检查上述肝损因素一一除外。另外，患者肝大为突出特征，全身性感染可引起肝大。患者无发热及相伴随表现，可除外细菌感染、螺旋体感染、真菌感染、原虫感染、衣原体感染，以及风疹病毒、带状疱疹病毒、单纯疱疹病毒等引起的肝大；非感染性全身性疾病亦可引起肝大，例如：①淤血，充血性心力衰竭、心脏压塞、肝静脉回流受阻等可因肝脏充血而肿大；②胆汁淤积，胰头癌、肝内外胆道梗阻时可因胆汁淤积导致肝大；③肿瘤和囊肿，肝癌、肉瘤和各种囊肿浸润肝细胞使之肿大；④免疫结缔组织病、血液病等均可引起肝大。患者经影像学、心脏彩超、骨髓穿刺检查及可提取核抗原抗体（ENA）多肽、肝病自身抗体等综合检测，可除外上述非感染性全身性疾病引起的肝大。肝淀粉样变性、肝豆状核变性等代谢异常性疾病，同样可引起肝大，患者铜蓝蛋白及尿铜正常，年龄较大，可除外肝豆状核变性，故考虑肝淀粉样变性的可能。患者无其他基础疾病，实验室检查可排除血液系统疾病、自身免疫性疾病、肝脏寄生虫感染、全身感染及其他肿瘤，行肝脏穿刺活组织学检查及特殊染色从而明确诊断为原发性肝淀粉样变性。

三、诊疗体会

1. 诊断

淀粉样变性又称淀粉样物质沉积症，是一种以不溶性淀粉样蛋白在血管壁及器官、组织细胞外沉积为特征的进行性、预后不良性疾病，分为原发性和继发性。原发性淀粉样变性是一种浆细胞疾病，由于单克隆免疫球蛋白轻链或轻链片段错误折叠，异常聚集后以淀粉样纤维形式沉积于细胞外间质，引起相应器官和（或）组织功能障碍。现已证明至少存在 25 种蛋白，其中血清淀粉样蛋白 P 成分是主要成分[1]。淀粉样物质可沉积于局部或全身，可累及心、肝、肾、脾、胃肠、肌肉及皮肤等部位。该病早期临床症状隐匿，患者常于发生多脏器损害后就诊，临床上易误诊，诊断主要依赖于病理学检查。仅见于肝脏的原发性淀粉样变性较少见，有报道其发病率为 0.051‰～ 0.128‰。淀粉样变性无特异性临床症状及体征，起病隐匿，其症状取决于原有疾病及淀粉样物质沉积的部位、沉积量及受累的器官和系统。继发性、全身性淀粉样变性患者 95% 以上肝脏受累，常表现为肝大、上腹胀、食欲差，少数可表现为严重肝大（可达 7kg 以上），但肝功能损害均较轻。原发性肝淀粉样变性患者的 GGT 及 ALP 常显著升高，且有肝功能异常、低蛋白血症、高脂血症、蛋白尿、血清固定蛋白电泳阳性，但影像学检查缺乏特异性，主要影像学改变为肝脏体积增大，肝实质呈粗大点状均匀回声，门静脉可增宽，有时可见腹水形成。本病的诊断主要依赖于病理学检查，淀粉样变性的蛋白是一种类似淀粉遇碘变蓝的特异性蛋白质，主要为多糖蛋白复合体，在光镜下呈均匀的无定形的嗜伊红性物质，用刚果红染色于偏振光显微镜下观察可见特异的荧光，故刚果红染色成为诊断淀粉样变性的金标准。

2. 治疗

原发性肝淀粉样变性目前无根治方法，主要行对症及支持处理。常规的治疗方案为 MP 方案（马法兰、泼尼松），可在此基础上加用秋水仙碱，或者联合多种抗癌药物行化疗及予大剂量马法兰化疗后行外周血干细胞移植，均可延长患者生存期。有文献报道，采用自体造血干细胞移植治疗效果明显的患者中位生存期超过了 10 年[2]。而移植前血肌酐水平、受累器官数和心肌淀粉样变性是发生死亡的重要危险因素[3]，但心脏受累对生存的影响存在争议[4]。国内也有造血干细胞移植治疗的研究[5]，但是有发生肝损伤和肝破裂出血的风险，故对于肝脏淀粉样变性的患者能否应用还不得而知。双 D 脯氨酸化合物（CPHPC）作为一种血清淀粉样 P 蛋白抗体已在临床中试用，可明显改善肝功能，但临床应用例数较少，有待进一步验证[6]。虽有进行肝移植治疗的报道[7]，但效果并不理想。如为明确诊断为家族性淀粉样变性的患者，则治疗效果较好[8]。肝淀粉样变性预后较差，多数患者死于心力衰竭、肾衰竭和肺炎等继发性感染。

3. 诊疗经验

通过此例，我们总结了以下经验：①临床上对于出现不明原因肝大的中老年患者，除考虑肝脏本身疾病外，尚需考虑全身性疾病的可能，除常见疾病外，还需考虑罕见病；②肝大患者如无明显出血倾向，在完善血液生物化学及影像学检查后，应尽早行肝活组织检查，若肝大明显、质硬，行肝活组织检查时，注意出血的风险，并需充分和患者及家属沟通，取得理解和配合；③临床医师应提高对专科相关罕见病的认识，注意详细询问病史，行系统全面的检查。

四、专家点评

肝淀粉样变性是指细胞外淀粉样物质沉着于肝内血管及肝实质细胞，致肝内循环受阻、肝细胞呈压迫性萎缩而引起的一种疾病。常表现为肝大、乏力、腹胀、体重下降等，主要的实验室检查异常有 ALP 升高。肝淀粉样变性是全身淀粉样变性的一部分，全身性淀粉样变性 95% 以上有肝脏受累，该病临床少见，诊断困难，预后较差。

肝淀粉样变性临床上无特异性症状和体征，其症状决定于原有疾病及淀粉样物质沉积的部位，沉积量及所受累的器官和系统，常被原发疾病所掩盖。根据肝脏受累的程度，临床表现轻重不一，晚期可以出现胆红素升高、继发性感染和肝衰竭，诊断主要依赖于病理学检查。该病例临床表现主要为腹胀、乏力、纳差、体重下降等，伴有肝脏明显肿大，ALT、AST、GGT、ALP 轻度升高，白蛋白降低，甲、乙、丙型肝炎病毒标志物阴性，肿瘤标志物、甲状腺功能、铜蓝蛋白及尿铜均正常。患者无其他基础疾病，在排除了自身免疫性疾病、肝脏寄生虫感染、血液系统疾病、全身感染及肿瘤后，依据肝脏穿刺活组织检查及特殊染色明确诊断为原发性肝淀粉样变性。

该病例诊断思路明确，总结到位，最后通过肝脏穿刺活组织检查及特殊染色明确诊断。但淀粉样变的肝脏脆性较大，受到损伤后不易愈合，因此临床中肝脏穿刺活组织检查要慎重。

作者：刘英辉（河北医科大学第三医院感染科）

点评者：路青华（青海省第四人民医院）

参 考 文 献

［1］Picken MM. New insights into systemic amyloidosis：the importance of diagnosis of specific type. Curre Opin Nephrol Hypertens，2007，16（3）：196-203.

［2］Curdes S，Dispenzieri A，Lacy MQ，et al. Ten-year survival after antologous stem cell transplantation for immunoglobulin light chain amyloidosis. Cancer，2012，118（24）Z：6105-6109.

［3］Comenzo RL，Gertz MA. Autologous stem cell transplantation for primary systemic amyloidosis. Blood，2002，99（12）：4276-4282.

［4］Nelson LM，Gustafsson F，Gimsing P. Characteristics and long-term outcome of patients with systemic immunoglobulin light-chain amyloidosis. Acta Haematol，2015，133（4）：336-346.

［5］黄湘华，王庆文，史明君，等. 自体外周血干细胞移植治疗原发性系统性淀粉样变性. 肾脏病与透析肾移植杂志，2011，20（4）：312-318.

［6］Richards DB，Cooksnn LM，Berges AC，et al. Therapeutic clearance of amyloid by antibodies to serum amyluid P component. N Engl J Med，2015，373（12）：1106-1114.

［7］谷玉雷，张水军，赵永福，等. 原发性肝淀粉样变性合并重度肝内胆汁淤积性黄疸一例. 中华普通外科杂志，2011，26（3）：271.

［8］朱志军，魏林，孙丽莹，等. 肝移植新术式——双多米诺供肝交叉辅助式肝移植治疗代谢性肝脏疾病. 中华器官移植杂志，2014，35（9）：515-518.

病例 43　腹腔镜辅助诊断肝小静脉闭塞综合征 1 例

关键词： 诊断；腹腔镜；肝小静脉闭塞综合征

一、病例介绍

患者男，61 岁，因腹痛、腹胀 3d 就诊于笔者所在医院。肝功能：ALT 103U/L，AST 76U/L，GGT 128U/L，Alb 29g/L。甲、乙、丙、丁、戊等肝炎血清病毒学标志物均阴性；自身抗体阴性；结核杆菌抗体、结核杆菌 DNA 阴性及 T-SPOT 阴性；AFP、CEA、CA199、CA125 等肿瘤标志物在正常值范围。腹水检查：抗酸染色阴性，脱落细胞未查及癌细胞，白细胞计数正常，腹水 CA125 1321U/ml。腹部 B 超示肝大、胆囊壁水肿、腹腔积液、脾大。

经保肝（硫普罗宁、复方甘草酸二铵）、利尿（呋塞米、螺内酯）等治疗 3 周后，患者右上腹痛症状较前加剧，腹胀更加明显，尿量较前减少。复查肝功能 ALT、AST、GGT 进一步升高，且出现血清肌酐（Scr）、尿素氮（BUN）指标异常。多次查腹水抗酸染色、腹水脱落细胞、腹水常规、腹水培养未发现阳性结果。腹部 B 超示腹水量较前增加；腹部血管彩超示腹主动脉、下腔静脉未见异常。

二、临床诊治思维过程

鉴于在完善相关检查基础上仍无法明确肝功能损害、腹水原因。考虑行腹腔镜探查，见腹腔内腹水约 1500ml，淡黄色，肝脏色泽欠佳，表面光滑，可见黑色瘀斑（图 43-1）；大网膜局部区域及肝圆韧带周围组织颜色欠佳，质脆；胃、十二指肠、小肠、结直肠未见明显异常。因肝脏色泽欠佳且可见黑色瘀斑，腹腔镜诊断为肝脏循环障碍可能。患者否认肝炎、大量饮酒等病史，在排除肝炎肝硬化、酒精性肝硬化、自身免疫性肝病基础上仍无法解释。追问病史，患者在入院前 2 周因"冠心病"曾连续服用"土三七"10d（5g，每日 2 次），且入院时未告知诊治医师。结合患者近期服用药物史，临床有腹痛、腹胀、腹水、肝和肾功能损害；特别是腹腔镜检查考虑患者肝小静脉闭塞综合征（HVOD）可能。回顾病史，患者在服药第 10 天已出现了 HVOD 迹象，出现右上腹疼痛，当时未就诊；第 14 天（就诊当天）出现腹痛加剧、腹胀，体重由发病前 65kg 增至 67kg，查肝功能异常，超声示腹腔大量积液、脾大；第 21 天患者出现急性肾功能不全，Scr 232μmol/L，肝功能：ALT 641U/L、AST 637U/L、GGT 317U/L；第 32 天腹腔镜探查；第 50 天行肝脏血管彩超检查示三支肝静脉内径狭窄、流速下降，门静脉内径增宽、流速下降，更加证实了 HVOD 这一诊断。后予硫普罗宁保肝、前列腺素 E 改善肝脏微循环，以及呋塞米、Alb 等对症、支持治疗，患者症状逐步改善，肝、肾功能明显好转，凝血酶原时间恢复正常，B 超示腹水量逐步减少，肝脏血管彩超示三支肝静脉内径恢复正常（表 43-1、图 43-2）。

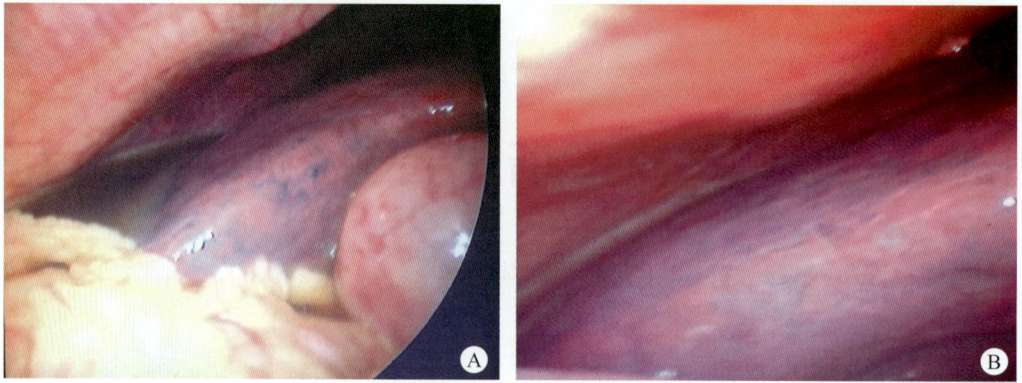

图 43-1 腹腔镜下的肝脏

表 43-1 超声检查数据

检查	入院时间（d）					
	18	25	35	42	49	63
血管多普勒超声						
门静脉内径（mm）	NA	NA	13	12	11	10
肝右静脉内径（mm）	NA	NA	5.0	4.8	5	6
肝中静脉内径（mm）	NA	NA	4.1	4.4	6	6
肝左静脉内径（mm）	NA	NA	2.5	4.5	5	5
门静脉流速（cm/s）	NA	NA	9.8	10.7	15	21.9
肝右静脉流速（cm/s）	NA	NA	12.6	25.1 25.1	28.7	
肝中静脉流速（cm/s）	NA	NA	11.2	21.9	31	46
肝左静脉流速（cm/s）	NA	NA	10.0	16.9 47.9	38.3	
普通超声						
肝大	正常	NA	NA	NA	NA	NA
胆囊壁厚度（mm）	4	NA	NA	NA	NA	NA
腹水（ml）	NA	135	100	67	62	NA

注：NA. 未检测。

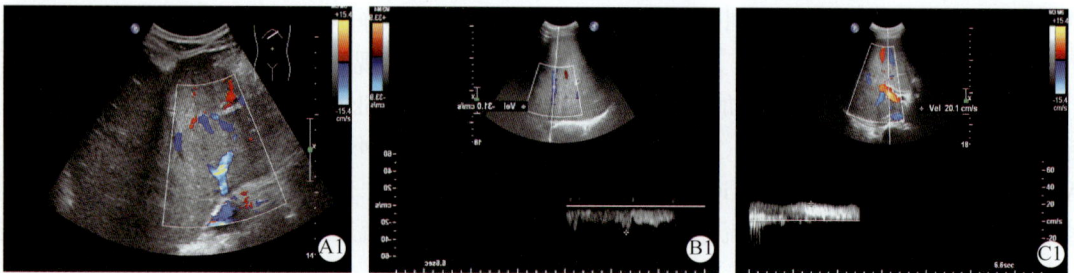

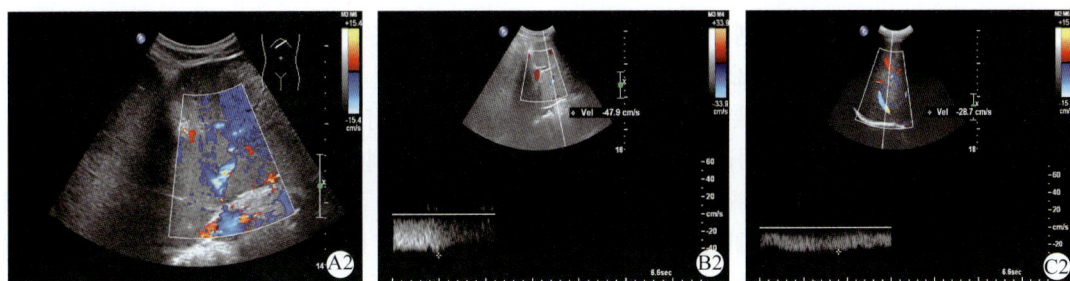

图 43-2　患者肝脏血管多普勒超声

A1、A2. 入院第 35 天；B1、B2. 入院第 42 天；C1、C2. 入院第 63 天

三、诊疗体会

HVOD 是一组以黄疸、肝大、体液潴留为主要表现的临床综合征。早在 1953 年 Hill 等[1]便对该病进行了详细描述。HVOD 是造血干细胞移植（HSCT）的主要并发症之一，不同研究报告其发生率在 5% ~ 70%[2]。大量摄入含有吡咯烷生物碱（PA）的草药也是主要病因。食用被 PA 污染的面粉、蜂蜜、动物奶等可造成 HVOD 的流行[3]。其他病因有放化疗、器官移植、口服避孕药、摄入酒精等[2, 4, 5]。HVOD 的临床诊断遵照 Seattle 标准[6, 7]和 Baltimore 标准[8]。Seattle 标准指 HSCT 后 30d 内出现黄疸、疼痛性肝大、体液潴留 3 项中至少 2 项。Baltimore 标准指 HSCT 后 21d 内出现高胆红素血症（血清 TBil>34.2μmol/L）合并下列症状中至少 2 项：疼痛性肝大，体重增加 >5%，腹水。根据病程及预后，HVOD 可分为轻、中、重度，轻度 HVOD 可自愈，中度 HVOD 经治疗后可完全缓解，重度 HVOD 长期无缓解（>100d）且死亡率达 98%[6]。因此临床如何早期诊断及判定 HVOD 严重程度至关重要。诊断 HVOD 的金标准是肝组织病理学检查。由于 HVOD 多伴有凝血功能异常，经皮肝脏穿刺可能引起大出血等严重后果，故应用受限。Lassau 等[9]提出的多普勒超声定量评分有助于早期诊断 HVOD 并预测其严重程度。

本例患者以腹痛、顽固性腹水、不明原因肝功能损害为主要临床特征，查 PT 12.6s（正常对照 12 ~ 15s），血小板 135×10⁹/L，有腹腔镜探查指征。根据腹腔镜探查所见结合临床表现及相关服药史，考虑 HVOD 可能。腹腔镜在内科疾病诊断方面，多用于慢性肝脏疾病、不明原因腹水及不明原因淋巴结肿大等。文献报道[10]，不明原因腹水腹腔镜检查术的确诊率达 86.0%。目前尚无腹腔镜协助诊断 HVOD 的报道。本例中患者在肝功能损害仍未达到高峰前，腹腔镜探查见肝脏色泽欠佳且可见黑色瘀斑，仅从个案可以看出腹腔镜有助于 HVOD 诊断，但因样本有限且腹腔镜为创伤性检查，腹腔镜对于 HVOD 早期诊断是否具有普遍意义有待于更多资料的积累。

四、专家点评

近年来，服中草药，特别是土三七导致肝小静脉闭塞综合征（HVOD）的病例有所增多。该患者以腹痛、腹水、肝大、脾大、肝功异常为特征。易于与腹膜炎、肝细胞实质损伤性肝硬化混淆。HVOD 的机制，主要是因为肝小静脉受损狭窄或闭塞，因而出现急性腹痛、肝脾大，腹水是窦后门静脉高压导致，而非炎症性渗出液。该例患者最终是通过肝脏血管彩超、腹腔镜发现肝静脉狭窄、血流异常，再结合病史有服土三七（含吡咯烷生物碱）才确诊的。经积极护肝、改善肝血流障碍后病情好转。该病例的启示：当患者出现急剧腹痛、肝大、门静脉高压、漏出液腹水、肝功损害时，要考虑是否存在 HVOD。近期药物及毒物暴露史、影像学检查（肝脏多普勒彩超、肝脏 CTV）有助于诊断。该患者接受腹腔镜检查是出于诊断不明考虑，虽然有助于 HVOD 诊断，但不是诊断的常规性检查。另外，HVOD 早期诊断、早期治疗，预后较好。

作者：杭小锋 谢莹（上海长征医院感染科）

点评者：江建宁（广西医科大学第一附属医院）

参 考 文 献

［1］Hill KR，Rhodes K，Stafford JL，et al. Serous hepatosis： a pathogenesis of hepatic brosis in Jamaican children. Br Med J，1953，1（4802）： 117-122.

［2］Chen Z，Huo JR. Hepatic veno-occlusive disease associated with toxicity of pyrrolizidine alkaloids in herbal preparations. Neth J Med，2010，68（6）： 252-260.

［3］Kakar F，Akbarian Z，Leslie T，et al. An outbreak of hepatic veno-occlusive disease in Western afghanistan associated with exposure to wheat flour contaminated with pyrrolizidine alkaloids. J Toxicol，2010，2010： 313280.

［4］Azoulay D，Castaing D，Lemoine A，et al. Successful treatment of severe azathioprineinduced hepatic veno-occlusive disease in a kidneytransplanted patient with transjugular intrahepatic portosystemic shunt. Clin Nephrol，1998，50（2）： 118-122.

［5］Hola K，Brahm J，Alvo M，et al. Hepatic veno-occlusive disease associated to the use of azathioprine in a renal transplant recipient. Rev Med Chil，1996，124（2）： 1489-1491.

［6］Senzolo M，Germani G，Cholongitas E，et al. Veno occlusive disease： update on clinical management. World J Gastroenterol，2007，13（29）： 3918-3924.

［7］McDonald GB，Sharma P，Matthews DE，et al. Venocclusive disease of the liver after bone marrow transplantation： diagnosis，incidence，and predisposing factors. Hepatology，1984，4（1）： 116-122.

［8］Jones RJ，Lee KS，Beschorner WE，et al. Venoocclusive disease of the liver following bone marrow transplantation. Transplantation，1987，44（6）： 778-783.

［9］Lassau N，Auperin A，Leclere J，et al. Prognostic value of Doppler-ultrasonography in hepatic veno-occlusive disease. Transplantation，2002，74（1）： 60-66.

［10］Chu CM，Lin SM，Peng SM，et al. The role of laparoopy in the evaluation of aacites of unknown origin. Gastro intest Endosc，1994，40（3）： 285-289.

病例 44 肝小静脉闭塞综合征 1 例

关键词：肝硬化；肝小静脉闭塞

一、病例介绍

患者男，75 岁，农民，因"腹胀 1 周余"于 2015 年 10 月 22 日非急诊步行入院。患者入院 10d 前无诱因下出现腹胀，进食后明显，伴有发热、畏寒，最高体温 39℃，纳差，饭量减少约一半，尿痛，无腹痛、腹泻、解黑便，无咳嗽、咳痰，无尿频、尿急及皮肤瘙痒等不适，在当地县医院治疗，诊断为"胃炎、高血压、糖尿病、肝功能异常、腹腔积液"，予护肝、利尿、抗感染等治疗，体温恢复正常，但仍有腹胀不适，为进一步诊治来笔者所在医院就诊，门诊拟"肝硬化？"收入院。起病后精神、食欲、睡眠欠佳，大便正常，体重无改变。

既往史：有乙型肝炎病史 10 余年，未规律诊治。既往 30 多年前患高血压，长期服用尼莫地平降压，血压控制稳定。2013 年前发现糖尿病，服用格列吡嗪控制血糖，血糖情况不详。

个人史、家族史无特殊。

体格检查：T 36.5℃，P 60 次 / 分，R 19 次 / 分，BP 148/75mmHg。慢性病容，全身皮肤及巩膜轻度黄染，未见肝掌，未见蜘蛛痣，浅表淋巴结未触及，甲状腺无肿大及结节。肺部检查未见异常，心律不齐，心音弱，未闻及杂音。腹软，全腹无压痛、反跳痛，Murphy 征阴性，肝右肋下未触及，脾左肋下未触及，肝上界位于右锁骨中线上第 5 肋间，肝区无叩痛，移动性浊音阳性，肠鸣音正常。双下肢无水肿。扑翼样震颤阴性，踝阵挛阴性。

入院辅助检查：腹水检查提示漏出液可能性大，无癌性腹腔积液、结核性腹腔积液诊断依据。血浆氨浓度 79μg/dl。血常规：WBC 5.07×10⁹/L，RBC 4.77×10¹²/L，Hb 144.0g/L，PLT 91×10⁹/L，NEU% 69.6%。PTA 56.0%。甲状腺功能、肾功能、大小便常规未见异常。HIV 抗体、丙型肝炎抗体、梅毒抗体、甲型肝炎抗体、丁型肝炎抗体、戊型肝炎抗体、庚型肝炎抗体、EB 病毒壳抗原 IgM 抗体、巨细胞病毒抗体测定（IgM）均阴性（-）。HBV DNA<1.0×10² IU/ml。HBV 血清学标志物：HBsAg 0.20ng/ml，抗 -HBs 21.07mIU/ml，HBeAg 0.00U/ml，抗 -HBe 0.44U/ml，抗 -HBc 0.62U/ml，乙型肝炎病毒外膜蛋白前 S1 抗原测定阴性。自身免疫抗体均阴性。肝功能：TBil 60.3μmol/L，DBil 45.6μmol/L，IBil 14.7μmol/L，TP 58.7g/L，Alb 31.7g/L，Glob 27.0g/L，ALT 303U/L，AST 328U/L，GGT 211.7U/L，TBA 34.5μmol/L。B 超：肝实质回声增强增粗，慢性肝病？胆囊壁增厚，腹腔积液，前列腺增生。心脏彩色超声：左室舒张功能减低。胸部 CT：①两肺多发微小结节影，性质待定，建议定期复查；②两侧胸腔少量积液（右侧为著）；③腹腔积液。肝脏 MR：①肝硬化改变，肝右叶异常结节，考虑肝硬化结节；②弥漫性脂肪肝；③中等量腹腔积液；

④下腔静脉肝段管腔稍变窄，增强扫描肝静脉显影欠清，未见明显充盈强化；⑤两侧胸腔少量积液。全身骨 ECT：胸、腰椎退行性变，其余诸骨未见放射性异常。胃镜：慢性非萎缩性胃炎伴糜烂Ⅰ级。

二、临床诊治思维过程

通过以上检查，初步诊断：①肝硬化失代偿期并腹腔积液、低蛋白血症；②胆囊炎。入院后给予护肝、降酶治疗，给予抗感染、利尿、抑酸护胃、促胃动力、补液支持等治疗，腹胀症状仍明显。给予行腹水超滤浓缩回输术，患者仍诉腹胀不适，腹水消退不明显，治疗效果不佳。患者顽固性腹腔积液，常见腹腔积液原因为肝硬化门静脉高压、低蛋白血症、癌性腹腔积液、炎症性腹腔积液。该患者腹水检查提示漏出液，B超、MRI检查均未提示肿瘤，因此可排除炎症性腹水及癌性腹水。患者肾功能正常，尿蛋白阴性，可排除肾病所致。故考虑是否存在血管病变所致腹腔积液。进一步查腹部大血管彩超提示门静脉血栓可能，下腔静脉管腔狭窄。为排除腹腔内肿瘤外压所致，进一步行全腹部CT增强扫描，CT示肝硬化、腹水，考虑肝小静脉闭塞可能性大；双侧胸腔少量积液（图44-1）。

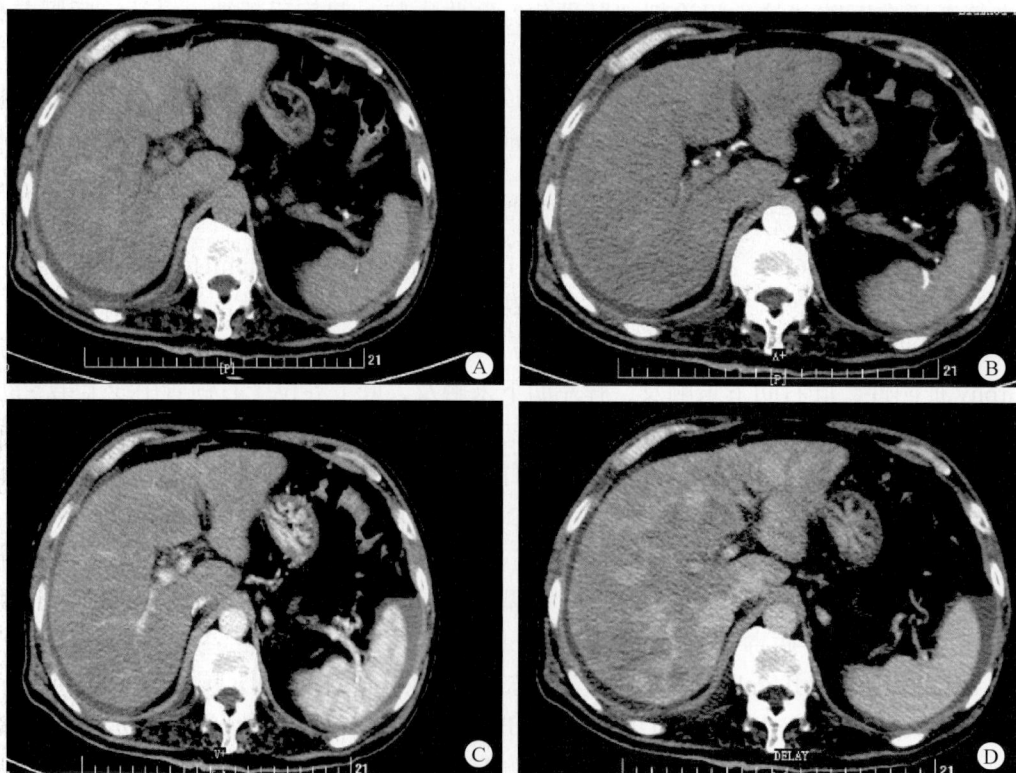

图 44-1　肝小静脉闭塞 CT 检查结果
A. 平扫期；B. 动脉期；C. 门静脉期；D. 延迟期示"地图状改变"

请肝胆外科会诊，布 - 加综合征不能排除，建议继续治疗原发病。请血管外科、介入科室会诊，考虑诊断：肝小静脉闭塞综合征，11月9日行经颈静脉肝内门体静脉分流术，支架植入术，共植入支架2枚，术程顺利，术后腹胀症状明显改善，腹腔积液明显减少。

11 月 13 日复查 B 超：①肝硬化；②胆囊壁增厚；③脾大；④胰、双肾未见异常；⑤腹腔未见明显积液。出院后坚持服用华法林抗凝、熊去氧胆酸退黄。

三、诊疗体会

肝小静脉闭塞综合征（hepatic veno-occlusive disease，HVOD）是由于某些原因所致内皮细胞损伤，导致肝窦（和）肝小叶中央静脉和小叶下静脉末端非血栓性阻塞，是急性药物性肝损害及骨髓移植最严重的并发症。1920 年本病最早在南非报道，1954 年因肝脏病理多有小叶中央闭塞故被命名为 HVOD。本病病因复杂，HVOD 常与误食含吡咯双烷生物碱的植物、大量化疗药物、骨髓移植等相关。常见原因有：①含吡咯双烷生物碱类植物，如千里光、猪尿豆、土三七等[1]；②化学药物，如长春新碱、阿糖胞苷、硫唑嘌呤、硫鸟嘌呤、白消安等；③骨髓移植；④口服过量维生素 A、砷、避孕药、雌激素、黄曲霉毒素，此外，酒精性肝病、家族性免疫缺陷综合征等因素也与本病有关。HVOD 虽然在临床中不常见，但在临床工作中容易出现误诊、漏诊。当病史中有食用含吡咯双烷生物碱的植物史、化疗史或骨髓移植史时，应特别警惕，应完善肝脏 CT、MRI 等检查，CT 检查主要表现为动脉期、门静脉期、延迟期"地图"状改变[2]。确诊依赖于肝脏穿刺活组织病理学检查，如有条件应尽可能完善肝脏穿刺活组织病理学检查。本病例未能问出相关病史，亦未能完善肝脏穿刺检查，根据影像学及治疗效果，诊断 HVOD 可能性大。当明确诊断时，应去除或避免再接触，积极控制感染、腹水等相关并发症。慢性期且存在上消化道出血时可行门体分流术、经颈内静脉肝内门体分流术（TIPS）。肝衰竭或晚期肝硬化可考虑肝移植。

四、专家点评

乏力、纳差、腹胀是慢性肝炎、肝硬化的常见临床表现，但是不具有特异性；类似地，腹水在临床上也很常见，可分为肝源性、肾源性、心源性、血管源性（静脉阻塞或狭窄）、营养不良性、癌性、结核性等，此外还包括其他内科疾病表现为腹水的。本例患者入院后给予积极的内科治疗和腹水超滤浓缩回输术，但患者仍诉腹胀不适，腹水消退不明显，治疗效果不佳。患者虽有腹胀、腹水，且 MRI 提示肝硬化，但患者肝脏无明显缩小，脾脏不大，无明显脾功能亢进表现，无食管下端、胃底静脉曲张表现，无白 / 球蛋白比例倒置现象，这些都不支持肝硬化诊断，此外，作者并无提供肝硬度扫描、肝纤维化指标等，这些指标虽无确诊意义，但至少是有助于诊断肝硬化的。在通过追问病史、完善进一步辅助检查后，作者排除了病毒性肝炎肝硬化所导致的门静脉高压、低蛋白血症，肾源性腹水、癌性腹腔积液、炎症性腹腔积液。需要指出的是，仅凭腹水检查提示漏出液，腹部 B 超、MRI 检查均未提示肿瘤，就排除了炎症性腹水及癌性腹水是不严谨的，腹水细胞学分析甚至腹膜活组织病理学检查在条件许可时是必须的。进一步查腹部大血管彩超提示门静脉血栓可能，下腔静脉管腔狭窄。全腹部 CT 增强扫描示肝硬化、腹水，考虑肝小静脉闭塞可能性大。

HVOD 又称肝窦阻塞综合征（hepatic sinusoidal obstructionsyndrome，HSOS），是由各种原因导致的肝血窦、肝小静脉和小叶间静脉内皮细胞水肿、坏死、脱落进而形成微血栓，引起肝内淤血、肝损伤和门静脉高压的一种肝脏血管性疾病。其病因较多，但国内外明显不同。欧美报道的 HVOD 大多发生在骨髓造血干细胞移植预处理后，国内报道以服用含吡咯生物碱（pyrrolidine alkaloid，PA）的植物居多，其中以土三七（或称菊三七）最多，故在我国称之为 PA 相关肝窦阻塞综合征（PA-HSOS）。

由于临床表现相似，最易与 HVOD 混淆的是布-加综合征，以下几点有助于鉴别：① HVOD 与服用含吡咯生物碱植物，接受放疗、化疗或免疫抑制药有关，而布-加综合征没有相应的病史。②布-加综合征的急性期半数以上伴有下腔静脉高压综合征，如胸腹壁静脉怒张、下肢水肿、会阴部及下肢浅静脉曲张、足踝部溃疡形成等，而 HVOD 则无。③下腔静脉、肝静脉造影可明确布-加综合征时肝静脉和下腔静脉的阻塞部位、程度、范围和侧支循环形成情况等，HVOD 则无阳性发现。④ B 超可发现布-加综合征时下腔静脉近心端和（或）肝静脉有狭窄或闭塞，常伴有尾状叶肿大、肝静脉间交通支形成、第三肝门开放等特征性表现。而 HVOD 多仅显示肝大。⑤肝活组织病理学检查对布-加综合征和 HVOD 最有鉴别意义，PA-HSOS 时，肝大压迫下腔静脉造成其狭窄，但肝静脉变细且不具备肝静脉间交通支是其与布-加综合征的重要区别。

2017 年中华医学会消化病学分会关于 PA-HSOS 诊断的"南京标准"如下：有明确服用含 PA 植物史，且符合以下 3 项：腹胀和（或）肝区疼痛、肝大和腹水；血清总胆红素升高或其他肝功能异常；典型的增强 CT 或 MRI 表现，或通过病理确诊，同时排除其他已知病因所致肝损伤。从上述标准来看，临床上遇到有上述典型表现的患者应仔细寻找有关的病因或诱因，但 HVOD 的诊断主要依赖于肝组织病理学检查。由于经皮肝脏穿刺风险较大，尤其是在存在大量腹水时。故在条件许可时经静脉肝脏穿刺是另一个选择，这样既可以获取肝脏组织，又可以测定肝静脉的压力梯度，据文献报道，肝静脉压力梯度超过 10mmHg 被认为具有特异性诊断价值，国外报道肝静脉压力梯度 >10mmHg 敏感度为 52%，特异度为 91%。

HVOD 的诊断相对困难，我们可以看出，本例患者所缺乏的，正是主观的相关病史和客观的病理学证据的支持。而在可以行 TIPS 治疗的情况下，未能获得病理学证据和肝静脉压力梯度检测数据，实在是遗憾。

作者：蒙达礼（柳州市人民医院感染病科）
点评者：蔡大川（重庆医科大学附属第二医院）

参 考 文 献

[1] 朱晚林，陈韶华，陈卫星，等. 肝小静脉闭塞病 50 例临床分析. 中华消化杂志，2012，32（9）：620-624.

[2] 张国华，孔阿照，方军伟，等. 肝小静脉闭塞病的 CT 表现. 中华放射学杂志，2006，40（3）：250-253.

病例45 局限性皮肤性系统性硬化（CREST综合征）并特发性门静脉高压症1例

关键词： 皮肤硬化；肝硬化；腹水；特发性门静脉高压症

一、病例介绍

患者男，61岁，农民，因"乏力、腹胀半月"于2016年7月11日入院。患者于入院前半月因龙虾钳夹伤手指久治不愈在院外治疗中出现精神及体力欠佳，饮食渐减少，无恶心和呕吐，诉腹胀，渐明显，期间无发热，无咳嗽及咳痰，无心悸及胸闷，无胸痛，无皮疹，下肢稍水肿，无尿黄，无黑便，院外治疗效果欠佳，上述症状改善不明显，为进一步诊治转入笔者所在医院。既往有高血压病史6年，否认肝炎病史，无结核病史；有血吸虫疫水接触史；有吸烟及少许饮酒史。住院期间追问患者诉双手肿痛4个月，期间左手中指有溃疡病史，后左手食指受龙虾钳夹伤后久治不愈。入院时查体：BP 130/70mmHg，皮肤及巩膜不黄，全身未见明显皮疹，双手指、手背厚，如腊肠样，皮肤紧绷，手指褶皱消失，汗毛稀疏，触之有坚韧的感觉，后颈部及下肢皮肤也有类似表现，浅表淋巴结不大，心肺正常，腹稍隆起，腹壁静脉曲张不明显，无压痛及反跳痛，肝肋下未及，胆囊未及，Murphy征阴性，脾肋下1cm，腹水1~2度，肠鸣音正常，双肾区无叩击痛，双下肢稍肿。门诊资料：入院当天血常规：WBC $2.99\times10^9/L$，Hb 92g/L，PLT $75\times10^9/L$，肾功能正常。肝脏彩超提示肝硬化腹水，脾大。胸片未见明显异常，双手X线检查提示左手拇指钙化样改变。胃镜提示轻度食管胃底静脉曲张。

入院诊断：①腹水原因待查——活动性肝硬化（血吸虫、酒精性、病毒性肝炎后、原发性胆汁性肝硬化后？）；肿瘤性腹水？结核性腹膜炎？其他？②左手食指及中指尖炎？③硬皮病？

患者入院后查尿常规正常，肝功能提示GGT 193.2U/L，Alb 37.7g/L，其余正常，电解质正常，甲型肝炎病毒标志物阴性，戊型肝炎IgG阳性，HBV血清学标志物提示抗-HBs阳性，丙型肝炎抗体阴性，甲胎蛋白正常，EB病毒、巨细胞、疱疹及风疹病毒等抗体阴性，血吸虫抗体阴性，血清铜及铜蓝蛋白正常，ESR 25mm/h，凝血功能、甲状腺功能正常，肿瘤标志物提示CA125稍高，其余正常，铁三项正常。多次腹水常规及生物化学检查提示为介于漏出液与渗出液间，腹水白蛋白12g/L，腹水腺苷脱氨酶正常，细胞学检查未找到肿瘤细胞。肝病自身抗体提示抗核抗体阳性，抗可溶性抗原（ENA）谱提示抗核抗体及抗着丝点抗体阳性，肠镜提示未见明显炎症及新生物，可见少许血管扩张。肝脏CT增强提示肝硬化腹水，食管下段静脉曲张，腹水。

患者入院后按照肝硬化腹水予以卧床休息、限盐、适当利尿并加强抗炎处理。腹胀消退不明显，加强限盐并渐加大利尿剂，症状无缓解，期间多次复查腹腔B超提示腹水

肤增厚（弥漫性系统性硬化），到仅有少部分皮肤受累（通常只限于手指和面部）等均可见到。后者进展慢，在内脏典型病变充分显露之前可经过数十年之久。

基于皮肤受累的范围，将患者可分为局限性皮肤性系统性硬化和弥漫性皮肤性系统性硬化；前者硬化范围局限于手指，肢体远端和面部，因常伴有钙质沉着、雷诺现象、食管运动功能异常、肢端硬化及毛细血管扩张，故也称 CREST 综合征。而后者常会累及躯干和近端肢体，且其进展较快，很快出现广泛皮肤受累及早期器官受累。

系统性硬化有多种亚型，其临床表现和预后各不相同。目前一般以皮肤受累范围为主要指标，分为 4 种，见表 45-1。2013 年美国风湿病协会 - 欧洲抗风湿联盟公布了最新的诊断和分类标准（ACR-EULAR 标准，表 45-2）[3]。新的诊断标准有较高的敏感性和特异性，分别为 0.91 和 0.92。

表 45-1 系统性硬化的临床亚型

临床亚型	临床表现	自身抗体主要靶点	疾病病程
局限性皮肤性系统性硬化	远端皮肤纤维化，指端硬化，毛细血管扩张，钙质沉着 严重间质性肺疾病及硬皮病，肾危象很少见	着丝粒蛋白	雷诺现象可能最先出现，进展较慢，较晚出现肺动脉高压
弥漫性皮肤性系统性硬化	近端皮肤纤维化，包括肘关节和膝关节、躯干可能出现肌腱摩擦感	拓扑异构酶 I 和 RNA 聚合酶Ⅲ	快速进展出现皮肤纤维化早期出现肾脏、心脏和肺部并发症
系统性硬化 sine 硬皮病	无皮肤受累	核蛋白和着丝粒蛋白	雷诺现象，甲襞毛细血管异常及肺动脉高压
重叠综合征	在系统性硬化情况下出现其他结缔组织病的特征	U1 RNP，PM-Scl，Ro，La	主要是肌肉骨骼受累肺纤维化和硬皮病肾危象不常见

表 45-2 2013 年美国风湿病协会 - 欧洲抗风湿联盟公布的最新诊断和分类标准

条目	子条目	权重或分数
手指或双手皮肤增厚，扩展至掌指关节处	NA	9
手指皮肤增厚	手指肿胀	2
	指端硬化	4
指尖病灶	远端溃疡	2
	指尖点状瘢痕	3
毛细血管扩张	NA	2
甲襞毛细血管异常	NA	2
肺部受累	肺动脉高压和（或）间质性肺疾病	2
雷诺现象	NA	3
硬皮病相关性自身抗体	着丝粒，拓扑异构酶或 RNA 合成酶特异性抗体	3

检索相关文献，CREST 综合征并原发性胆汁性肝硬化临床相对常见。有研究显示，原发性胆汁性肝硬化（PBC）合并舍格伦综合征（Sjögrens syndrome，SS）最为常见。在

113 例 PBC 患者中，66 例合并 SS（58%），有 10 例合并 SSc（9%），其中 SSc 主要类型为 CREST 综合征。日本学者报告过 26 例 PBC-CREST 重叠综合征，其中 16 例（61.5%）合并 SS。

19 世纪后期，Banti 等报道了一组以贫血、消化道出血及显著脾功能亢进为表现的病例[4]。目前班替综合征是一种以门静脉高压、门静脉炎症为表现，而无肝硬化的综合征。这些年来，有一些其他名称来描述它，在印度称非硬化性门静脉纤维化（noncirrhotic portal fibrosis，NCPF），在美国称肝门静脉硬化（hepato portal sclerosis），在日本称为特发性门静脉高压症（IPH）[5]。由于临床病理表现相似，很难明确区分，故目前认为是同一疾病，普遍接受的名称是 IPH[6]。

IPH 的发病机制仍不明确，其致病学说[7-9]主要有：①中毒学说，如长期接触某些化学物质；②感染学说，慢性或反复腹腔内感染引起的门静脉炎症是 IPH 的发病原因之一；③血栓学说，IPH 发病初期，肝内的小门静脉分支内可能存在临床无法检测的微小血栓并最终导致门静脉周围纤维化，但肝外门静脉阻塞继发血栓形成是一个单独的临床过程，并且肝外门静脉血栓的形成往往发生于 IPH 进展期；④自身免疫学说，部分自身免疫性疾病与 IPH 密切相关；⑤遗传学说。

目前大多数 IPH 病例报道来自于亚洲，尤其是印度及日本。目前全球已有许多本病的报道，但由于临床对本病警惕性不高，且需要行包括肝脏活组织病理学检查的许多检查及本病无确诊的更好手段等诸多因素，导致很多患者误诊[4]。本例患者起病后起初误诊为肝硬化腹水，后因肝脏活组织病理学检查而确诊。

IPH 肝脏组织学改变无特异性，在不同时期有差异，在同一肝脏的不同位置也有不同。Okudaria 等[5]总结了以下 3 点：①门静脉主干及其肝内大分支有显著的血管周围纤维化改变，这些血管内膜增厚，并伴中层平滑肌过度增生，血管腔偶见狭窄，而一些门静脉管腔正常，甚至扩张。门静脉末梢支可以观察到有 2 种纤维化形式：一种是 IPH 的特征性改变，即门静脉末梢支管壁纤维化伴显著管腔狭窄。另一种是形成钉状纤维突起，向肝实质延伸，一些甚至连接到另一门静脉末梢支，并和中央静脉与门静脉主干及大分支相关，末梢支内极少见到血栓。②晚期病例常可见被膜下区肝实质塌陷，肝小叶内结构常可保存，但门静脉区及中央区结构紊乱，内假小叶少见。③在肝实质明显萎缩处可见肝静脉血管硬化及狭窄，这可能是长期门静脉血流异常的结果。本例患者肝脏活组织病理学检查基本排除其他可能的疾患，且病检未见其他疾患相对特征性的表现，如明显肝硬化，肝脏明显炎症或坏死，相对特征性的表现为门静脉末梢管壁明显纤维化，并伴有细小分支的闭塞，而整体符合 IPH 的诊断。

日本 IPH 研究委员会制订了 IPH 的诊断要点[6]：①肝功能试验正常或接近正常；②存在食管胃底静脉曲张；③1 种或 1 种以上血液成分减少；④肝脏闪烁扫描示无明显肝硬化；⑤肝静脉插管检查示肝静脉楔压无明显升高；⑥肝脏大体观察无肝硬化征象，但肝脏表面可表现为不平整，小部分区域可能会看到结节；⑦组织学证实门静脉有纤维化，但实质内无弥漫性结节；⑧门静脉压力增高。并非必须具备以上每一条标准才能诊断，但是必须确有门静脉高压并且可绝对排除肝硬化、肝静脉及门静脉阻塞。本例患者诊断符合相关诊断标准。

正确处理腹水、食管胃底静脉曲张和脾功能亢进是治疗的关键。近年来内镜下注射硬化剂或内镜下套扎联合血管活性药物用于控制急性静脉曲张出血有效率高达 95%，在临床上逐渐取代外科紧急分流术。对于无肝衰竭者，可择机再行门奇静脉断流术或门体分流术。对明显脾功能亢进者，可选择部分脾栓塞或脾切除术[6]。少数进展为肝衰竭的 IPH 患者是肝移植的合适的对象。本例患者今后是否需要择机行脾脏切除术并奇静脉断流术，以获得一定疗效仍有待于长期疗效随访观察。但无论如何，该患者基础疾患 CREST 综合征的病因治疗也是其疗效获得的重要基础。

四、专家点评

腹水相关的症状与体征在临床十分常见，根据引起腹水的原因可分为肝源性、肾源性、心源性、血管源性（静脉阻塞或狭窄）、营养不良性、癌性、结核性等，此外还包括其他内科疾病表现为腹水的。腹水是失代偿期肝硬化患者常见且严重的并发症之一，也是肝硬化自然病程进展的重要标志。在我国，由于大量慢性乙型、丙型肝炎患者的存在，导致肝炎相关性肝硬化亦十分常见。发现腹水症状及体征时，临床医生第一个想到的就是肝炎相关肝硬化，尤其是影像学提示肝硬化诊断时，诊断似乎很容易。但是，正如本例患者的诊治过程一样，当通过详细的病史询问与查体，以及一系列的实验室检查均无法确定其肝硬化病因时，尤其是按肝硬化腹水治疗效果不佳时，就有必要回头审视肝硬化的诊断了。本例患者的肝脏 CT 增强提示肝硬化，遗憾的是，作者没有提供本例患者的 CT 图像。对于 CT 等影像学提供的肝硬化诊断，一方面，我们应寻找典型的影像学特征，另一方面，我们应始终注意的是，当影像科医生可能只看到了影像学的变化，而未能或无法获取患者的临床信息时，其诊断是存疑的。肝硬化时腹水的形成常是几个因素联合作用的结果，门静脉高压是腹水形成的主要原因及始动因素，低蛋白血症、肾素 - 血管紧张素 - 醛固酮系统失衡也在腹水的形成中发挥作用。细菌感染也会使腹水急剧增加或难以消退。现有的腹水检查，如腹水常规、生化、结核抗体、细胞学分析、血清与腹水白蛋白梯度值等的结果往往模棱两可，对于分析腹水成因帮助不大，相对而言，其阴性预测价值更大。在本例，在无法用常见的原因解释腹水成因且按常规治疗效果不佳时，或许医生可能满足于"特发性门静脉高压症"的诊断，但作者注意到了患者起病诱因为指尖溃疡久治不愈，尔后逐渐出现腹水，且其间伴有雷诺现象，血管扩张（肠腔及手指）、手指溃疡形成、钙质的沉着等，体检可见患者双手指肿胀明显，触之较坚韧，皮肤不易捏起，体毛少，相对较特征性的皮肤改变，从而考虑"局限性皮肤性系统性硬化（CREST 综合征）"的诊断。对于明确的肝硬化病例，行肝脏穿刺组织病理学检查风险是很大的，但对于不考虑肝硬化的肝病患者，如无其他禁忌证（如肝衰竭等），则是很有帮助的。此病例给我们两点提示：第一，对于一名内科医生，尤其是感染科医生而言，坚持学习，保持开放的视野是必要的；第二，对于少见原因的慢性肝病的诊断，一支专业的病理医生队伍也是必要的。

作者：王文虎 黄顺东 吴国栋（湖北省荆州市第二人民医院肝病二科）
点评者：蔡大川（重庆医科大学附属第二医院）

参 考 文 献

［1］Hoefs JC. Serum protein concentration and portal pressure determine the ascitic fluid protein concentration in patients with chronic liver disease. J Lab Clin Med，1983，102（2）：260-273.

［2］Allanore Y，Simms R，Distler O，et al. Systemic sclerosis. Nat Rev Dis Primers，2015，1：15002.

［3］van den Hoogen F，Khanna D，Fransen J，et al. 2013 classification criteria for systemic sclerosis：an American College of Rheumatology/European League against Rheumatism collaborative initiative. Arthritis Rheum，2013，65（11）：2737-2747.

［4］Schouten JN，Garcia-Pagan JC，Valla DC，et al. Idiopathic noncirrhotic portal hypertension. Hepatology，2011，54（3）：1071-1081.

［5］Cuadrado Lavín A，Aresti Zárate S，Delgado Tapia A，et al. Hepatoportal sclerosis：a cause of portal hypertension to bear in mind. Gastroenterol Hepatol，2008，31（2）：104.

［6］Okudaira M，Ohbu M，Okuda K. Idiopathic portal hypertension and its pathology. Semin Liver Dis，2002，22（1）：59-72.

［7］Harmanci O，Bayraktar Y. Clinical characteristics of idiopathic portal hypertension. World J Gastroenterol，2007，13（13）：1906-1911.

［8］Zamani F，Amiri A，Shakeri R，et al. Celiac disease as a potential cause of idiopathic portal hypertension：a case report. J Med Case Rep，2009，3：68.

［9］Sato Y，Nakanuma Y. Role of endothelial-mesenchymal transition in idiopathic portal hypertension. Histol Histopathol，2013，28（2）：145-154.

病例 46　以不明原因腹水为表现的非硬化性门静脉高压症 1 例

关键词：腹水；门静脉高压

一、病例介绍

患者男，36 岁，安徽省六安市人，职业司机。因"反复腹胀伴乏力 1 年余，加重 1 个月"于 2015-07-17 入住华山医院感染科。患者 2014-04 劳累后出现腹胀、食欲减退，晨起小便发黄，伴有全身乏力，无发热，无呕吐、腹泻。自认为胃部不适，服用护胃药物无明显缓解。当地医院超声检查提示腹腔积液。2014-08-12 于安徽省立医院住院，查 HBsAg（－），HCV-IgG（－）；查 WBC 7.18×10^9/L，NEU% 61.8%，PLT 89×10^9/L，ALT 68U/L，AST 38U/L，ALP 185U/L，肝功能基本正常，T-SPOT（－）；腹水：有核细胞 486×10^6/L，单核细胞 97.5%。查腹部 B 超提示肝脏饱满欠均匀，脾大，大量腹腔积液，胆囊壁增厚，门、脾静脉血流通畅。查上腹部 MRI 提示肝硬化伴再生结节形成，脾大、腹水。腹水为渗出液，炎症指标增高，且患者间断发热，考虑患者为肝硬化伴自发性腹膜炎可能，先后予哌拉西林他唑巴坦、亚胺培南西司他丁、万古霉素抗感染，螺内酯、呋塞米利尿。患者腹水较前明显减少，症状好转后出院。2014-11-04 复查 B 超提示肝脏弥漫性病变，肝脾大，胆囊壁水肿增厚，腹腔积液。2015-06 始患者自觉腹胀明显，肢体乏力，食欲较前略减退，2015-07-09 复查 B 超提示肝弥漫性病变（肝硬化），腹腔积液，门静脉未见明显异常，下腔静脉及肝静脉血流畅通。为进一步诊治，以"肝硬化失代偿"入院。

既往史：否认病毒性肝炎史，否认高血压史、糖尿病史等。

个人史：否认饮酒、吸烟史。

家族史：无特殊。

入院查体：T 37.1℃，P 80 次/分，R 18 次/分，BP 110/75mmHg。神志清，对答切题，查体合作。肝掌（－），蜘蛛痣（－），无皮肤、巩膜黄染，无瘀斑、瘀点。心律齐，无杂音，两肺呼吸音清，未闻及干湿啰音。腹膨隆，腹壁柔韧，下腹深压痛，腹肌略紧张，反跳痛可疑阳性，肝脾肋下未触及，肝、肾无叩击痛，肠鸣音 4 次/分，移动性浊音阳性。

入院诊断：①肝硬化原因待查；②肝硬化失代偿伴腹水，自发性腹膜炎？

入院后辅助检查：血常规示 WBC 8.39×10^9/L，NEU% 67.4%，Hb 150g/L，PLT 102×10^9/L。肝功能生物化学指标：ALT 43U/L，AST 29U/L，ALP 143U/L，GGT 90U/L，Alb 42g/L。自身抗体（－）、补体/免疫球蛋白正常。铜蓝蛋白正常、铁代谢正常，病毒性肝炎标志物（－），肿瘤标志物（－），T-SPOT（＋）。腹水常规和生化有核细胞计数 946×10^6/L，中性粒细胞 19%，淋巴细胞 43%，间皮细胞 38%，腹水蛋白 44g/L（提示腹水为渗出液）。骨髓检查未发现异常。胃镜检查见食管胃底静脉曲张。肝脏 MRI 增强及门静脉系统 CTV 提示肝静脉、脾静脉、门静脉通畅，肝脏硬化结节可能（图 46-1、图 46-2）。

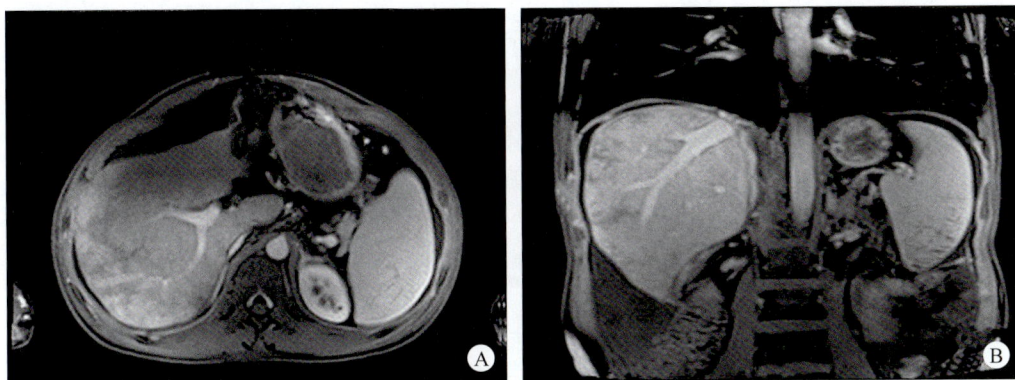

图 46-1　肝脏 MRI 未见肝静脉、门静脉充盈缺损，肝脏多发结节

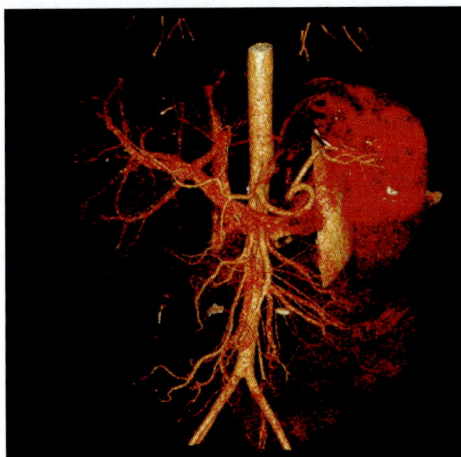

图 46-2　门静脉 CTV 提示门静脉系统通畅

原因：①患者入院时腹部触诊有揉面感，长期间歇发热；②腹水为"渗出液"，且腹水有核细胞以淋巴细胞为主；③ T-SPOT（＋）；④炎症指标增高，且肝硬化患者为包括结核在内各种感染的易感人群。在未能获得明确病原学依据的条件下开始了 1 个月的诊断性抗结核治疗。1 个月以后，患者腹胀有所加重，腹穿时腹水因压力较高，直接从穿刺针喷出。

经过与患者家属商议，2015-09-30 行腹腔镜下腹膜活组织检查＋肝脏活组织检查。病理学检查结果：肝，灰褐组织 1cm×0.5cm×0.3cm；腹膜，灰白膜样物 1cm×0.3cm×0.2cm。免疫酶标记结果：CK7（胆管＋），HBsAg（－），HBcAg（－），HCV（－），CD34（血管＋），CK19（胆管＋），LCA（散在＋），网状染色（汇管区纤维组织增生），Masson（汇管区纤维组织增生）。病理学检查结论：（肝）非硬化性门静脉纤维化（特发性门静脉高压症，门静脉硬化症）。（腹膜）间皮轻度增生伴慢性炎症（图 46-3）。2015-10，患者行肝移植术，术后恢复良好。

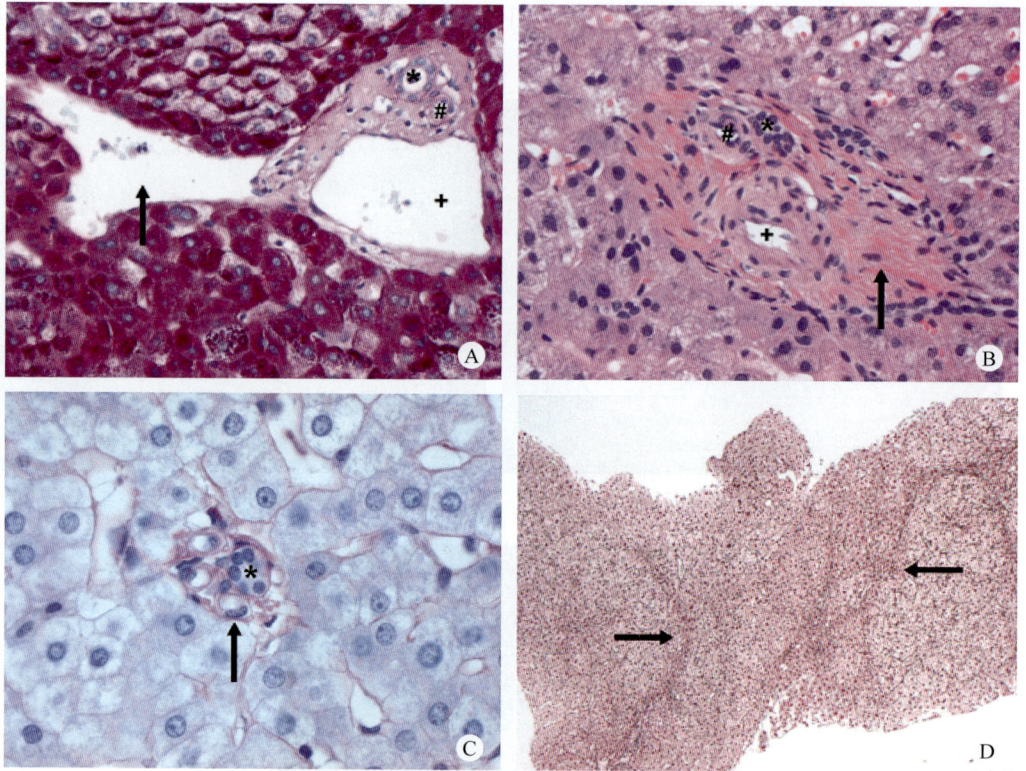

图 46-3 肝脏活组织病理学检查提示门静脉纤维化，小分支闭塞，有旁路血管生成，肝脏结节性再生

二、临床诊治思维过程

患者"肝硬化"伴腹水 1 年余，肝损伤原因不明，入院之时考虑的诊断为肝硬化失代偿伴腹水，自发性腹膜炎可能。由于抗生素治疗无效，T-SPOT 阳性，曾拟诊为自发性腹膜炎，诊断性抗结核治疗 1 个月无缓解。后通过肝脏活组织病理学检查明确诊断。鉴别诊断：

（1）肝炎后肝硬化：慢性乙型肝炎、慢性丙型肝炎、自身免疫性肝炎的患者未经及时抗病毒或免疫抑制治疗，经过数年至数十年后可能发展至肝硬化失代偿。肝炎后肝硬化患者出现大量腹水时一般肝脏合成功能明显减退，常有较明显的低蛋白血症、凝血酶原时间延长、胆红素不同程度升高，部分患者出现肝性脑病、肝肾综合征。患者自出现腹水以来，肝脏合成功能基本正常，凝血功能正常，胆红素始终低于正常范围上限，腹水明显与肝功能代偿程度不符合。经反复检查，病毒性肝炎标志物阴性，自身抗体阴性，铁代谢、铜代谢指标正常，肝炎后肝硬化依据不足。

（2）慢性骨髓增殖性疾病：包括原发性骨髓纤维化、真性红细胞增多症、原发性血小板增多症、慢性粒细胞白血病，常引起门静脉高压。慢性骨髓增殖性疾病是造血干细胞克隆增殖所致的骨髓增殖性肿瘤，表现为不同程度的血细胞减少或细胞增多，外周血出现幼红细胞、幼粒细胞和骨髓外造血。产生门静脉高压的原因包括脾脏髓外造血增加脾脏血流量、门静脉系统内血栓形成。该病导致的门静脉高压特点包括：即便有腹水，肝脏合成功能相对正常；外周血白细胞、血小板增多，见幼稚细胞；骨髓干抽，骨髓病理学检查见纤维化。患者在外院及笔者所在医院行多次骨髓检查均未发现异常，外周血白细胞、血小板基本正常或偏低，可以排除本病。

（3）先天性肝纤维化：是一组相对少见的常染色体隐性遗传病，临床以门静脉高压和肝功能正常为特点，常合并多囊肾、肝内或肝外胆管发育异常。根据临床表现可分为：门静脉高压型、胆管炎型、门静脉高压合并胆管炎型、无症状型，各年龄阶段均可发病，但以 10 岁以内起病居多。本病门静脉高压型的特点是门静脉高压显著，常有消化道出血、腹水，但肝功能相对正常，转氨酶一般不高。若反复发生消化道出血，肝脏也可因缺血缺氧性损伤出现结节性硬化。此外，先天性肝纤维化常合并多囊肾、肝内外胆管发育异常。病理特点是汇管区显著增宽，小胆管异常增生伴扩张，肝小叶结构相对完整。患者影像学检查并未发现肾脏、肝内外胆管异常，肝脏病理特点与先天性肝纤维化不符，可以排除该诊断。

三、诊疗体会

患者为年轻男性，以大量腹水起病，胃镜见食管胃底静脉曲张，提示门静脉高压。患者门静脉高压特点显著，但 1 年多的病程中肝脏合成功能相对完好，无转氨酶、胆红素明显升高，与典型的肝炎后肝硬化不同。遗憾的是当时未能检测肝静脉压力梯度，以区别窦前性、窦性或窦后性门静脉高压。诊疗过程中，曾因 T-SPOT（+），腹水呈现渗出液而考虑"结核性腹膜炎"，予诊断性抗结核治疗无效。患者腹水量巨大、腹腔压力很高，与常见的结核性腹膜炎也存在区别。

入院后辅助检查排除了各种慢性肝损伤原因，如病毒性肝炎、遗传代谢性肝病、自身免疫性肝病。骨髓检查则否定了慢性骨髓增殖性疾病。影像学检查排除了常见的肝后性门静脉高压症病因，如布－加综合征，也排除了门静脉系统血栓形成。由于肝硬化原因不明确，我们进行了肝脏活组织病理学检查，最终诊断为非硬化性门静脉高压症。

非硬化性门静脉高压症，本质是窦前性的门静脉高压，与血吸虫肝病类似，是肝脏门静脉细小分支非特异性炎症导致的阻塞性病变。临床表现以脾大、腹水、消化道出血为主，而肝脏合成功能保持相对完好[1]。需除外肝炎后肝硬化、血液系统疾病、肝静脉/门静脉阻塞及先天性肝纤维化等。多数患者肝功能基本正常，肝脏代偿能力与腹水、门静脉高压程度无关，很少有肝性脑病。除非反复发生消化道出血、自发性腹膜炎，一般生存时间较长[1, 2]。与肝炎后肝硬化不同，肝静脉压力梯度正常或轻度升高。发病机制包括免疫异常、感染、药物毒物等。该病常见于系统性硬化症、系统性红斑狼疮、克罗恩病患者，也多见于经济条件较差的人群，此外一些药物如双脱氧肌苷、砷剂、硫唑嘌呤等也可能增加非硬化性门静脉高压症的风险。治疗一般仅针对门静脉高压症的并发症，如腹水、消化道出血，患者生存时间较长，超过 80% 的患者可以生存 10 年以上[1-3]。

四、专家点评

本病例的主线是门静脉高压伴腹水。根据肝功能、生物化学、病原学、影像学检查，排除常见原因肝硬化所致门静脉高压并不难，其难点是想到和鉴别非硬化性门静脉高压的原因。可贵的是医疗团队抓住了这个主线，果断地利用腹腔镜做了活组织检查，诊断得以确立，其他问题也就迎刃而解了。

从这个病例我们可以得出一个重要启示，门静脉高压虽常见于各种病因的肝硬化，但当常规的病原学、生物化学、影像学检查不支持肝硬化机制时，应及时将关注点转移到非硬化性原因上。在排除了窦后性的血管因素后，应想到骨髓增殖性疾病和特发性门静脉高压。我们在20世纪90年代曾在《中华血液学杂志》总结分析了以门静脉高压为主要表现的骨髓纤维化的特点，提出对于有巨脾、门静脉高压，但肝功能尚好、脾功能亢进不明显者，应想到原发性骨髓纤维化的可能。特发性门静脉高压诊断较困难，不少医生找不到门静脉高压的原因就把其归为该疾病，这其实是不严谨的。本病例争取到病理证据，使得非硬化性门静脉纤维化诊断可信可靠。本病例的介绍也存在一点缺憾，没有进一步解释多次腹穿均为"渗出液"的原因。

作者：黄翀（复旦大学附属华山医院感染科）

点评者：阎明（山东大学齐鲁医院）

参 考 文 献

［1］Rajekar H，Vasishta RK，Chawla YK，et al. Noncirrhotic portal hypertension. J Clin Exp Hepatol，2011，1（2）：94-108.

［2］Tanaka T，Sugawara Y，Kokudo N. The current clinical aspects of idiopathic portal hypertension. Intractable Rare Dis Res，2013，2（3）：94-97.

［3］Lee H，Rehman AU，Fiel MI. Idiopathic noncirrhotic portal hypertension：an appraisal. J Pathol Transl Med，2016，50（1）：17-25.

病例 47　肝结核 1 例

关键词：肝占位；肝结核；治疗

一、病例介绍

患者女，32 岁，工人，因"间歇性发热，发现肝占位 1 月余"入院。2010 年 12 月 1 日患者无明显诱因出现间断性发热，主要在凌晨 1：00～4：00，最高腋温 39℃，持续十余天，无明显寒战、咳嗽、咳痰、盗汗、恶心、呕吐、腹痛、腹泻、乏力等，一般情况可，小便量少，大便正常，无明显体重减轻。至某院门诊，查腹部 CT 示肝 S2 段团块影，性质待定：肝脓肿？肝癌？双肾萎缩；腹水。肝脏 B 超示肝左叶一 36mm×28mm 边界清晰、形态规则的低回声肿块，性质待定。予抗感染治疗（具体用药不详）3d 后体温正常，未再发；复查肝 CT 示肝 S2 段团块状低密度影范围较前稍有缩小，腹水较前减少。2010 年 12 月 14 日患者至笔者所在医院就诊，复查腹部 CT（图 47-1）示肝左叶一 28mm×25mm 占位，性质待定；双肾萎缩；腹水。2011 年 1 月 3 日再次查腹部 CT 示肝左叶一 26mm×21mm 低回声块影，性质待定；盆、腹腔积液。考虑左肝占位持续存在，为明确肝脏占位性质，拟行肝脏穿刺活检，门诊拟"左肝肿块查因"住院。既往有"慢性肾功能不全，尿毒症期，肾性高血压"病史 2 年余，规律腹膜透析及服用降压药物。

入院时体格检查：T 36.2℃，R 20 次 / 分，P 78 次 / 分，BP 180/110mmHg。全身皮肤、巩膜无黄染，无肝掌、蜘蛛痣，全身浅表淋巴结未触及肿大，睑结膜苍白，心肺未闻及明显异常，腹壁未见静脉曲张，腹平软，全腹无压痛、反跳痛，肝脾肋缘下未扪及，Murphy 征（-），肝叩痛（-），腹水征（+），双下肢无水肿。

辅助检查：血常规示 Hb 60g/L；血生物化学指标示肌酐 1276.7μmol/L、肾小球滤过率 23.44ml/min；B 型尿钠肽（BNP）>35 000pg/ml；结核菌素试验（PPD）皮试（+）；肿瘤标志物（AFP、CEA、CA199、CA125、CA724 等 12 项）均正常；乙型肝炎 + 丙型肝炎：乙型肝炎表面抗体阳性，其余项阴性；HIV+ 梅毒均阴性。胸片示心影稍增大。心电图正常。

初步诊断：①左肝占位性质待查：肝脏恶性病变（原发性肝癌、肝转移瘤、胆管细胞癌、肝脏脂肪肉瘤）？肝脏良性病变（肝脓肿、肝脏炎性假瘤、肝结核）？②慢性肾衰竭尿毒症期，肾性高血压，肾性贫血。改用血透及吸氧、降压、促进造血等对症支持治疗。2011 年 1 月 13 日复查 BP 150/100mmHg，血常规示 Hb 62g/L；血生物化学指标示肌酐 533μmol/L。心脏彩超示左心收缩功能正常（EF 53%）。患者左肝占位性质不明，请肾内科、心内科、感染科、放射科、肿瘤外科等多学科会诊，考虑病灶局限，手术更能处理病灶及明确诊断，且患者尚可耐受手术，经签字同意，于 2011 年 1 月 14 日行左肝肿块切除。术后腹水结核抗体：阴性；腹水常规 + 生物化学：外观黄色浑浊、李凡他试验（-）、TP 21.8g/L、Alb 15.2g/L、Glob 6.6g/L、LDH 196U/L、血浆抗利尿激素（ADH）43U/L、

细胞总数 $1060×10^6/L$、白细胞数 $680×10^6/L$、单核细胞 75%，多核细胞 25%、葡萄糖 5.12mmol/L。组织病理检查结果（图 47-2）：肝脏肉芽肿性炎症，多符合结核（增殖型）。遂修正诊断：①肝结核肉芽肿；②结核性腹膜炎？③慢性肾衰竭，尿毒症期，肾性高血压，肾性贫血；④心肌病变？加用异烟肼、利福喷丁、乙胺丁醇、吡嗪酰胺四联抗结核治疗，予以强化及巩固治疗，总疗程 12 个月。2015 年 12 月 14 日患者因肾衰竭伴发热入住笔者所在医院肾内科，发热考虑为导管相关性感染。复查腹部 CT 示左肺上叶纤维钙化灶（图 47-3）；肝 S5 段低密度灶，性质待查；肝左叶改变；双肾萎缩；右肾结石；脾稍大。继续随访，规律血透 2～3 次 / 周。

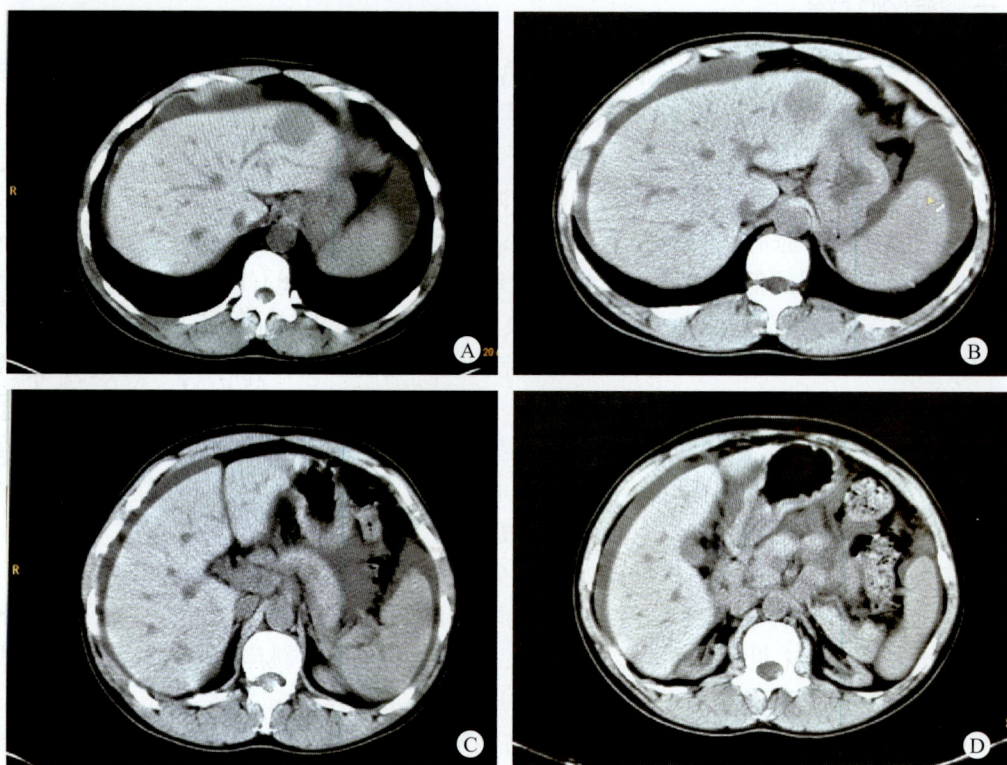

图 47-1　2010 年 12 月 14 日腹部 CT 平扫结果

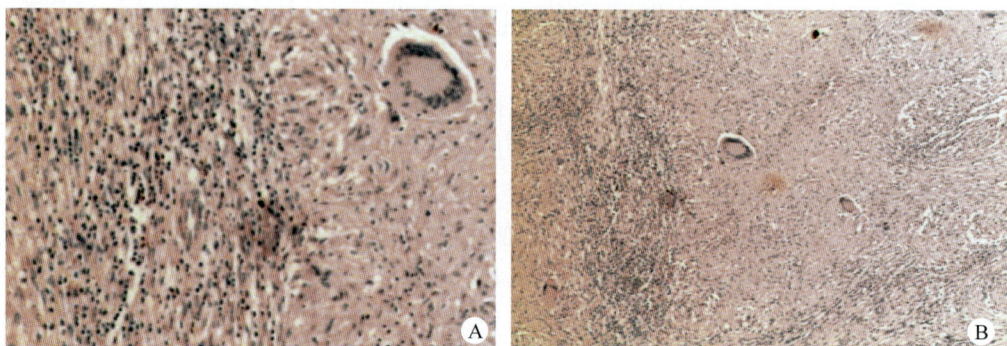

图 47-2　肝组织病理学结果

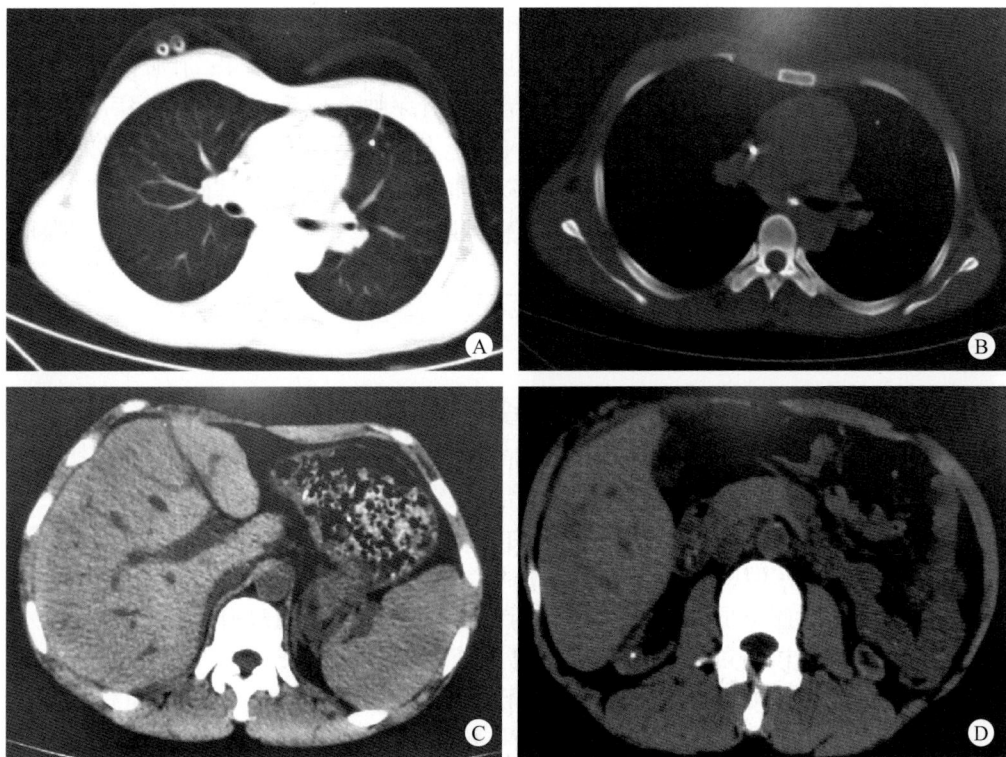

图 47-3 2015 年 10 月 24 日腹部 CT 平扫结果

二、临床诊治思维过程

患者为中年女性，主因"间歇性发热，左肝占位伴腹水"就诊，无畏寒、高热、咳嗽、咳痰、恶心、呕吐、乏力、厌油、消瘦、腹痛、腹泻等，一般情况可。既往有慢性肾病，无肝炎、结核病史。查体发现腹水征阳性，其余无异常。实验室炎性指标及肿瘤标志物均不高，转氨酶正常。多次复查腹部 CT 示左肝占位变化不明显。

需要考虑与以下疾病鉴别：①原发性肝癌，常有肝炎、肝硬化病史，伴肝大、肝区疼痛、消瘦、乏力、食欲减退等，AFP 等肿瘤标志物升高，CT 影像学多表现为"快进快出"，本例不支持；②胆管细胞癌，多有肝内胆管结石、血吸虫病史，有腹痛、黄疸、胆道扩张表现，GGT、ALP 升高，肝左叶多见，多为边界不清的低密度灶，部分钙化，本例不支持；③细菌性肝脓肿，常有高热、乏力、食欲减退、体重减轻等中毒症状，起病急，进展快，查体有肝大、压痛，白细胞等炎性指标明显升高，CT 可见成簇征或集合征，增强扫描后壁的强化更明显，本例无明显感染中毒症状，不支持；④肝脏炎性假瘤，多为单发，短期内肿块可缩小，表现为间歇性发热、上腹部疼痛伴消瘦，部分右上腹可触及质韧、光滑肿物，白细胞、血沉、C 反应蛋白可升高，CT 平扫为低密度灶，无增强，本例患者左肝单发占位伴间歇性发热，抗感染治疗似乎有效，有支持点；⑤肝结核，临床表现不典型，以发热、乏力及肝大较常见，可合并肝区钝痛、触痛或轻中度黄疸，PPD（＋），ESR 升高，转氨酶正常，本例有支持点。

拟进一步完善肺部影像、肝占位增强 CT、腹水性质等辅助检查，但患者及其家属强烈要求明确左肝占位性质，予以完善手术前相关检查、综合支持对症治疗，评估手术风险，征得患者家属签字同意后，行肝左叶（肿块）切除。术后组织病检结果：肝脏肉芽肿性炎症，多符合结核（增殖型），至此考虑诊断肝结核性肉芽肿。规范抗结核治疗后病情稳定，但2015年12月14日患者因肾衰竭伴发热入住笔者所在医院肾内科，发热考虑为导管相关性感染，查腹部CT示肝S5段低密度灶，性质待查，因患者有基础病慢性肾衰竭，不能完全排除肝结核复发可能，也可能为导管感染肝脓肿，患者及家属拒绝CT增强检查进一步明确病变性质。

三、诊疗体会

肝结核临床较为少见，诊断比较困难，多继发于肺结核，85%的肝结核伴有肺结核，粟粒型肺结核70%～100%继发肝结核[1]。肝结核的基本病理改变为结核性肉芽肿，可表现为液化坏死、干酪样坏死、纤维组织增生及钙化，各种病理类型可同时存在。病理分型目前无统一标准，多数学者认为可分为：肝内胆管型、浆膜型、实质型。实质型根据CT表现可分为粟粒型、结节型和结核瘤型。肝结核的感染途径主要有：①消化道的结核杆菌通过门静脉感染肝脏；②全身血行播散性结核杆菌通过肝动脉导致肝脏感染；③脊柱结核或腹腔结核通过邻近器官或淋巴系统导致肝脏感染[2]。

肝结核临床表现不典型，以发热和肝大较常见，部分可合并肝区钝触痛和黄疸。黄疸可能是因为大量结核杆菌阻塞肝内小胆管或阻塞腺泡内毛细胆管、肝内结核性肉芽肿破坏肝实质或破溃至胆管及合并中毒性肝损害，多见于慢性播散性结核及结核病的终末期伴肝结核，提示病情危重，预后较差。肝结核由于发展缓慢，表现隐匿，缺乏特异性临床症状，影像学表现多样，导致诊断率低，易误诊，符合下列情况者应高度怀疑肝结核：①既往无结核病史，新近出现不明原因的发热、盗汗、乏力、体重下降、腹痛、黄疸、肝脾或淋巴结肿大及肝区压痛；②血沉、碱性磷酸酶、血清球蛋白增高，而转氨酶正常；结核菌素试验阳性，腺苷脱氨酶增高；③影像学提示肝内有斑片或结节状低密度灶、囊性暗区、点线状高密度灶，CT增强后轻度强化[3]。肝结核的诊断标准：①肝组织抗酸染色阳性；②肝外脏器存在结核杆菌，肝肿物合并朗格汉斯巨细胞或干酪样坏死；③剖腹探查或腹腔镜检查发现典型结核改变；④抗结核治疗有效。诊断金标准仍为肝脏病理组织活检[4]。

肝结核明确诊断后，无论是否进行外科处理，均应进行正规的内科治疗：由于该病进展缓慢，病程较长，肝脏已有损害，多伴贫血、低蛋白血症及免疫功能低下等，常选用异烟肼、利福平、乙胺丁醇和吡嗪酰胺四联抗结核及护肝、营养支持、增强免疫等综合治疗。抗结核治疗强调规律、早期、联合、适量、足疗程应用，疗程多为6～12个月，必要时18个月。符合下述条件者应选择手术治疗：①胆管型结核合并胆道大量出血者；②肝结核患者合并门静脉高压症者；③病灶对肝门部形成压迫者；④个体较大的单发结节型结核者；⑤较大的肝门部淋巴结结核。常采取不规则肝部分切除术[5]。

针对本病例的诊治过程，有如下体会：①临床医生接诊以发热、肝占位伴腹水者除考虑肝癌、肝脓肿等多发常见病，还必须加强对肝结核等少见病的学习和积累，发散思维，开阔思路，避免误诊、漏诊。②对于肝脏占位性质不明患者，增强CT对鉴别病灶性质具有重要意义，要尽早完善及多次复查。当时检查或因条件有限，或医生并不理解增强CT的检查价值，抑或家属不理解与支持。确诊需要依靠最终的病理组织活检结果，结合病原学染色或核酸检测证实。③肝结核常由消化道的结核杆菌、全身血行播散性结核杆菌及脊柱腹腔结核菌通过门静脉、肝动脉及邻近淋巴系统、器官导致肝脏感染，故诊断前后还要排除胸部、胃肠道、脊柱、子宫及附件、甲状腺等部位是否合并结核病灶，本例患者 2015 年 12 月 14 日查腹部 CT 示左肺上叶纤维钙化灶，以前只做过胸片，结合病灶部位，手术前或许有肺结核可能，只是胸片上病灶与纵隔重叠，未能真实反映；同时 PPD 皮试、血沉、TB-PCR、γ- 干扰素释放试验有辅助诊断意义。④要严格把握手术指征，结合医院诊疗水平，当无法行肝脏穿刺活检或病检，但高度怀疑肝结核时，可考虑诊断性抗结核治疗。⑤肝结核目前尚无统一停药标准，疗程多为 6 ～ 12 个月，可根据患者生命体征、有无全身中毒症状、病灶范围、其他部位病灶、实验室检查结果酌情延长疗程。⑥肝结核患者复诊一旦发现肝脏新发低密度灶须高度警惕肝结核复发可能，应复查腹部增强 CT，必要时可再次行肝脏穿刺活检。

四、专家点评

世界卫生组织报告，2016 年全球有 1040 万人患结核病，2015 年有 180 万人因结核病死亡，结核病成为世界上最大的传染病杀手。近年来，由于交通的快捷与方便，城乡之间人员的广泛交流，在 20 世纪 80 年代曾一度消灭的结核病又卷土重来。根据世界卫生组织（WHO）估算，中国 2014 年的新发肺结核病人数为 93 万，位居全球第三位。国务院办公厅《"十三五"全国结核病防治规划》提出，到 2020 年，肺结核发病和死亡人数进一步减少，全国肺结核发病率下降到 58/10 万以下，疫情偏高地区肺结核发病率较 2015 年下降 20%。

结核病最多见于肺结核。肝结核较为少见，多继发于肺结核，85% 的肝结核伴有肺结核。但近年来，多数首诊并确诊为肝结核的患者，并未发现明确的其他结核病灶，且无明确的结核病接触史，结核中毒症状及 PPD 等特征均不显著，而肝结核缺乏特异的症状和体征，临床误诊误治率较高。该病例为典型的容易误诊的肝结核病例。作者结合患者的病史、症状、体征及化验指标，围绕恶性肿瘤、肝脓肿、炎性假瘤等主要疾病进行鉴别诊断，做了详细明了的分析并选择了可靠的进一步检查，为最终明确诊断提供了可能。同时作者还详细介绍了如何避免工作中的误诊和漏诊等诊疗体会，值得广大临床工作者学习和借鉴。

作者：黄月月　彭忠田　唐简（南华大学附属第一医院）

点评者：韩英（空军军医大学西京医院）

参 考 文 献

［1］郑哲 . 肝结核的特征、临床表现及治疗效果 . 中国民间疗法，2016，24（9）：78-79.

［2］王全永 . 肝结核的 CT 表现及诊断要点 . 肝脏，2016，21（9）：746-748.

［3］次央，尼珍，善布卓玛 . 罕见原发性肝结核一例报告 . 病例报告，2015，15（69）：219-220.

［4］Maharaj B，Leury WP，Pudifin DJ. A prospective study of hepatic tuberculosis in 41 black patients. Q J Med，1987，62：517-522.

［5］张松旺 . 不同手术方法治疗肝结核的疗效评估 . 中国继续医学教育，2016，17（8）：148-149.

病例 48　反复不明原因腹水伴发热 1 例

关键词：腹水；发热；肝脾大

一、病例介绍

患者女，19 岁，于入院前 7 个月无明显诱因下出现腹胀伴腹围逐渐增大，有间断发热，1 次 / 月，最高达 39.4℃，有畏寒、寒战，肌内注射退热药后热度可退，无复升，躯干出现点状皮疹，病初有盗汗、乏力。遂至解放军 221 医院就诊，住院期间查 T-SPOT（-），肿瘤标志物 CA125 277.2U/ml，免疫指标未见明显异常，胸、腹、盆 CT 平扫结果显示肝大；腹腔大量积液；十二指肠降部及部分横结肠管壁增厚；胆囊腔密度增高，盆腔积液，其余未见明显异常，腹腔穿刺腹水常规回报符合漏出液改变，病理未见恶性细胞。诊断结核性腹膜炎，予抗结核治疗。后患者先后至黑龙江九三管理局医院、黑龙江传染病防治院、哈医大附属第一医院、北京胸科医院就诊，继查肠镜示结肠壁轻度水肿，胃镜示慢性非萎缩性胃炎伴胆汁反流。T-SPOT 有反应性，结核感染 T 淋巴细胞检测 A 孔 8，检测 B 孔 17，结核杆菌 DNA（-），均予抗结核相关治疗，2016 年 10 月 1 日起口服异烟肼、利福平治疗，2016 年 12 月 28 日起加用乙胺丁醇，于 2016 年 11 月 17 日行腹腔穿刺置管术，每日引流 2000 ～ 3000ml 淡黄色清亮液体。病程中患者无腹痛、腹泻，无恶心、呕吐，无咳嗽、咳痰，无关节疼痛，无水肿，无血尿。入院前 4d 患者腹腔置管内无液体流出，管周有大量液体渗出，患者出现反复高热，热峰达 39.2℃，有畏寒、寒战，肌内注射退热药后热可退，数小时后复升，遂至笔者所在医院急诊就诊，查 WBC $3.96×10^9$/L，NEU% 80%，Alb 27g/L，K^+ 3.32mmol/L，予泰能（亚胺培南西司他丁钠）、左氧氟沙星、甲硝唑抗感染，补达秀（氯化钾缓释片）口服补钾。现为求进一步诊治，拟"腹水待查"收治入院。入院诊断：腹水原因待查。

入院辅助检查：血常规示 CRP 38.4mg/L，WBC $5.24×10^9$/L，NEU% 54.8%，LYM% 29.6%，MON% 9.9%，EOS% 5.0%，BAS% 0.7%，NEU $2.87×10^9$/L，LYM $1.55×10^9$/L，MON $0.52×10^9$/L，EOS $0.26×10^9$/L，BAS $0.04×10^9$/L，RBC $3.86×10^{12}$/L，Hb 112g/L，HCT 0.345，平均红细胞体积 89.6fl，平均血红蛋白量 29.1pg，平均血红蛋白浓度 325g/L，红细胞分布宽度 14.5%，PLT $80×10^9$/L，血小板平均体积 11.2fl。

血生物化学检查：前白蛋白 59mg/L，ALT 12IU/L，AST 16IU/L，ALP 86IU/L，GGT 121IU/L，TBil 22.8μmol/L，DBil 6.0μmol/L，TG 47g/L，Alb 22g/L，A/G 0.88，TBA 19.1μmol/L，BUN 3.2mmol/L，CRE 41μmol/L，UA 315μmol/L，钠 136mmol/L，钾 3.05mmol/L，氯 100mmol/L，二氧化碳 23.0mmol/L，钙 1.85mmol/L，磷 0.80mmol/L，血清镁 0.84mmol/L，胱抑素 C 0.77mg/L，三酰甘油 0.87mmol/L，总胆固醇 2.85mmol/L，高密度脂蛋白胆固醇 0.92mmol/L，低密度脂蛋白胆固醇 1.64mmol/L，载脂蛋白 A Ⅰ 0.95g/L，载脂蛋白 B 0.64g/L，

脂蛋白（a）0.53g/L，载脂蛋白 E 2.8mg/dl，补体 50 46.0U/ml，游离脂肪酸 0.71mmol/L。

肿瘤学指标：AFP 1.92ng/ml，CEA 0.84ng/ml，鳞状细胞癌相关抗原 0.70ng/ml，CA125 109.00U/ml，CA724 0.47U/ml，CA199 8.50U/ml，CA242 1.4U/ml。弥散性血管内凝血：APTT 35.6s，PT 13.7s，INR 1.17，TT 16.30s，Fg 5.0g/L；纤维蛋白降解产物 11.3mg/L，D-二聚体定量 2.67mg/L。抗巨细胞病毒 IgG 0.00 AU/ml，抗巨细胞病毒 IgM 0.07 AU/ml，EB 病毒 EAIgG<5.00U/ml，EB 病毒 EBV IgM<10.00 U/ml，EB 病毒 VCAIgG 70.10U/ml，EB 病毒 EBNAIgG>600.00U/ml，抗单纯疱疹病毒 Ⅰ 型 IgG 阳性，抗单纯疱疹病毒 Ⅰ 型 IgM 阴性。HBsAg 0.010IU/ml，抗 -HBs 0.19mIU/ml，HBeAg 0.258S/CO（-），抗 -HBe 2.26S/CO（-），抗 -HBc 0.05S/CO（-），抗 -HBc IgM 0.07S/CO（-），抗 -HCV（-）。尿常规：白细胞阳性（++），比重 1.024，酸碱度 6.5，胆红素阳性，潜血阳性，红细胞（镜检）4 ~ 5/HP，白细胞（镜检）6 ~ 10/HP，上皮细胞（镜检）6 ~ 10/HP，管型（镜检）0/LP，颜色棕色，清晰度微混。

甲状腺功能：T_3 0.90nmol/L，T_4 62.72nmol/L，FT_3 2.79pmol/L，$FT_4$13.34pmol/L，TSH 3.2271U/ml，TGAb 1.50IU/ml，rT_3 58.84ng/dl，甲状腺球蛋白 15.170ng/ml，甲状腺过氧化物酶抗体（TPOAb）0.11IU/ml。腹水：颜色为黄色，透明度清亮，凝固物无，红细胞少量，李凡他试验阴性（-），有核细胞计数 $110.00×10^6$/L，总蛋白 12.00g/L，白蛋白 8g/L，乳酸脱氢酶 57.00IU/L，腺苷脱氨酶 5U/L，脱落细胞学检查未找到癌细胞。AFP 0.48ng/ml，CEA<0.50ng/ml，CA125 210.10U/ml，CA199<0.80U/ml。

红细胞沉降率 18mm/h，T-SPOT 结核感染 T 淋巴细胞（A 抗原）1，T-SPOT 结核感染 T 细胞（B 抗原）0，IgG 476mg/dl，IgA 143mg/dl，IgM 93mg/d，IgE<5.0IU/ml，C3 90mg/dl，C4 20mg/dl，IgG4 0.17g/L，循环免疫复合物 0.032。ENA 13 项阴性，ANA 阴性。β-1，3- 葡聚糖（真菌）阴性，降钙素原 0.35ng/ml，白介素 -1<5.00pg/ml，白介素 -2 受体 986.00U/ml，白介素 -6 20.00pg/ml，白介素 -8 102.00pg/ml，白介素 -10<5.00pg/ml，肿瘤坏死因子 6.27pg/ml。$CD3^+$ 79.7%，$CD3^+CD4^+$ 53.1%，$CD3^+CD8^+$ 24.0%。铁蛋白 58.7ng/ml，$β_2$- 微球蛋白 185ng/ml。乳酸脱氢酶 147IU/L。免疫固定电泳：IgG 阴性，IgA 阴性，IgM 阴性。蛋白电泳：白蛋白 45.5%，$α_1$- 球蛋白 7.9%；$α_2$- 球蛋白 16.5%。

2017 年 3 月 15 日肝胆胰脾超声：肝内散在小片状低回声；胆囊餐后；脾大，副脾；胰体未见明显异常。

2017 年 3 月 15 日腹水：腹腔内见无回声，最深处深约 101mm，内见引流管回声。

2017 年 3 月 16 日妇科超声：盆腹腔内游离无回声区，可见，深 92mm，盆腹腔积液。

2017 年 3 月 7 日上腹部 + 盆腔 CT 平扫：肝大。腹腔大量积液，腹腔引流管置管中；十二指肠降部及部分横结肠管壁增厚，肠系膜增粗，腹膜后及肠系膜间隙散在淋巴结显示；胆囊腔密度增高，壁显示不清；副脾；盆腔内见积液；腹膜后未见异常增大的淋巴结影；双侧腹股沟小淋巴结显示；子宫附件未见明显异常。

2017 年 3 月 17 日肝脏 MR 平扫＋增强扫描：肝脏形态肿大伴实质信号弥漫性异常，fsT_1W 序列信号不均匀降低，fsT_2W 序列信号增高，增强动脉期肝内见多发斑片状异常强化区，分布以门静脉小分支为中心，门静脉期及延迟期强化区逐渐向周围扩大。门静脉左、右支及其分支管径变细。肝静脉三支显示不清，下腔静脉对比剂充盈可，增强延迟期管腔内似见小片状低信号充盈缺损影。肝 6 段包膜下见一枚直径约 0.7cm 的结节状异常信号灶，T_1W 序列呈低信号，fsT_2W 序列呈高信号伴中央点状低信号，DWI 呈稍高信号，增强后病灶中央可疑点状强化。胆囊壁明显增厚伴延迟强化，黏膜面尚光整。肝内外胆管未见明显扩张。脾脏体积稍大，实质内未见异常信号灶。脾门区见一枚圆形异常信号灶，各序列信号与脾脏相仿。胰腺形态、大小正常，未见异常信号灶，胰管未见明显扩张。所示双肾形态大小信号未见明显异常。所示胃肠道充盈不佳，小肠及结肠管壁呈环形增厚肿胀。肠系膜间隙及腹膜后见多发淋巴结影。腹腔内见片状 T_1 低、T_2 高信号液性区，腹膜轻度均匀增厚。腹壁皮下软组织肿胀。附见右乳内 1 枚直径约 1.1cm 的 T_1、T_2 高信号灶，增强后进行性明显强化。诊断意见：肝大伴肝淤血，考虑布 - 加综合征可能，请结合临床除外变性（肝豆状核和淀粉样）；肝右叶包膜下囊肿；胆囊炎；脾稍大、副脾结节、腹腔积液；腹壁皮下软组织水肿；附见右乳强化结节。

二、临床诊治思维过程

入院后完善相关检查，肝脏 MR 结果显示肝大伴肝淤血，布 - 加综合征可能，即于 2017 年 3 月 22 日行下腔静脉造影，消毒铺巾后，右侧股静脉穿刺，猪尾导管插管至下腔静脉造影，导管远端位于肾静脉远心端水平，示下腔静脉显影清晰，肝段局部轻度狭窄。此处下腔静脉与右心房压力差 22cm H_2O。分别选择性插管至肝左静脉、肝中静脉和肝右静脉造影，显示肝左静脉近心端迂曲狭窄，肝右静脉和肝中静脉闭塞。考虑布 - 加综合征，行球囊扩张。住院期间予美罗培南抗感染，呋塞米、螺内酯利尿及保肝护胃等营养支持治疗，患者症状缓解后出院。3 个月后随访情况良好，无新发腹水。

鉴别诊断：

（1）肝硬化：这是腹水最重要的原因，根据肝病病史、肝功能减退及门静脉高压表现一般不难识别，出现腹水提示肝病进入失代偿期，如并发自发性腹膜炎，腹水介于渗出液与漏出液之间，此时鉴别变得复杂，应注意与合并结核性腹膜炎或肝硬化癌变进行鉴别。

（2）结核性腹膜炎：约占腹水的 10%，青年女性多见，多有其他结核病灶和结核中毒症状，伴以腹痛、腹泻等症状。体检多有慢性腹膜刺激和炎症表现，腹肌紧张呈揉面感。腹水呈渗出液，涂片查结核菌或做 PCR 检查有助于诊断。

（3）癌性腹水：多因消化道、女性生殖道肿瘤转移所致，原发病灶症状可有可无、可轻可重，腹部常有压痛和腹肌紧张等体征，腹水多呈血性，或为渗出液与漏出液之间，反复检查癌细胞最为重要。尚应寻找原发癌灶，必要时放腹水后检查，配合腹腔镜检查更有诊断意义。女性患者盆腔检查应列为常规。

（4）右心衰竭：可有肝脾大，腹水，颈静脉怒张，肝颈静脉回流征阳性，并有引起右心衰竭的原发疾病表现。

（5）肾源性腹水：有肾脏病的临床表现，以肾病综合征较多见，一般为多浆膜腔积液。

三、诊疗体会

布 - 加综合征可定义为任何导致正常流出肝脏的血流中断或减少的病理生理过程[1]。虽然已有人提出了其他的命名，但通常所使用的布 - 加综合征这个术语指的是肝静脉和

（或）肝内或肝上的下腔静脉形成血栓[2]。治疗推荐主要来源于回顾性研究和临床经验，治疗取决于病因、解剖学部位、血栓形成范围及肝脏的状况[3,4]。布－加综合征在女性中更常见，通常在 20 多岁或 30 多岁发病，但也可见于儿童或老年人[5]。

布－加综合征的患者可有肝大，黄疸和腹水最初可能不明显，但经常快速发展。超过 90% 的患者可通过超声检测到腹水，静脉曲张破裂出血也可能发生。

布－加综合征的治疗可分为内科治疗（包括支持治疗、抗凝治疗及溶栓治疗）、放射学措施［如血管成形术、经颈静脉肝内门体支架分流术（TIPS）］及外科手术干预（包括分流术和肝脏移植）。对特定方法或方法组合的选择取决于患者个体特定的布－加综合征临床和解剖学特征以及医疗中心的经验。

对于以腹水为主要特征，存在肝大，既往无酒精性肝病或肝炎病史的患者，需考虑布-加综合征可能，应在临床工作中特别注意。对于大量腹水、肝大的患者，及时行影像学检查及血管造影，对疾病的确诊及治疗有很大帮助。

四、专家点评

布－加综合征是由肝静脉和（或）其开口以上的下腔静脉阻塞导致的肝静脉回流障碍、肝脏淤血而产生的门静脉高压临床症候群。其病因可能与血栓形成、膜性阻塞、局部压迫等因素有关。临床上根据其阻塞部位的不同，表现为以肝静脉阻塞的临床表现及下腔静脉阻塞的临床表现，根据其病程长短可出现肝脏淤血、肝脏纤维化、肝硬化、门静脉高压等症状。

本病例中，患者主要表现为顽固性腹水，反复寒战、高热，因此诊断思路主要是腹水的鉴别诊断，常规思路是从肝源性腹水、肾源性腹水、心源性腹水、感染性腹水、肿瘤相关疾病进行一一排查。该病例在初次就诊时已经发现有肝大，腹水性质为漏出性腹水，第一次 T-SPOT 结果为阴性，若根据肝大伴有漏出性腹水这一线索进行详细的询问并记录其疾病史、传染病史、用药史、个人史及体格检查，再辅以肝脏影像学检查，则可能获得早期诊断。超声检查对布－加综合征具有积极、重要的诊断价值，通过肝静脉的血流信号及血流方向可评估其是否存在阻塞及阻塞的位置，超声检查也被中华医学会放射学分会介入学组颁布的《布－加综合征介入诊疗规范的专家共识》推荐为首选诊断方法，血管造影检查则是诊断布－加综合征的金标准及进行介入治疗的依据。

此外，该患者在整个病程中有反复发作的寒战、高热，根据其实验室检查，基本可以排除呼吸系统感染、泌尿系统感染、自发性腹膜炎等可能，但在介入治疗及抗感染治疗后病情缓解，且该患者 D- 二聚体升高。因此，不排除感染因素导致的肝静脉血栓形成所引起的布－加综合征。

作者：汤伟亮（上海交通大学医学院附属瑞金医院感染科）

点评者：孙文静　陈东风（陆军军医大学大坪医院）

参 考 文 献

［1］Menon KV，Shah V，Kamath PS. The Budd-Chiari syndrome. N Engl J Med，2004，350：578.

［2］Okuda K，Kage M，Shrestha SM. Proposal of a new nomenclature for Budd-Chiari syndrome： hepatic vein thrombosis versus thrombosis of the inferior vena cava at its hepatic portion. Hepatology， 1998， 28：1191.

［3］Valla DC. The diagnosis and management of the Budd-Chiari syndrome： consensus and controversies. Hepatology，2003，38：793.

［4］Klein AS，Molmenti EP. Surgical treatment of Budd-Chiari syndrome. Liver Transpl，2003，9：891.

［5］Mahmoud AE，Mendoza A，Meshikhes AN，et al. Clinical spectrum，investigations and treatment of Budd-Chiari syndrome. QJM，1996，89：37.

病例 49　以肝衰竭为表现的原发性肝脏 T 细胞淋巴瘤 1 例

关键词： 黄疸；肝衰竭；原发性肝脏 T 细胞淋巴瘤

一、病例介绍

患者女，37 岁，1 个月前劳累后出现纳差、乏力，自感恶心、厌油，无腹痛、腹泻等症状，稍事活动即感乏力明显，一直未予重视，1 周后发现皮肤、巩膜黄染，尿色加深如浓茶样，不伴发热、呕吐、关节酸痛等症状。于 2016-06-26 至合肥滨湖医院就诊，门诊查肝功能：TBil 219.9μmol/L，DBil 177.2μmol/L，ALT 284U/L，AST 182U/L，ALP 186U/L，GGT 313U/L，遂于当日入院治疗。入院查肝功能（2016-06-27）：TBil 238.2μmol/L，ALT 1010U/L，AST 696U/L，ALP 154U/L，GGT 214U/L；无甲、乙、丙、丁、戊型肝炎；凝血试验：PTA 73.0%。肿瘤标志物：AFP 16.93ng/ml，CA125 42.10U/ml，CA199 71.10U/ml，其余正常。腹部 B 超示"胆囊炎，胆囊颈部结石，腹腔少量积液"，磁共振胰胆管造影（MRCP）示"肝实质信号不均匀，考虑为肝脏损伤所致，胆囊颈部结石"，予"保肝、退黄、护胃等"常规治疗 2 周，复查肝功能（2016-07-11）：TBil 378.3μmol/L，DBil 234.0μmol/L，ALT 302U/L，AST 316U/L，ALP 105U/L，GGT 110U/L，Alb 30.10g/L；凝血试验：PTA 59.0%。患者仍感乏力、纳差，皮肤、巩膜黄染无消退。为求进一步诊治，来笔者所在医院就诊，拟诊为"急性黄疸性肝炎"收住入院。

入院后查血清生物化学指标，减低的指标空腹血糖 3.25mmol/L，前白蛋白 43mg/L，Alb 26g/L，K^+ 3.07mmol/L；增高的指标：TBil 384.5μmol/L，DBil 188.0μmol/L，ALT 274U/L，AST 318U/L，ALP 117U/L，GGT 131U/L，LDH 223IU/L，血氨 90.9μmol/L，IgM 362mg/dl；正常值范围的指标：血肌酐 53μmol/L，血胱抑素 C 0.9mg/L，EPI-GFR 方程计算肾小球滤过率 116.8ml/min，Na^+ 141mmol/L，Ca^{2+} 2.18mmol/L，P 1.08mmol/L，肌酸激酶 35IU/L，CRP 5mg/L，ESR 7mm/h。

凝血试验：APTT 48.4s，PT 16.6s，INR 1.39，TT 24.60s，纤维蛋白原 1.3g/L，纤维蛋白（原）降解产物 3.5mg/L，D- 二聚体 0.86mg/L。血分析及大便分析各项指标正常，尿分析：尿胆原（+++），胆红素（+++），色棕，其余无异常。

病毒血清标志物：HAV、HBV、HCV、HDV、HEV、HIV、MCV、EBV 检测无异常。自身抗体：ANA 1 ：80 阳性，核颗粒型，其余正常。呼吸道九联谱：肺炎支原体（+），其余无异常。

T 淋巴细胞功能检测，减低指标：CD3 绝对计数 744 个 /μl，CD4 绝对计数 459 个 /μl，CD8 绝对计数 258 个 /μl，CD3$^+$ 比例 49.6%，CD3$^+$CD8$^+$ 比例 17.2%；正常指标：CD3$^+$CD4$^+$ 比

例30.6%。

甲状腺功能五项：TSH 0.1618μIU/ml（0.3500～4.9400μIU/ml），其余无特殊。

铁代谢检测，增高的指标：血清铁43.2μmol/L，铁饱和度96.2%，铁蛋白>1500.0ng/ml；减低的指标：总铁结合力44.9μmol/L，转铁蛋白166mg/dl。

肿瘤标志物：AFP 74.90ng/ml，AFP异质体比例<10%，CA125 61.60U/ml，CA199 94.90U/ml，均增高；CEA 2.28ng/ml，正常。

胸腹部B超检查，7月14日：肝内回声增粗，请结合临床；胆囊结石，随访；脾肾未见明显异常；双侧胸腔未见明显积液；腹腔未见明显积液。7月22日：可见腹腔积液（最深26mm），其余与上次相比无特殊。7月22日：腹腔积液（最深14mm）。

胸部X线：两肺下野纹理稍增多，左肺舌叶及两肺下叶索条影，左侧胸膜局部增厚。请随访。

MRCP：7月20日，胆囊颈部结石，胆总管中上段管腔不规则、略窄，管壁毛糙，考虑Mirrizzi综合征可能；肝周缘少许积液；请结合临床其他检查考虑，随访（图49-1）。

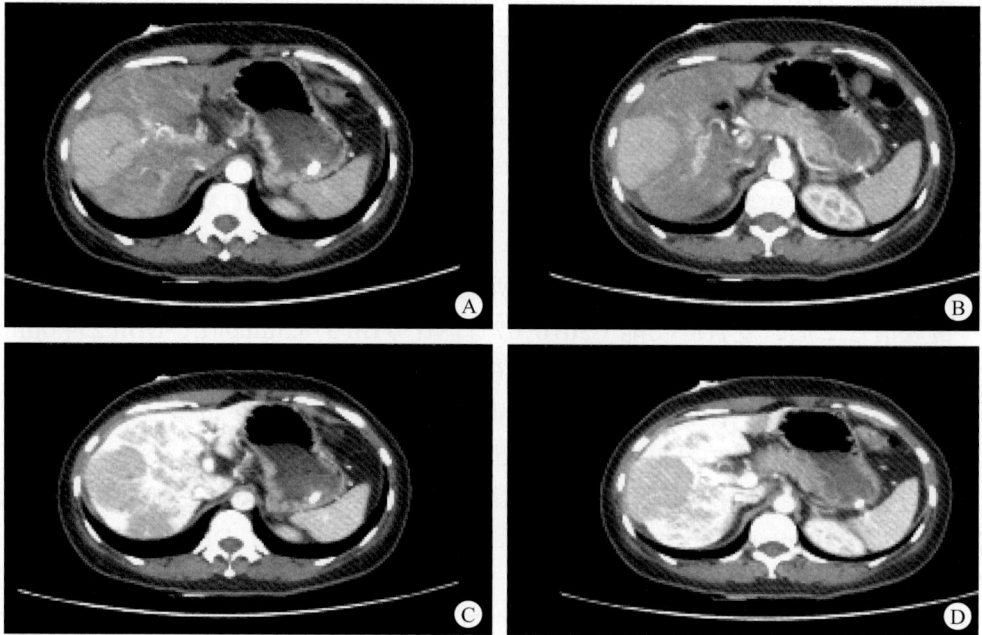

图49-1 患者7月20日MRCP图像

二、临床诊治思维过程

1. 治疗过程

入院后予常规保肝、退黄、利胆、护胃、利尿、补钾、抗肝性脑病、补充白蛋白、补充血浆等对症支持治疗，同时加用抗生素（头孢他啶，7月13日；头孢吡肟，7月14日至8月6日）抗感染治疗。患者7月19日深夜发热，最高至38.9℃，物理降温，次晨体温37.1℃，当日温度最高37.9℃，下午热退，此后病程中再无发热。7月25日予加用左氧氟沙星（8月6日停）预防感染。8月4日查葡聚糖阳性，加用氟康唑（8月10日停）

抗感染。8 月 6 日调整为美罗培南抗感染。其间胆红素进行性加深，凝血时间延长，考虑进展为肝衰竭，分别于 7 月 28 日、7 月 29 日、8 月 4 日、8 月 8 日四次行血浆置换，疗效不佳。2016-08-10 转入移植科行肝移植术。

2016-08-11 全麻下行同种异体原位肝移植术，术中见"腹腔内无腹水，肝脏质地软，无肝硬化表现，表面多发土黄色结节，结节多突出肝外，最大 6cm×4cm×4cm，残存肝表面红润"（图 49-2）。

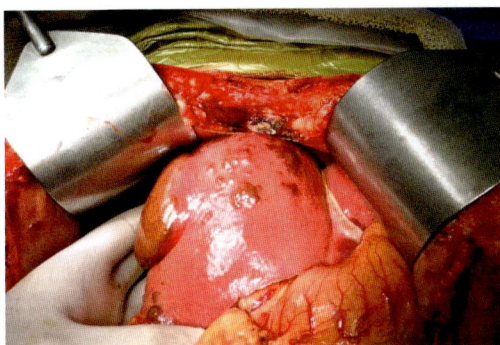

图 49-2　患者肝移植术中病肝

但患者因动脉壁水肿、分层严重，吻合困难，且凝血功能差，虽经积极手术止血，输入 34U 悬浮红细胞、2400ml 血浆与纤维蛋白原、凝血酶原复合物、Ⅷ因子，以及大量晶体液，仍广泛渗血严重，生命体征极不稳定，经胸外心脏按压恢复心搏后关腹。返回病房后，生命体征持续恶化，考虑失血过多，并发弥散性血管内凝血，8 月 12 日自动出院后病死。

术中病肝病理（图 49-3）：肝脏原发性外周 T 细胞淋巴瘤，非特指型。考虑患者为肝脏 T 细胞淋巴瘤所致肝衰竭。

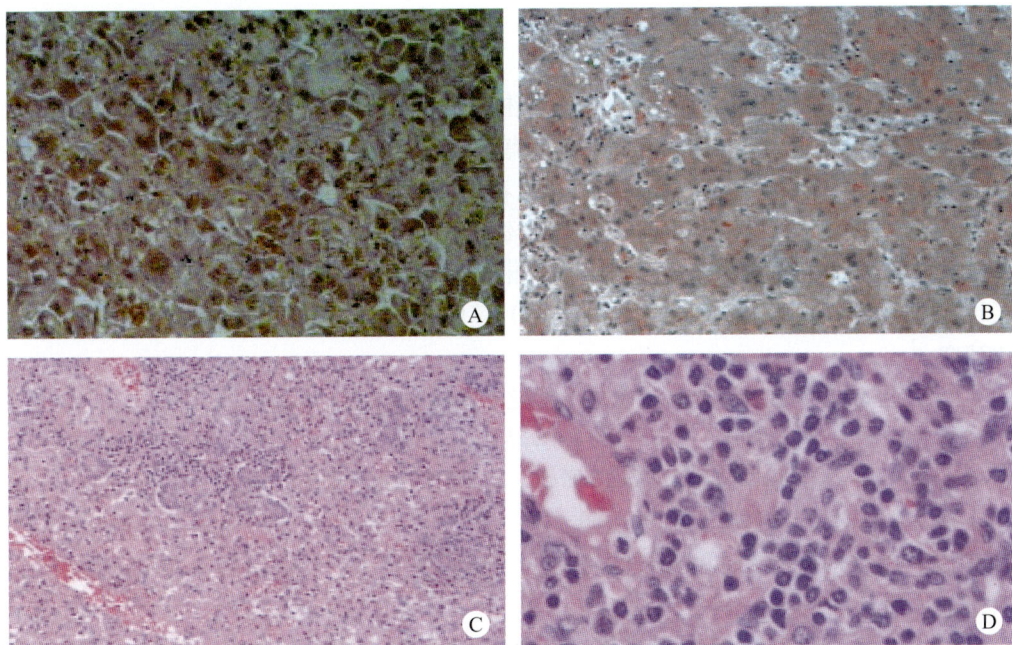

图 49-3　患者术中病肝病理检查

2. 鉴别诊断

（1）病毒性肝炎（嗜肝病毒性或非嗜肝病毒性）：是由多种肝炎病毒引起的以肝脏病变为主的一种传染病，可表现为食欲减退、恶心、上腹部不适、肝区痛、乏力，可有黄疸、发热和肝大，但发热多为低至中热，并在黄疸出现后体温下降至正常。实验室检查示肝功能损害（转氨酶升高和黄疸指数升高），肝炎病毒标志物阳性。本病例中，患者虽有高热，同时黄疸逐渐升高，但各种嗜肝病毒标志物均为阴性，常见的引起肝损害的非嗜肝病毒包括巨细胞病毒、风疹病毒、单纯疱疹病毒、EB 病毒 IgM 标志物均为阴性，故病毒性肝炎可排除。

（2）肝脏恶性肿瘤：可分为原发性和继发性。原发性肝脏恶性肿瘤可为原发性肝癌和肉瘤，转移性肝癌则来源于全身其他器官，均可出现发热、黄疸、肝功能损害及肝区疼痛等。本病例中，影像学检查可见肝内占位，但无肝外肿瘤的证据。后经过肝移植病理检查后确诊为特殊类型的肝脏 T 淋巴细胞瘤。

（3）淋巴瘤：淋巴瘤是起源于淋巴造血系统的恶性肿瘤，主要表现为无痛性淋巴结肿大、肝脾大，伴发热、盗汗、消瘦、瘙痒等全身症状。淋巴瘤是具有相当异质性的一大类肿瘤，虽然好发于淋巴结，但是由于淋巴系统的分布特点，使得淋巴瘤属于全身性疾病，几乎可以侵犯全身任何组织和器官。原发于肝脏为造血系统来源的恶性肿瘤，如原发性肝淋巴细胞瘤，该病通常表现为长期发热、肝脾大、体重减轻，而淋巴结肿大不明显，肝功能异常、甚至发生暴发性肝衰竭等，外周血及骨髓难以发现淋巴瘤细胞，影像学检查可见肝脏有或没有占位性病变，但无论临床症状及实验室检查均为非特异性的表现，只能通过肝脏穿刺活组织检查明确诊断。

三、诊疗体会

外周 T 细胞淋巴瘤是一组异质性肿瘤，一般呈侵袭性病程，在所有成人非霍奇金淋巴瘤中占比不到15%[1]。

大多数 T 细胞淋巴瘤患者表现为全身淋巴结肿大伴或不伴结外病变[2]。约38%的患者仅有淋巴结病变，49%的患者同时具有淋巴结和结外病变，13% 的患者有结外病变而无淋巴结受累证据[2]。17% 和 24% 的患者分别有肝大和脾大。Ⅰ期、Ⅱ期、Ⅲ期和Ⅳ期的病例分别约占 14%、17%、26% 和 43%。20% 的病例有骨髓受累，很多其他病例表现出肝和（或）脾浸润。虽然循环中可见淋巴瘤细胞，但呈白血病表现者很少。有些病例表现出嗜酸性粒细胞增多、瘙痒和（或）噬血细胞现象[3]。1/4 的患者可见血小板减少和贫血[2]。

淋巴结通常表现为正常结构消失，代之以层状排列的异型淋系细胞，分布于副皮质区或是弥漫分布。肿瘤细胞无典型形态学特征，通常由大、中、小的异型细胞以各种形式混合组成。肿瘤细胞的细胞核呈多形性、不规则、空泡状或深染，核仁明显，通常呈高核分裂率。有时肿瘤细胞的胞质透明，这一形态学特征提示 T 细胞表型。而通常情况下，肿瘤细胞中混有不同数量的嗜酸性粒细胞、浆细胞、静止或活化的 B 淋巴细胞和上皮样组织细胞（活化的巨噬细胞）。

通过本例病例，我们可以发现对于肝衰竭的患者不能只注重表象，一些恶性肿瘤，包括血液系统恶性肿瘤也会导致肝衰竭,需在临床工作中特别注意。对于恶性肿瘤,特别是血液系统的恶性肿瘤,及早进行相关检查及有条件者行肝脏活组织检查,对疾病的确诊及治疗有很大帮助,如及早发现并采取化疗等手段,患者的预后可能有所不同。

四、专家点评

原发性肝脏淋巴瘤是一种罕见的结外淋巴瘤,目前尚无统一的诊治标准。其临床表现无特异性,容易与肝炎、肝脏原发和继发性肿瘤混淆,病理为诊断的金标准。

该病例以皮肤、巩膜黄染,尿色加深为表现,实验室检查提示梗阻性黄疸或胆汁淤积性黄疸可能。治疗组在排除了病毒性肝炎后始终没有进一步确认发生黄疸的原因,多次超声及 MRCP 检查报告中均未提示肝脏占位,而提供的片子中可以看到肝右叶有一个明显的占位性病变,所以治疗组在该病例的诊断中存在一定的疏忽。如明确肝内占位病灶,化验结果及影像学诊断不支持原发性肝癌和转移性肝癌,应尽早予以肝脏穿刺活组织检查明确病理诊断以帮助后续治疗方案的确定。

治疗组在患者入院后虽然给予了常规保肝、退黄、利胆、护胃、利尿、补钾、抗肝性脑病、补充白蛋白、补充血浆等对症支持治疗,但效果不明显(未提供支持治疗后是否纠正了低蛋白血症、凝血时间延长等结果),同时在无明确感染证据的情况下使用了多种抗生素(头孢他啶、头孢吡肟、左氧氟沙星、氟康唑、美罗培南等),对肝功能的恢复产生了不利影响。由于未明确病因并给予针对性治疗,患者总胆红素进行性上升,凝血时间延长,进展为肝衰竭。后续行多次血浆置换无法改善肝功能,又在明显凝血功能障碍的情况下施行挽救性肝移植术,术中大量渗血导致低血容量休克及循环功能衰竭。

患者术中探查证实肝脏表面多发土黄色结节,最大 6cm×4cm×4cm,病理提示:肝脏原发性外周 T 细胞淋巴瘤,非特指型,应属于多发结节型原发性肝脏淋巴瘤。该病的治疗与其他部位的结外淋巴瘤相似,应作为全身疾病来考虑。如前期行穿刺活检明确了该病理诊断,则手术与移植均无指征,首选以多药联合化疗(R-CHOP 及类似方案化疗)为主的综合治疗模式。

作者:汤伟亮(上海交通大学医学院附属瑞金医院感染科)

点评者:任宁(复旦大学附属中山医院)

参 考 文 献

[1] Armitage JO, Weisenburger DD. New approach to classifying non-Hodgkin's lymphomas: clinical features of the major histologic subtypes. Non-Hodgkin's Lymphoma Classification Project. J Clin Oncol, 1998, 16(8): 2780-2795.

[2] Weisenburger DD, Savage KJ, Harris NL, et al. Peripheral T-cell lymphoma, not otherwise specified: a report of 340 cases from the International Peripheral T-cell Lymphoma Project. Blood, 2011, 117(12): 3402-3408.

[3] Tsai AS, Ko CW, Yeh HZ, et al. Peripheral T-cell lymphoma of the colon associated with hemophagocytic lymphohistiocytosis. J Chin Med Assoc, 2013, 76(3): 169-172.

病例 50 不明原因肝大伴门静脉高压 1 例

关键词： 门静脉高压；肝淀粉样变性；经颈内静脉肝内活检

一、病例介绍

患者男，57 岁，公务员，因"反复腹胀、乏力 10 个月"入院。患者 10 个月前无明显诱因出现乏力、腹胀，伴眼黄、身黄。当地医院检查：肝生物化学指标异常；嗜肝病毒标志物阴性；自身免疫性肝炎抗体谱阴性；腹部彩超结果显示肝硬化、肝大、腹水。诊断为"肝硬化"，给予保肝、利尿等对症支持治疗，患者上述症状能缓解，但反复发作，遂入笔者所在医院进一步诊治。既往史、个人史、家族史无特殊，否认饮酒史及服中草药史。入院查体：T 36.5℃，P 85 次 / 分，R 20 次 / 分，BP 120/60mmHg，全身皮肤、黏膜未见黄染，面部毛细血管扩张，肝掌明显，双手及臀部散在红色丘疹；全身淋巴结未触及肿大；心肺检查无异常发现；腹部膨隆，轻压痛，无反跳痛及肌紧张，肝脏于右侧肋缘下及剑突下 5cm 可扪及、质硬，脾脏肋下未触及，移动性浊音阳性；双下肢水肿Ⅱ度。

入院诊断为肝生物化学指标异常，肝脏肿大原因待查：①布 - 加综合征？②肝小静脉闭塞综合征？③肝脏肿瘤？④自身免疫性肝病？⑤病毒性肝炎后肝硬化？⑥寄生虫疾病？⑦其他：遗传代谢性肝病？

因患者肝大、腹腔积液的原因尚不明确，入院后仅予保肝、利尿、腹水浓缩回输、抗感染等对症支持治疗，同时积极完善相关检查。

辅助检查：入院时血常规示 RBC 4.09×10^{12}/L，Hb 126g/L，WBC 8.94×10^9/L，NEU% 69%，PLT 131×10^9/L。凝血功能：PTA 51%，PT-INR 1.63，APTT 48.2s，Fib 1.32g/L，TT 26.2s。肝功能：ALT 39U/L，AST 66U/L，GGT 57U/L，ALP 151U/L，Alb 21g/L，TBil 10.2μmol/L，DBil 8.7μmol/L，TBA 164.9μmol/L。肾功能：BUN 13.27mmol/L，UA 492.8μmol/L。自身免疫性肝炎抗体谱、血管炎抗体谱、自身抗体 2 项：仅抗线粒体 M2 抗体（AMA-M2）阳性（34.2RU/ml），血清免疫球蛋白轻链 κ 4.28g/L，λ 2.72g/L。HBsAg、抗 -HAV、抗 -HEV、抗 -HCV、HIV 抗体及抗原、梅毒抗体均为阴性。肝癌标志物：甲胎蛋白和甲胎蛋白异质体正常，异常凝血酶原升高（56mAU/ml）。炎性蛋白、微量元素均正常。尿本周蛋白阴性。心脏彩超：双房增大，左室壁增厚，二尖瓣中度关闭不全，心包积液（少量），腹部彩超结果显示：肝回声增粗，肝硬化可能，脾大。腹部 MRI 结果提示：肝脏间质水肿，肝实质多发斑片、结节状异常强化灶，肝内多发囊肿；脾脏小血管瘤可能性大，腹腔积液（图 50-1）。腹水常规：李凡他蛋白定性阳性，细胞总数 907×10^6/L，有核细胞数 207×10^6/L，多个核细胞比例 22%。腹水脱落细胞为部分淋巴细胞和间皮细胞、少许中性粒细胞。骨髓检查：有核细胞增生程度明显活跃。粒系增生明显活跃，以中后期细胞为主，嗜酸粒细胞略多，可见中毒颗粒。红系增生明显活跃，以中晚红为主，部分细胞偏小，成熟红细胞大小不一。巨核细胞大致正常，以产板巨细胞为主，成堆血小板可见。浆细胞增多 7%，偶见双核浆细胞及不典型淋巴细胞（图 50-2）。

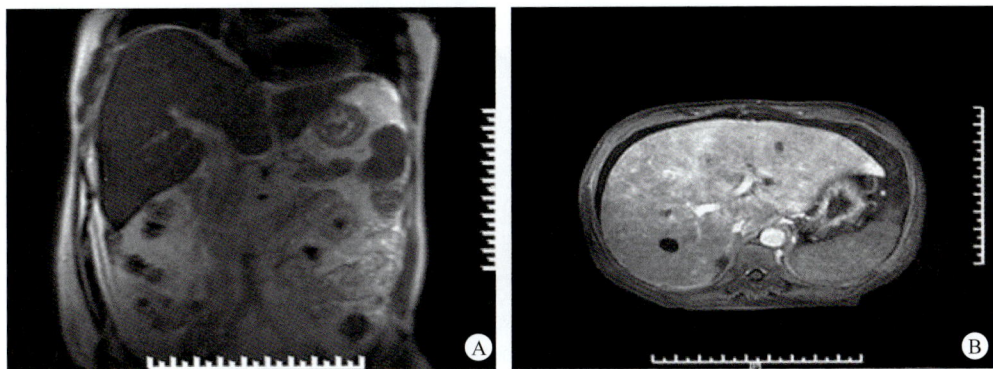

图 50-1　患者上腹部 MR 检查结果

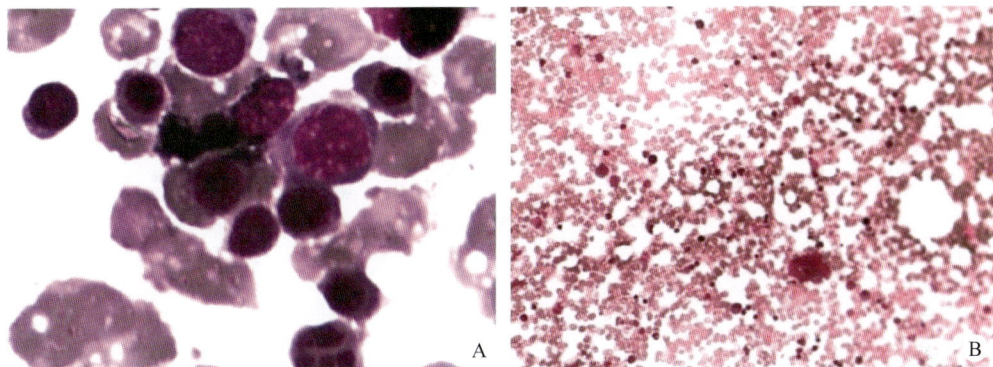

图 50-2　患者骨髓检查结果

　　为进一步明确诊断，在入院 1 周后，与患者及家属充分沟通后，行经颈内静脉肝内活检术及门静脉造影，术中取肝组织后，测得门静脉压力升高，门静脉压为 36.6cmH₂O，造影见门静脉明显增粗；胃冠状静脉增粗、迂曲，投影于胃底部；肝内小静脉显示不佳；脾静脉主干显示不佳，脾静脉侧支形成（图 50-3）。为减轻门静脉压力及减少食管胃底静脉破裂出血风险，术中进一步行颈静脉肝内门体分流术（TIPS）+ 选择性胃冠状静脉栓塞术，术后门静脉测压为 23.1cmH₂O。肝穿组织 HE 染色示肝组织内大量伊红色无定形物质沉积并挤压肝索，引起肝实质明显萎缩（图 50-4）。病理结果显示：HBsAg（-）；HBcAg（-）；铜（Copper）（-）；普鲁士蓝反应（Perls blue）（-），Reti 染色显示网状支架明显受压，CK7/CK19 显示小胆管增生（图 50-5）。确诊为肝淀粉样变。拟采用美发仑 + 泼尼松方案化学治疗。术后患者腹胀较前明显好转，腹水逐渐消退，腹部彩超、门静脉系彩超示：TIPS 术后，支架通畅；但逐渐出现乏力、咳嗽、身黄、眼黄，双下肢及身体低垂部位水肿明显，并逐渐加重；1 个月后，患者因肝衰竭、肺部感染死亡。

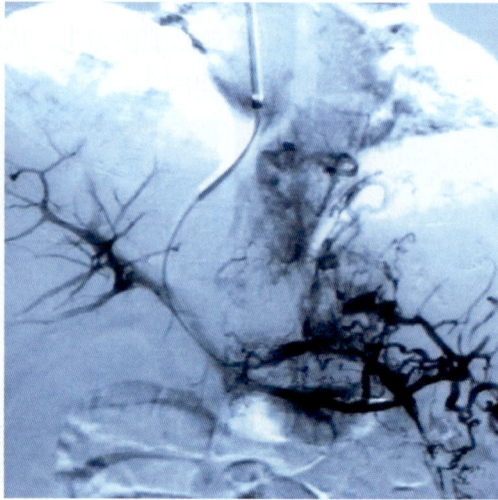

图 50-3 患者经颈静脉门静脉造影结果

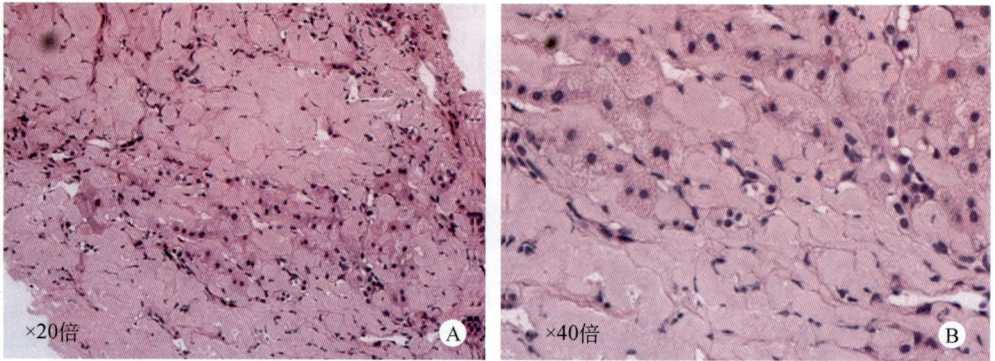

图 50-4 肝脏穿刺活组织检查结果（HE 染色）

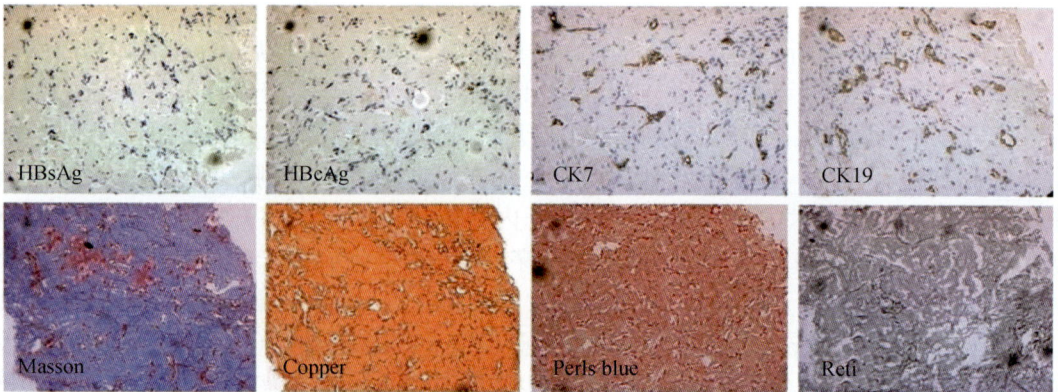

图 50-5 肝脏穿刺组织免疫组织化学检测结果

二、临床诊治思维过程

患者因反复肝生物化学指标异常、肝大入院，入院时诊断尚不能明确，考虑到的疾病有：①布-加综合征；②肝小静脉闭塞综合征；③肝脏肿瘤；④自身免疫性肝病；

⑤病毒性肝炎后肝硬化；⑥寄生虫疾病？⑦其他，如遗传代谢性肝病等。根据患者病情进展，逐步完善血生物化学各项指标、病毒标志物、肿瘤标志物、腹部影像学、骨髓穿刺等相关检查，最终经颈内静脉行肝内活组织检查，肝组织病理结果明确诊断为肝淀粉样变性。

鉴别诊断：

（1）布-加综合征：是由各种原因所致肝静脉和其开口以上段下腔静脉阻塞性病变引起的常伴有下腔静脉高压为特点的一种肝后门静脉高压症。急性期患者有发热、右上腹痛、迅速出现大量腹腔积液、黄疸、肝大，肝区有触痛，少尿[1]。本例患者有肝功能异常，肝脏增大，腹腔积液，但通过血管彩超检查并未发现下腔静脉或肝静脉主干阻塞，故本病可排除。

（2）肝小静脉闭塞综合征：为肝循环的非血栓性梗阻，伴有小叶中心性窦状隙纤维化及常见肝小静脉的纤维化狭窄或者闭塞。临床出现肝大、疼痛、腹水等。食入含有吡咯生物碱的植物、草药或者茶制品是最常见的发病原因[2]。本例患者有肝大、腹水，肝门静脉造影示肝内小静脉显示不清，但是无吡咯类药物服用史及骨髓移植病史，故本病可排除。

（3）肝脏肿瘤：可分为原发性和继发性。原发性肝脏恶性肿瘤可为原发性肝癌和肉瘤，转移性肝癌则来源于全身其他器官，均可出现肝大、肝功能损害及腹水等。本病例中，血清中甲胎蛋白等肝癌标志物升高不明显，影像学检查未发现肝内占位，亦无肝外肿瘤的证据，肝脏穿刺活组织检查亦未发现肿瘤细胞，可排除上述疾病。

（4）自身免疫性肝病：由自身免疫反应介导的慢性进行性肝脏炎症性疾病，其临床表现有肝功能损害的症状，或伴随其他系统的自身免疫性损害，严重病例可快速进展为肝硬化和肝衰竭，血自身抗体如抗核抗体（ANA）、抗线粒体抗体（AMA）等为阳性，最终可通过肝组织病理检查确诊[3]。该病例中，患者有肝功能损害，外周血自身抗体中仅抗线粒体M2抗体阳性，经肝活组织检查，可排除本病。

（5）病毒性肝炎后肝硬化：是由多种肝炎病毒感染引起的肝硬化。可表现为食欲减退、恶心、上腹部不适、乏力、黄疸等症状。实验室检查示肝功能损害，肝炎病毒标志物为阳性，影像学可见肝脏体积缩小[4]。本病例中，患者有反复肝生物化学指标异常，肝大，但各种嗜肝病毒标志物均为阴性，常见的引起肝损害的非嗜肝病毒包括巨细胞病毒、风疹病毒、单纯疱疹病毒、EB病毒免疫球蛋白M标志物均为阴性，故病毒性肝炎后肝硬化可排除。

（6）寄生虫疾病：常见的引起肝脏疾病的寄生虫有华支睾吸虫、肝片形吸虫、肝毛细线虫、细粒棘球绦虫和多房棘球绦虫幼虫等[5]。本例患者无疫区居住史和疫水接触水，肝脏无明显占位表现，粪便中未发现虫卵，故寄生虫疾病可排除。

（7）其他：遗传代谢性肝病，遗传性肝病是指因基因突变所引起的肝脏代谢障碍性疾病，如贝赫-切特病、Wilson病、α_1-抗胰蛋白酶缺陷症、囊性纤维化，一般发病年龄较轻，本例患者为中老龄起病，炎性蛋白，包括 α_1-抗胰蛋白酶、铜蓝蛋白，血、尿铜均在正常范围内，故可排除贝赫-切特病、Wilson病、α_1-抗胰蛋白酶缺陷症等，但需进一步排除其他代谢性疾病。

三、诊疗体会

本例患者为中老年男性，既往身体健康，起病隐匿，病程10个月，以反复腹胀、乏力、双下肢肿、身黄、眼黄、皮疹等非特异性症状为主要表现，体格检查可见面部毛细血管扩张，肝掌明显，双手及臀部散在暗红色丘疹，腹部膨隆，肝脏于右侧肋缘下及剑突下5cm可扪及、质硬，移动性浊音阳性，双下肢水肿。辅助检查及影像学检查提示肝大明显，肝功能异常，线粒体M2抗体阳性，肾功能异常，尿蛋白阳性，肺部炎症，胸水，心脏增大，心包积液；门静脉造影示门静脉高压，胃冠状静脉迂曲扩张，脾静脉主干及肝内小静脉显示不清；最后通过经颈静脉肝内活组织穿刺病理检查确诊为肝淀粉样变。

对于该例患者，以反复肝生物化学指标异常、肝大为主要表现，症状体征均无特异性，既往史无特殊，否认饮酒史及服中草药史。在病程中出现肝功能损害、肝大、腹水的疾病有很多种，仅靠症状体征明确诊断相当困难，入院诊断考虑为肝生物化学指标异常，肝大原因待查，相关的疾病有多种，包括布-加综合征、肝小静脉闭塞综合征、肝脏肿瘤、自身免疫性肝病、病毒性肝炎后肝硬化、寄生虫疾病、遗传代谢性肝病等，在住院期间，围绕可能的疾病继续观察患者病情变化并展开相应的辅助检查。辅助检查示血清白蛋白降低明显，转氨酶升高，肾功能异常，尿蛋白阳性，嗜肝病毒标志物及常见的引起肝功能损害的病毒，包括EB病毒标志物均为阴性；自身抗体仅抗线粒体M2抗体阳性；肝癌标志物无明显升高；骨髓穿刺提示浆细胞增多；血管彩超检测并未发现下腔静脉或肝静脉主干阻塞；腹部MR结果显示肝大，肝间质水肿，无单发或多发的肝脏占位。排除了我们之前考虑到的布-加综合征、肝小静脉闭塞综合征、肝脏肿瘤、自身免疫性肝病、病毒性肝炎后肝硬化、寄生虫疾病，最后经肝脏穿刺病理活检发现肝组织内大量伊红色无定形物质沉积并挤压肝索，引起肝实质明显萎缩，确诊为肝淀粉样变性。患者术后逐渐出现肝衰竭，可能与以下几方面因素有关：疾病本身进展；肝脏血供减少；并发感染。

淀粉样变性是一种罕见的疾病，是由各种前体蛋白非正常装配为淀粉样的蛋白纤维沉积于细胞外所导致的一种进行性、预后不良性疾病。淀粉样蛋白纤维物质可沉积于局部或全身，主要累及心、肝、肾、脾、胃肠、肌肉及皮肤等组织，明确诊断需活组织检查。淀粉样变性分原发性、继发性和遗传性。肝淀粉样变为全身性淀粉样变性的一部分。原发性淀粉样变性原因不明；继发性淀粉样变性多因骨髓瘤、自身免疫性疾病、感染等疾病导致；遗传性淀粉样变性与基因突变有关。淀粉样变性临床表现多变，无特异性，取决于受累器官。故诊断难度大，很难早期诊断，预后差。治疗原则是减少沉积蛋白纤维的生成，目前可选用美法仑+泼尼松的化疗方案治疗，最终需要肝脏移植。因此在怀疑肝淀粉样变时，应及早行肝脏穿刺活检术以明确诊断。

四、专家点评

淀粉样变性（amyloidosis）是因淀粉样蛋白物质沉积在血管管壁及组织和器官中引起的疾病，可为遗传性或获得性、局部性或系统性病变。其病变广泛、累及器官多、临床表现多样且缺乏特异性，误诊率较高。当淀粉样物质沉积于肝脏而导致肝脏病理改变及相关临床表现时，称之为肝淀粉样变性，发生率更低，诊断更加困难。

该病例最易误诊的原因是对少见肝病诊断考虑少。该病例临床特点：肝大、肝硬化提示与常见的肝炎后肝硬化的肝脏变化不一致，应考虑自身免疫相关的肝硬化、血吸虫引发的肝硬化及代谢相关的肝硬化。病理活检是肝脏病变诊断的金标准，获取肝脏组织的方法主要有经皮肝脏穿刺活组织检查（PLB）、开腹肝脏活组织检查、经颈静脉肝脏穿刺活组织检查术（TJLB）、经腹腔镜肝脏穿刺活组织检查等。本病例中，TJLB在国外已成为常规技术，特别是对有经皮肝脏穿刺活检相对禁忌证的患者更推荐应用。此外，在行TJLB的同时，可以同期完成肝静脉和下腔静脉造影，测定肝静脉自由压和肝静脉楔压，从而间接测量门体静脉压力梯度，这有助于指导肝硬化患者下一步治疗。

肝淀粉样变性患者住院时，通常考虑的诊断是酒精性肝硬化、原发性肝癌等。原发性肝癌一般有HBV或HCV感染、酒精性肝病病史，近年来脂肪性肝病也作为诱因参与其发病机制，而酒精性肝病则一般有明确的饮酒史。肝淀粉样变性常伴ALP、GGT的显著增高，国外报道中肝淀粉样变性患者ALP、GGT升高达94.7%，尤其是碱性磷酸酶进行性升高可能代表肝脏有侵犯。有学者认为，新发的高胆固醇血症可能为早期肝淀粉样变性的一个表现。此外，血小板升高在肝淀粉样变性中也不少见，原因为淀粉样变性导致脾吞噬血小板的功能减弱。血小板明显升高、总胆红素超过34μmol/L提示肝功能严重受损，预后不良。

对于临床上有不明原因的肝大，ALP、GGT明显升高，低蛋白血症，高脂血症，腹水，大量蛋白尿的多器官损害的患者，在综合评估后有必要做肝脏、肾脏的活组织病理学检查及特异性组织学染色（刚果红染色），可明确诊断。淀粉样变性的治疗主要通过减少前体蛋白的合成和对症支持治疗。本病的预后主要取决于患者的治疗时机和病变类型，早期诊断可以帮助我们有效地治疗和避免器官功能进行性恶化。只有掌握这个疾病的临床特点，积极做相应的检查，才能及早为患者做出正确的诊断，进而指导治疗。

作者：雷宇 何华 张大志（重庆医科大学附属第二医院感染病科）
点评者：杨洋 陈东风（陆军军医大学大坪医院）

参 考 文 献

［1］Lavatelli F，Vrana JA. Proteomic typing of amyloid deposits in systemic amyloidosis. Amyloid，2011，18（4）：177-182.

［2］Chhen AD，Comenzo RL. Systemic light-chain amyloidosis：advances in diagnosis，prognosis，and therapy. Hematology Am Sco Hemtol Educ Program，2010，201：287-294.

［3］Huang X，Wang Q，Jiang S，et al. The clinical features and outcomes of systemic AL amyloidosis：a cohort of 231 Chinese patients. Clinical Kidney J，2015，8（1）：120-126.

［4］Runyon BA，AASLD. Introduction to the revised American Association for the Study of Liver Diseases Practice Guideline management of adult patients with ascites due to cirrhosis 2012. Hepatology，2013，57：1651-1653.

［5］Wechalekar AD，Gillmore JD，Hawkins PN. Systemicamyloidosis. Lancet，2016，387（10038）：2641-2654.

病例 51 介入治疗肝动静脉瘘 1 例

关键词：介入，肝动静脉瘘，门静脉栓子

一、病例介绍

患者女，51 岁，因主诉"呕血伴黑便 2 月余"入院。患者 2016 年 7 月突发呕血 600ml，解黑便，至外院行药物止血治疗后好转。此后患者在外院行两次肝内血管畸形介入治疗，具体手术情况不详。患者为进一步治疗，2016 年 8 月底遂来笔者所在医院门诊行 CTA 检查，CTA 提示：肝硬化、门静脉高压，伴主干栓子、脾大、食管胃底静脉曲张，门静脉分支显影提前，提示肝动脉－门静脉瘘形成（图 51-1）。追问病史，2015 年 10 月患者出现腹胀，遂去外院查 B 超示腹水，经治疗后好转。患者既往有乙型肝炎病史 20 年，乙型肝炎病毒控制好。2013 年因胆结石行胆囊切除术，否认外伤史。

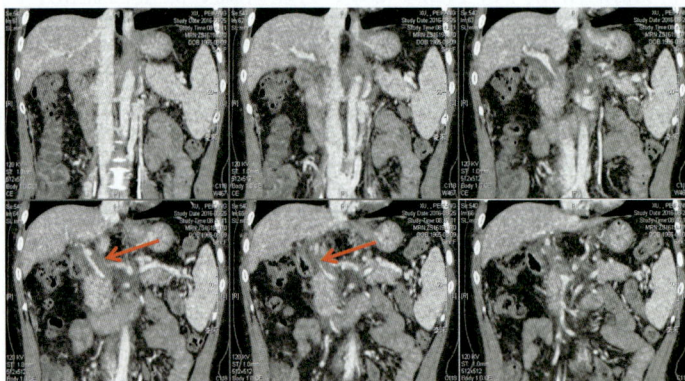

图 51-1 CTA 检查图像

患者入院后查体：无慢性肝病面容，无肝掌及蜘蛛痣，皮肤、巩膜无黄染。心、肺无异常。腹平软，肝脾不大，移动性浊音阴性，双下肢无水肿。实验室检查：RBC 3.23×10^{12}/L，Hb 92g/L，HCT 28.5%，PLT 61×10^9/L，WBC 2.95×10^9/L，MON% 12.2%，LYM% 0.6×10^9/L，血小板压积 0.07%，凝血酶原时间 14.8s，凝血酶原时间比值 1.28，国际标准化比值 1.27，活化部分凝血活酶时间 26.2s，D- 二聚体 3.02mg/L；ALT 21U/L，AST 32U/L，TBil 11.2μmol/L，DBil 5.1μmol/L，Alb 37g/L；胆汁酸 126.8μmol/L，胆碱酯酶 3523U/L；前白蛋白 0.10g/L；二氧化碳 21mmol/L。

结合各项检查，术前诊断：上消化道出血，乙型肝炎后肝硬化，门静脉高压，门静脉栓子。于 2016 年 9 月行介入手术治疗（图 51-2）。术前穿刺右股动脉成功后，引入 5F 鞘，以 5F RH 导管插管至腹腔干 / 肝总动脉造影，肝内可见明显的肝动脉－门静脉瘘，门静脉主干及门静脉肝内分支提前显影，门静脉离肝血流。肝动脉－门静脉瘘主要由肝

左动脉参与。在超声引导下，经右侧肋间用 2% 利多卡因局麻后，用 21G 的超声穿刺针穿刺门静脉右支成功后，引入 0.018in（1in=2.54cm）导丝，交换引入 PTCD 三件套，再交换引入 6F 导管鞘，用 4F 猪尾巴导管分别行肠系膜上动脉和脾静脉造影，显示食管胃底静脉曲张，门静脉主干向肝血流回流受阻，可见多处侧支循环形成。测量脾静脉远端、肠系膜上静脉远端和门静脉主干压力分别为 37mmHg、36mmHg、36mmHg。用微导管超选择插管至肝左动脉内，造影明确导管位置后，用明胶海绵颗粒（1000 ～ 1400μm）＋高压消毒明胶海绵胶先栓塞肝左动脉 - 门静脉瘘，后用弹簧圈 TORNADO 2/4mm、2/5mm 各 2 枚栓塞肝左动脉。重复肝动脉造影，显示肝左动脉 - 门静脉瘘基本消失，肝右动脉分支 - 门静脉瘘出现；后将 Progreat 微导管超选择至肝右动脉分支，造影明确导管位置后，先用上述明胶海绵胶和明胶海绵颗粒栓塞肝右动脉分支，再用 TORNADO 2/4mm 1 枚和 2/5mm 2 枚栓塞肝右动脉分支；重复肝动脉造影，显示肝动脉 - 门静脉瘘基本消失。用猪尾巴导管重复行脾静脉造影，显示门静脉主干向肝血流恢复明显，肝内门静脉分支灌注增加，仍可见食管胃底静脉曲张。重复测量门静脉主干压力，其降低至 26mmHg。交换 4F Cobra 导管进入胃冠状静脉内，造影明确导管位置后，先用上述明胶海绵胶和明胶海绵颗粒栓塞，再用 14cm×6mm 的 Nester 3 枚栓塞曲张的胃冠状静脉。重复脾静脉造影，

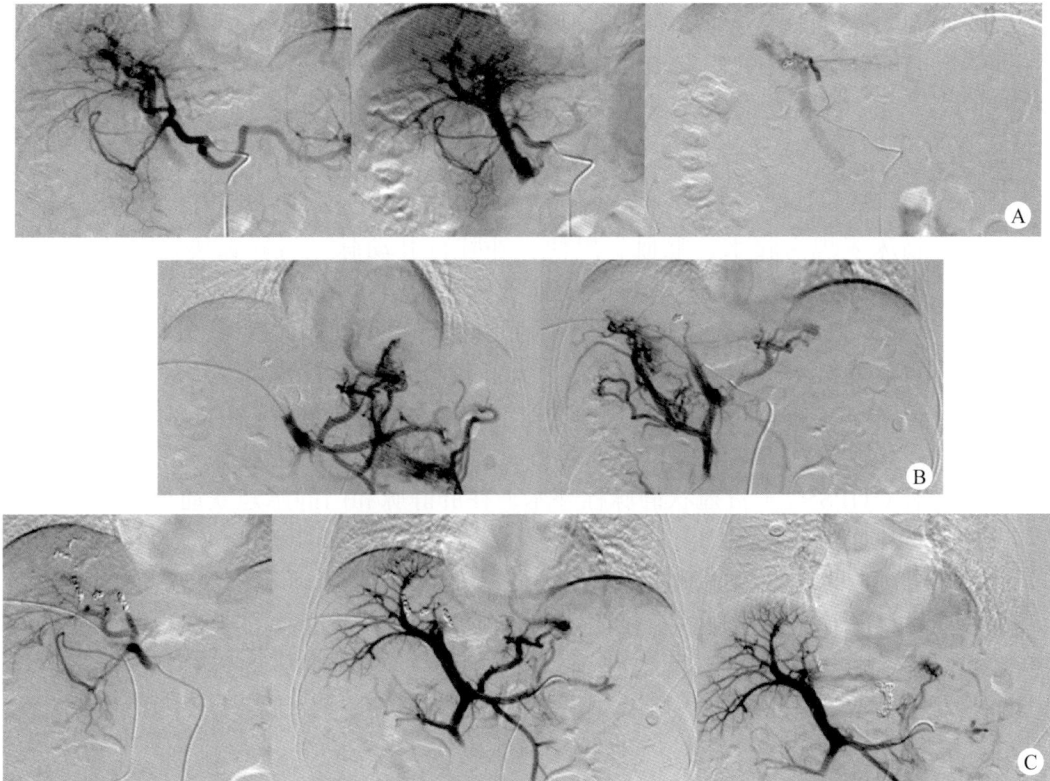

图 51-2　介入手术治疗过程中的影像图

A. 以 5F RH 导管插管至腹腔干造影，肝内可见明显的肝动脉 - 门静脉瘘，门静脉主干及门静脉肝内分支提前显影，门静脉主干未见栓子形成，门静脉离肝血流。肝动脉 - 门静脉瘘主要由肝左动脉参与。B. 穿刺门静脉，用 4F 猪尾巴导管分别行肠系膜上动脉和脾静脉造影，示食管胃底静脉曲线，门静脉主干向肝血流回流受阻。C. 栓塞后，肝动脉 - 门静脉瘘消失，门静脉血流通畅，向肝血流，未见栓子

显示曲张的胃灌注静脉基本闭塞，门静脉主干向肝回流通畅。重复测得门静脉主干压力27mmHg。用 3mm×30mm 的弹簧圈 3 枚封堵穿刺道。重复肝动脉造影，显示肝动脉－门静脉瘘基本消失，未见明显造影剂外渗等异常情况。拔管，右股动脉穿刺点压迫包扎。术后给予保肝、抑酸及对症支持治疗。合理应用抗生素治疗。患者恢复可，准予出院。

二、临床诊治思维过程

（1）该病例特点：患者有腹水、呕血、黑便的临床症状，外院行肝动脉－门静脉瘘栓塞治疗。CTA 提示：肝硬化、门静脉高压，伴主干栓子、脾大、食管胃底静脉曲张、门静脉分支显影提前，提示肝动脉－门静脉瘘形成。既往乙型肝炎病史。诊断：上消化道出血，乙型肝炎后肝硬化，门静脉高压，门静脉栓子。

（2）治疗目的与治疗方案[1, 2]：治疗目的——降低门静脉压力，栓塞胃冠状静脉，减少出血概率。治疗方案——考虑门静脉压力增高，出血的原因为肝硬化、肝动脉－门静脉瘘、门静脉主干栓子，故采用手术方案为：肝动脉－门静脉瘘栓塞＋胃冠状静脉栓塞＋门静脉支架植入术或颈静脉肝内分体分流术（TIPSS）＋胃冠状静脉栓塞术。

（3）实际治疗方案：术中通过造影发现门静脉主干并无栓子，而是肝动脉－门静脉瘘造成的血流动力学改变，使得门静脉血流向肝回流受阻，出现局部淤滞现象，而在影像学上造成的门静脉栓子的假象。因此，最后选择了栓塞肝动脉－门静脉瘘和曲张的胃冠状静脉。

三、诊疗体会

该患者临床表现为腹水、呕血、黑便，外院行肝动脉－门静脉瘘栓塞治疗。术前CTA 提示：肝硬化、门静脉高压，伴主干栓子、脾大、食管胃底静脉曲张、门静脉分支显影提前。既往有乙型肝炎、肝硬化病史。因此诊断：消化道出血，乙型肝炎后肝硬化，门静脉高压，门静脉栓子。治疗目的主要是降低门静脉压力，栓塞胃冠状静脉，减少出血。因此，术前讨论的主要手术方案为：肝动脉－门静脉瘘栓塞＋胃冠状静脉栓塞＋门静脉支架植入术，其中门静脉支架是为了开通被门静脉栓子填塞的门静脉主干；或颈静脉肝内分体分流术（TIPSS）＋胃冠状静脉栓塞术，在肝静脉和门静脉建立通道，缓解门静脉压力，同时可以通过该途径扩张门静脉主干及溶栓治疗。

手术中通过造影发现门静脉主干并无栓子，而是肝动脉－门静脉瘘造成的血流动力学改变，使得门静脉血流向肝回流受阻，出现局部淤滞现象，而在影像学上造成的门静脉栓子的假象。因此，最后选择了栓塞肝动脉－门静脉瘘和曲张的胃冠状静脉，这与我们之前的设定手术方案不同，提醒我们在门静脉血栓的诊断及治疗上要考虑血流动力学改变的影响[3, 4]。

四、专家点评

本例是乙型肝炎后肝硬化合并肝动脉－门静脉瘘（hepatic arterioportal fistulas，HAPFs）导致门静脉高压、消化道出血的病例。乙型肝炎患者的门静脉高压通常为肝硬化的重要表现，因血流动力学明显改变，可继发门静脉血栓加重门静脉高压；若合并肝细胞癌，还可形成门静脉癌栓加重门静脉高压。HAPFs 是一种血管畸形疾病，在肝硬化中罕见，而在肝细胞癌中较多见，可能是由癌细胞侵蚀血管所致。HAPFs 轻者可无临床表现，重者表现为门静脉高压、食管胃底静脉曲张破裂出血及腹水，其他表现有缺血性肠病、右心衰等。肝动脉造影是确诊 HAPFs 的金标准。CT 若发现门静脉主干及其主要分支在增强早期显影则提示 HAPFs。经导管栓塞术是 HAPFs 治疗的首选方法。

本例在介入治疗前即确诊乙型肝炎后肝硬化及 HAPFs，门静脉高压原因可能有三：肝硬化、HAPFs 及门静脉栓塞，介入治疗目的是通过封闭 HAPFs、栓塞胃部侧支循环及处理门静脉栓子等，以降低门静脉压力、减少出血风险。为更好地确定治疗方案，本例先进行了门静脉及肝动脉造影，造影结果和治疗前的病情评估不一致，因此修改了治疗方案，实现了治疗获益最大化。本例提示，诊断血管栓塞性病变，介入血管造影优于影像学检查；介入治疗时血管造影结果和预期不一致时，应围绕治疗目的调整治疗方案以实现最佳治疗效果。

作者：张巍（复旦大学附属中山医院介入治疗科）
点评者：马元吉 唐红（四川大学华西医院）

参 考 文 献

［1］Kumar A，Ahuja CK，Vyas S，et al. Hepatic arteriovenous fistulae： role of interventional radiology. Dig Dis Sci，2012，57（10）：2703-2712.

［2］Hirakawa，M，Nishie A，Asayama Y，et al. Clinical outcomes of symptomatic arterioportal fistulas after transcatheter arterial embolization. World J Radiol，2013（5）：33-40.

［3］Tasar M，Gulec B，Bozlar U，et al. Intrahepatic arterioportal fistula and its treatment with detachable balloon and transcatheter embolization with coils and microspheres. Clin Imaging，2005（29）：325-330.

［4］Guzman EA，McCahill LE，Rogers FB. Arterioportal fistulas： introduction of a novel classification with therapeutic implications. J Gastrointest Surg，2006（10）：543-550.

病例 52 肝紫斑病 1 例

关键词：肝疾病；肝紫斑病

一、病例介绍

患者男，67 岁，于 2003 年 7 月 24 日以"腹胀、纳差 1 月余"为主诉入院。1 月余前无明显诱因出现腹胀、纳差，疲乏无力，在当地医院按"肝硬化、胆囊炎"给予保肝治疗，疗效不显著。自发病以来偶有上腹痛，无发热，无呕血、黑便，小便色略黄，量正常。既往无肝炎病史。2 个月前曾因外伤致腰椎压缩性骨折，曾自行服用无准字号中药。查体：生命体征平稳，皮肤、巩膜轻度黄染，心肺无异常，腹软，全腹无压痛，肝右肋下 1cm，剑下 3cm，质软，无触痛，脾肋下未触及，移动性浊音阳性，双下肢轻度凹陷性水肿。

实验室检查：血常规示 WBC 4.96×10^9/L，RBC 4.81×10^{12}/L，Hb 150g/L，PLT 45×10^9/L。尿、粪常规示正常。肝功能：TBil 43.2μmol/L，DBil 17.8μmol/L，IBil 25.40μmol/L，ALT 75IU/L，AST 84IU/L，TP 67.3g/L，Alb 37.2g/L，Glob 30.00g/L，GGT 248IU/L，ALP 284IU/L。血糖 4.11mmol/L。血脂：TCHO 3.19mmol/L，TG 0.66mmol/L。肾功能：BUN 5.91mmol/L，CRE 81.7μmol/L。电解质：K^+ 4.2mmol/L，Na^+ 150.0mmol/L，Cl^- 104.5mmol/L。肝炎系列标志物检测结果阴性。凝血功能检查：PT 16.7s，Fib 422.1mg/dl，APTT 37.8s。肿瘤系列：AFP 10.0ng/ml，CEA 6.5ng/ml。自身抗体检测均为阴性。腹水检查：外观微混、无凝块，李凡他试验阴性，WBC 5×10^6/L，GLU 10.54mmol/L，Pro 26.4g/L，Cl^- 109.4mmol/L。胸片：正常。胃镜：慢性非萎缩性胃炎，十二指肠球部及降部多发溃疡（A1 期）。腹部 B 超：门静脉 1.2cm，肝内光点分布粗大，右叶肝下界于右肋缘下可探及 3.0cm。胆囊 7.0cm×3.0cm×3.0cm，壁厚 0.5cm，毛糙，腔内未见异常。胆总管 1.2cm。脾脏厚度 3.6cm。胰腺未见异常，肠袢之间可见液性暗区 1.0cm。腹部 CT 平扫及增强：脂肪肝，胆囊炎，肝硬化，腹水。腹部 MRI 平扫及增强：肝脏增大，表面光滑，规整，肝门肝裂不宽，肝实质内可见弥漫分布的异常信号区，以右叶外周为著，病灶与肝实质分界不清，腹腔后未见肿大淋巴结，肝周可见少量腹水。增强扫描病灶无明显强化，信号较肝实质低。

肝组织穿刺活检病理：镜下肝小叶内见灶状出血，周围肝细胞肿胀，颗粒变形，少数细胞内见空泡形成，部分肝细胞内见棕黄色颗粒，少数毛细胆管扩张，淤胆，胆色素（+），脂褐素（-），Fontana（-），Fe^{3+}（-），嗜银染色：出血灶内见银纤维增生，密集，Masson 染色：胶原纤维无增生。HCV（-），HBsAg（-）。诊断：肝紫斑病（图 52-1）。

二、临床诊治思维过程

本例患者既往体健，无肝炎病史，1 月余前出现腹胀、纳差，发病前曾自行服用治疗骨折的无准字号中药。相关检查提示肝功能异常，腹水形成。腹水化验虽为漏出液，但影像及胃镜等检查不支持肝硬化。腹部 MRI 提示肝实质内弥漫分布的异常信号区。肝脏病变及损伤考虑药物性肝损害？肿瘤病变可否排除？仅靠临床无法诊断，进一步确诊仍需肝脏穿刺病理活检。最终该例患者肝脏穿刺活检病理提示肝紫斑病。

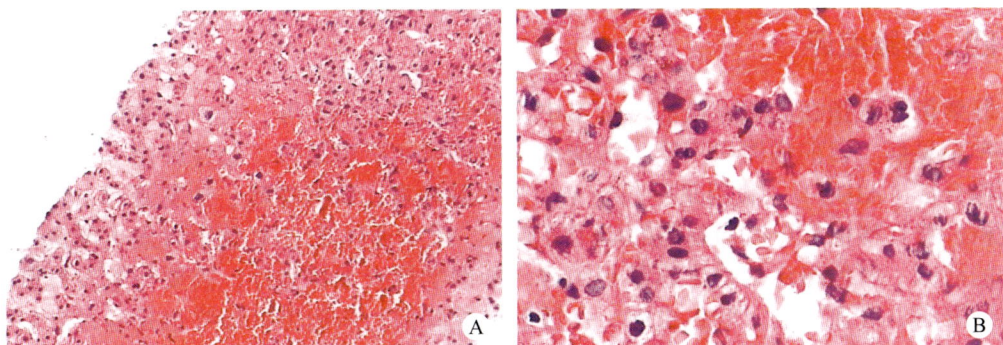

图 52-1　肝脏穿刺活组织病理结果

A. HE×100；B. HE×400

三、诊疗体会

　　肝紫斑病是一种罕见病，国外报道多见于成年人[1]，最早由 Schoenlank 于 1916 年描述[2]。病因不清，可能与服用同化激素、免疫抑制剂、避孕药物、溶血性贫血、肾移植术后及获得性免疫缺陷综合征有关[3]。该例患者考虑可能与服用成分不明的中药有关。发病机制目前仍存在争论，主要有 3 种理论：①肝细胞坏死及蛋白网状支架结构的破坏导致肝窦的囊性扩张[4]；②肝窦或肝窦与中央静脉连接部的阻塞使肝血液流出受阻，从而引起肝窦淤血扩张[5]；③肝窦屏障的直接破坏导致充满红细胞囊腔的形成[6]。病理解剖可见肝大，表面有蓝紫色或蓝黑色斑块。切面呈蜂窝状，为大小不等、充满血液的囊性空腔所致，直径可由数毫米至数厘米。病灶分布没有规律，呈随机分布，不以中央静脉附近多见，可局限于某一肝叶，亦可呈弥漫性。组织学检查见肝窦呈囊性扩张，扩张的囊腔可有或无内衬上皮细胞，腔内充满红细胞，可与正常肝窦或中央静脉沟通。狄氏间隙不规则扩张，其与肝窦之间的内皮屏障破坏，偶可见红细胞穿过。内皮细胞及库普弗细胞增生。可有小静脉周围及窦周纤维化。囊腔周围有时可见肝细胞萎缩。肾、脾、骨髓、淋巴结亦可受累，但较少见。一般临床上可有发热、上腹痛、黄疸、腹水、肝大，脾脏亦可肿大，严重者可发生肝衰竭。腹腔内出血是其最重要的并发症，死亡率很高，系肿大的肝脏在外力作用下破裂所致。实验室检查可有贫血、血小板数下降，血清转氨酶轻度至中度增高，碱性磷酸酶及转肽酶中度或显著增高，部分患者可有血清胆红素升高。影像学检查可见肝脏有局限或弥漫性低密度病灶。此病须与肝硬化、肝小静脉闭塞症及布-加综合征相鉴别，发生内出血时，须与肝肿瘤破裂，如腺瘤及囊肿破裂相鉴别，影像学检查可为鉴别诊断提供线索[7]，确诊有赖于组织病理学检查。此病目前没有特殊疗法，若为药物所致，关键是在并发症发生以前停药。病期较长，有出血史，且病灶局限者可考虑行肝切除术，对严重患者可行肝移植治疗。多数患者预后尚好，少数肝衰竭患者预后较差。此例患者临床症状较轻，发病早期不能排除肝硬化与肿瘤，住院后经 MRI 及病理检查后确诊，经保肝、利尿等支持对症治疗，患者症状减轻，复查肝功能及腹部 B 超正常后出院。出院随诊 2 个月，再次复查肝功能及腹部 B 超均正常。

四、专家点评

肝紫斑病是指在肝切除或活检标本中，看到一些大小不等、其内充满血液的小囊，为一种罕见病。目前病因尚不明，可能和一些疾病如严重结核、恶性肿瘤、获得性免疫缺陷综合征（AIDS）、服用某些药物（如类固醇激素、硫唑嘌呤、他莫昔芬）、长期血液透析、器官移植后免疫抑制药的应用等有关。巴尔通体是 HIV 感染者发生细菌性肝紫斑病的病因。肝紫斑病的临床诊断很困难，影像学检查无特异性，需要与原发性肝癌、转移性肝癌、肝血管瘤、肝包虫病、炎性假瘤等鉴别。该例患者最终也是通过肝脏活组织病理检查而确诊。

因此，该病例诊疗过程提示临床医生：①患者临床症状和体征缺乏特征性，B 超、CT 及 MRI 的检查结果并不完全一致，如何抽丝剥茧、追踪寻源不仅需要丰富的专科知识，更提倡多学科联合诊治，使其能够更加合理阐述检查结果的临床价值；②常规非创伤性检查仍不能明确病因时，肝脏组织病理检查仍是明确肝脏疾病病因的重要手段，或者仍是"金标准"，病因明确后则是实施最有效治疗的基础；③本病的病因未名，该例患者服用治疗骨折的"无准字号中药"，如果能更细致阐述该药物的"配方成分"将更有益于对本病病因的认识；④ HIV 感染者的肝紫斑病与巴尔通体感染相关，该例患者如果有排除感染性肝紫斑病的检查结果则更加完美。

作者：刘欣（西安交通大学第二附属医院消化内科）
点评者：李军（江苏省人民医院）

参 考 文 献

[1] Jacquemin E, Pariente D, Fabre M, et al. Peliosis hepatis with initial presentation as acute hepatic failure and intraperitoneal hemorrhage in children. Joural of Hepatology, 1999, 30: 1146-1150.

[2] Jamada DA, De Souza S, Thomas EA, et al. Radiological appearance in peliosis hepatis. Br J Radiol, 1994, 67: 102-104.

[3] 梁扩寰. 肝脏病学. 北京：人民卫生出版社，1995：891.

[4] Barbadin KA, Scheuer PJ. Endothelial cell changes in acute hepatitis: a light and electron microscopy study. J Pathoi, 1984, 144: 213-220.

[5] Degott C, Rueff B, Kreis H, et al. Peliosis hepatis in recipients of renal transplants. Gut, 1978, 19: 748-753.

[6] Zafrani ES, Cazier A, Baudelot AM, et al. Ultrastructural lesions of the liver in human peliosis: a report of 12 cases. Am J Pathol, 1984, 114: 349-359.

[7] Kleinig P, Davies RP, Maddern G, et al. Peliosis hepatis: central "fast surge" ultrasound enhancement and multislice CT appearances. Clinical Radiology, 2003, 58: 995-998.

病例 53　肝肺吸虫病误诊肝脓肿 1 例

关键词：肝肺吸虫病；肝脓肿

一、病例介绍

患者男，37 岁，以"反复右上腹闷痛 1 月余"为主诉入院。发病前常吃半熟的蛤蜊及蝲蛄，1 月余前始出现右上腹闷痛不适，呈阵发性，无向他处放射，与饮食、体位、睡眠、天气关系不大，无明显的缓解及加剧因素，无乏力、纳差，无畏冷、发热，无眼黄、尿黄，无消瘦。外院彩超：肝内见混合回声区，范围约 5.5cm×2.3cm。肝脏增强 CT：考虑肝脏炎性病变。诊断"肝脓肿可能"，予"头孢哌酮他唑巴坦＋甲硝唑"抗感染等治疗 1 周，仍有右上腹部闷胀感，为进一步诊治入院。

入院诊断：①肝占位性质待查——肝脓肿？肝癌？②乙型肝炎病毒携带者。

肝功能生化指标检测显示：ALT 25U/L，GGT 44U/L，Alb 37.2g/L。血液分析：WBC 9.3g/L，Hb137g/L，PLT 269g/L。尿便常规、凝血功能、CA199、CEA、AFP 未见明显异常，乙型肝炎血清学标志 HBsAg、抗 -HBe、抗 -HBc 阳性，甲型肝炎抗体、丙型肝炎抗体、梅毒抗体、HIV 抗体均未见明显异常。心电图检查显示窦性心律，正常心电图，胸部正位片正常。

肝脏 CT 显示：①肝 8、7、6 段多发病变部分增大；②腹腔肝胃韧带多发小淋巴结。病灶呈多发囊样改变，轨道样改变，无边界，血供好（图 53-1）。

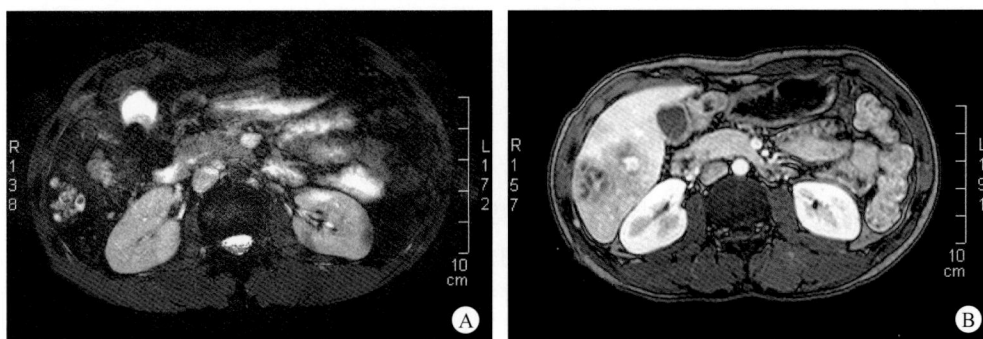

图 53-1　肝肺吸虫病患者肝 CT 表现

结合患者症状及相关检查，外院予抗生素治疗无好转，CT 示病灶呈多发囊样、轨道样改变，且有经常进食半熟的蛤蜊及蝲蛄史，考虑肝脏寄生虫感染可能性大；但因该地区肝癌发生率相对较高，且患者乙型肝炎血清学标志阳性，虽 AFP 正常，仍应排除肝癌可能，经患者同意为患者行 B 超引导下肝脏穿刺活组织检查术。

病理学检查结果：①不规则坏死腔隙和窦道形成；②较多嗜酸性粒细胞浸润（HE 染

色为淡粉色）；③夏科雷登结节（有双折光性），大小不一，多少不等。考虑符合肝肺吸虫改变（图 53-2）。

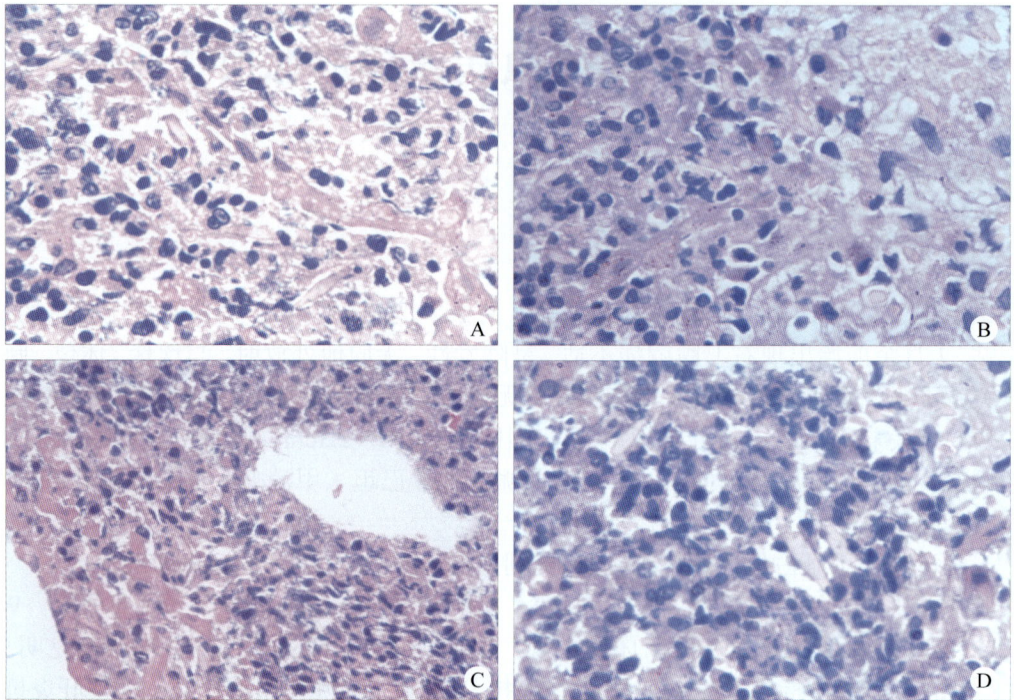

图 53-2 肝肺吸虫病患者肝组织病理学检查结果（HE 染色）

诊断：①肝肺吸虫病；②乙型肝炎病毒携带者。

治疗：予吡喹酮 25mg/（kg·d），分 3 次，连续 7d，停药 1 周后再治疗 1 个疗程。治疗 2 个月后复查彩超示病灶缩小，患者自行再服用 1 个疗程，半年后复查肝脏 CT 示病灶消失。

二、临床诊治思维过程

患者以腹痛起病，在院外检查提示肝占位，当时考虑肝脓肿可能，予抗感染治疗后症状及肝脏病变均无明显好转，故入院后考虑肝脓肿可能比较小。复查 CT 示病灶呈多发囊样、轨道样改变，为典型的寄生虫感染的病灶，且患者所在地为海边，追问发现既往有经常进食半熟的蛤蜊及蝲蛄史，考虑肝脏寄生虫感染可能性大；但因当地肝癌发病率相对较高，且患者乙型肝炎血清学标志阳性，虽 AFP 正常，仍应排除肝癌可能，经患者同意为患者行 B 超引导下肝脏穿刺活组织检查术，最后经病理学检查证实。

肺吸虫病在我国许多地区均有流行，多因生食各种淡水蟹及蝲蛄所致。寄生于人体的肺吸虫主要为卫氏肺吸虫和斯氏狸殖吸虫，前者引起的以肺型肺吸虫病为主，后者引起的以皮下型和肝型肺吸虫病为主。Kim 等[1] 和 Rha 等[2] 报道肝肺吸虫病影像学特点：病程早期增强 CT 常表现为肝左和（或）右叶内簇状、管状（多发囊状）或分叶状低密度灶，典型者可呈隧道征；囊腔内无强化，而囊壁呈单个或网状强化，邻近肝组织可出现结节状或楔形强化。最终诊断需依靠肝组织病理学检查，由于肺吸虫具有游走性，多数病变中见不到虫体。如病变中未见虫体和虫卵，只要具备以下特点亦可明确诊断：①含有凝固性坏死物的多房性小囊腔或穴道形成；②查见多量的夏科雷登结晶；③大量嗜酸性粒细胞浸润。本例患者居住于海边，常年食用半熟的蛤蜊及蝲蛄等，查肝脏 CT 示肝脏多发占位病变，且病变呈多发囊状及轨道样改变，无边界，血供好，病理检查见嗜酸性粒细胞浸润，不规则窦道，并可见夏科雷登结晶，可诊断肝肺吸虫病。

临床上需鉴别的疾病：

（1）细菌性肝脓肿：该病多表现为肝区疼痛，常伴畏冷发热，查体有肝区压痛及叩击痛阳性。影像学表现为单一或多个小脓腔，如未经治疗，随着肝组织不断崩解坏死，融合为较大脓腔，脓肿壁厚薄不均，明显强化，伴周围肝组织水肿，典型的病灶可出现靶环征[3]，且邻近肝实质因炎症反应可出现片状强化。该患者虽症状及体征不符合，但影像学表现较类似，早期仍按肝脓肿治疗，因治疗后病变增大，故行病理学检查以明确诊断。

（2）原发性胆管细胞性肝癌：该病常合并肝功能异常及黄疸，胆管细胞性肝癌是起源于肝内胆管上皮的肿瘤，随着肿瘤的生长病灶发生缺血坏死，出现多个囊腔，囊腔大小不等、边界不清，且常伴有肝内胆管壁增厚、管腔扩张，易侵犯邻近血管及肝组织，肝门及腹腔淋巴结肿大，可发生远处脏器转移[4]。本例患者无明显肝功能异常及黄疸的表现，同样需病理学检查方能鉴别。

（3）原发性肝细胞癌：该病常有慢性乙型肝炎病史，查体可见肝大，伴肝功能异常，AFP 高，CT 检查平扫时为低密度病灶，增强造影时典型征象为快进快出。该患者虽有乙型肝炎病史，但 AFP 正常，结合影像学不支持该病。

肝肺吸虫病一经确诊，必须及早进行抗病原治疗，可口服吡喹酮或硫双二氯酚。如病灶局限于一叶或肝段，直径 5.0cm 以上者，为防止肝组织继续被肺吸虫破坏宜行病灶清除及脓肿引流术。该患者病灶大于 5cm，拒绝手术，予服用吡喹酮治疗。术后 2 个月复查彩色超声可见局部病灶缩小，半年后局部病灶消失，后未再复查。

三、专家点评

肝肺吸虫病是肺吸虫病的肺外表现之一，临床并不常见，较易误诊。迄今国内报告的临床病例多是由于误诊为其他疾病而收治的，误诊的疾病多数为肝脓肿、肝癌等。本文报告的就是具有典型代表性的病例，尤其是患者还有慢性乙型肝炎病史，更是容易误诊为原发性肝癌。结合流行病学史、临床表现、影像学检查，只要能考虑到这个病的鉴别诊断，确诊并不困难。

近年来有研究报道，腹部超声、CT 或 MRI 等影像学检查对于诊断肝肺吸虫病有一定价值。超声由于操作简便对于发现可疑病灶有重要作用，可为进一步检查提供依据。也有研究认为，多层螺旋 CT 扫描影像显示肝实质内病灶密度强化及特点，结合临床及相关检查有利于肝肺吸虫病的诊断及鉴别诊断。浙江丽水市中心医院放射科的吴天斌等对 11 例经临床或病理证实的肺吸虫病的肝脏 MRI 影像进行回顾性分析，结果显示，单发病灶 2 例，多发病灶 9 例。病灶均分布在肝包膜下或门静脉分支周围的肝实质内，呈不规则或条形,部分病灶在右肝后段可见"隧道征"。作者认为肝肺吸虫病的 MRI 表现有一定的特征,MRI 检查有较高的诊断价值。

当然,本病的确诊还是要依赖于肝脏活组织病理学检查或病灶切除后做病理检查证实。一旦确诊应及时进行病原学治疗,吡喹酮是疗效确切的药物。对于较大的局限性病灶也应当考虑手术治疗。本文报告的就是经肝脏活组织病理学检查确诊,并经抗病原治疗成功的病例。虽病灶较大,但并未经外科手术治疗,病灶逐渐缩小,且在半年后随访发现病灶消失。这个病例为临床提供了可以借鉴的诊治经验。

作者:庄涵虚　赖亚栋(福建医科大学附属漳州市医院消化内科)

点评者:万谟彬(海军军医大学附属长海医院)

参 考 文 献

[1] Kim EA, Juhng SK, Kim HW, et al. Imaging findings of hepatic paragonimiasis: a case report. J Korean Med Sci, 2004, 19 (5): 759-762.

[2] Rha SE, Ha HK, Kim JG, et al. CT features of intraperitoneal manifestations of parasitic infestation. AJR, 1999, 172 (5): 1289-1292.

[3] Wang CL, Guo XJ, Qiu SB, et al. Diagnosis of bacterial hepatic abscess by CT. Hepatobiliary Pancreat Dis Int, 2007, 6 (3): 271-275.

[4] van Beers BE. Diagnosis of cholangiocarcinoma. HPB, 2008, 10 (2): 87-93.

病例 54 肠系膜上静脉血栓 1 例

关键词：腹痛；肝硬化；肠系膜上静脉血栓

一、病例介绍

患者男，38 岁，主因"间断上腹部胀痛 2 月余，加重半个月"于 2015 年 11 月 17 日急诊入院。患者于入院前 2 月余无明显诱因间断出现上腹部胀痛，伴呃逆，但无明显恶心、呕吐，无头痛、头晕，无呕血、黑便，就诊于当地中医院，服用中药（具体药物及剂量不详）治疗 14d，但症状无缓解，遂自行停药。于入院前半个月上腹部胀痛症状明显加重，且持续时间延长，遂就诊于兰州军区总医院，查乙型肝炎血清学标志物结果提示：乙型肝炎表面抗原阳性、乙型肝炎核心抗体阳性；甲型肝炎抗体、丙型肝炎抗体、戊型肝炎抗体阴性，梅毒及抗 HIV 抗体阴性；HBV DNA 1.67×10^3IU/ml；肝功能检查结果显示：TBil 33.30μmol/L、IBil 18.50μmol/L，其余正常；血常规：WBC 3.40×10^9/L，PLT 54×10^9/L，为求进一步明确诊治，就诊于笔者所在医院急诊科，以"腹痛原因待查"收住入院。既往患者无长期大量饮酒史，无手术及外伤史，无吃鱼生史；无血吸虫疫区逗留史，无长期服用肝损药物史，患者职业为出租车司机，从业近 10 年。入院查体：生命体征平稳，急性病容，皮肤、巩膜无黄染，无肝掌、蜘蛛痣，心肺未查及明显阳性体征，腹平软，肝脏肋下未触及，脾脏肋下两横指可触及，质硬，活动度差，移动性浊音阴性，肠鸣音正常，双下肢不肿。入院查血常规：WBC 3.55×10^9/L、Hb 160g/L、PLT 45×10^9/L；血清生物化学指标：ALT 20U/L、AST 25U/L、Alb 49.1g/L、TBil 32.3μmol/L、ALP 81U/L、肌酸激酶同工酶（CK-MB）40U/L；凝血功能：PTA 65.3%、D- 二聚体 8.72mg/L；AFP 3.28ng/ml。乙型肝炎三系统定量：HBsAg 674.2IU/ml、HBeAg 1.69COI、抗 -HBc 0.009COI；肝纤维瞬时弹性检测：23.6kPa；吲哚青绿清除实验：吲哚青绿 15min，滞留率 8.3%。

入院诊断：①腹痛原因待查——肠梗阻？泌尿系结石？胆管结石？②乙型肝炎肝硬化，脾大。

进一步完善泌尿系彩超检查未见异常，排除泌尿系结石。腹部彩超结果显示：肝脏弥漫性病变，门脾静脉增宽，门脾静脉内异常信号影，脾大，胆囊炎，胆管通畅，排除胆管结石。为进一步明确是否存在门静脉血栓或其他血管血栓的可能，完善门静脉 CTA 检查。因患者门静脉主干明显增宽，完善胃镜检查，以了解食管胃底静脉是否有曲张。11 月 18 日门静脉 CTA 检查提示：肝硬化、门静脉高压及侧支循环开放、脾大；门静脉主干及右支、脾静脉血栓及肠系膜上静脉起始段灌注减低（图 54-1）。胃镜检查：食管静脉曲张（重度、红色征阳性）、胃底静脉曲张（重度、红色征阳性）（图 54-2）。

入院后给予恩替卡韦抗病毒、甘草酸类保肝及改善微循环等治疗，患者腹痛症状仍间断出现，并有突发突止的特点，腹痛症状出现时，疼痛主要在右上腹，并以脐周为著，查体：脐周压痛阳性，无反跳痛，肠鸣音正常。使用解痉药物有效。

综合以上检查结果，目前诊断：乙型肝炎肝硬化失代偿期，门静脉高压症，食管胃底静脉曲张（重度，红色征阳性），脾大并脾功能亢进，腹水（少量），门静脉血栓形成，脾静脉血栓形成，肠系膜上静脉血栓。

于 2015 年 11 月 19 日开始口服华法林抗凝治疗（表 54-1），之后患者再未出现腹痛。两次影像学复查结果显示，门脾静脉已通畅，肠系膜上静脉血栓已明显缩小（表 54-2，遗憾的是患者影像学原始片子全部遗失）。同时恩替卡韦抗病毒治疗继续，且病毒已转阴。至今患者未出现消化道出血倾向，仍在密切随访。

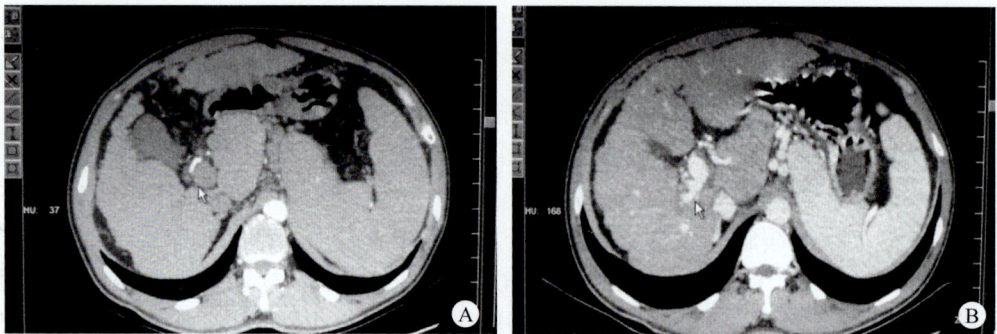

图 54-1 11 月 18 日门静脉 CTA 检查结果

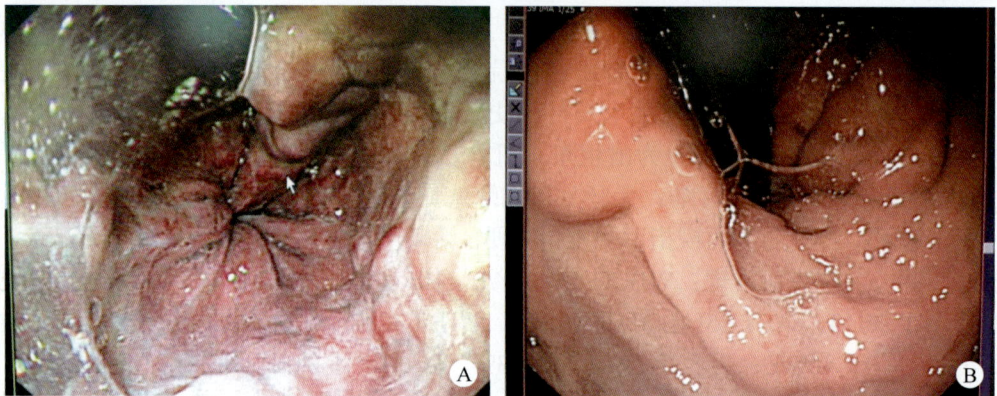

图 54-2 胃镜检查结果

表 54-1 服用华法林期间各项指标对比

指标	时间（年－月－日）							
	2015-11-17	2015-12-04	2015-12-11	2015-12-18	2016-01-06	2016-01-22	2016-01-30	2016-02-15
PTA（%）	65.3	35.9	36.5	37.5	34.2	41.8	34.4	50.4
INR	1.16	1.64	1.6	1.58	1.57	1.5	1.56	1.55
PLT（$\times 10^9$/L）	45	40	41	43	39	44	41	43
D-二聚体（mg/L）	8.72	1.94	1.53	1.56	1.09	1.0	1.12	1.06
华法林（mg/d）	3	3	3.75	3.75	3.75	4.5	4.5	4.75

表 54-2　治疗后影像学对比

影像学检查	时间（年 - 月 - 日）	
	2015-12-20	2016-02-15
门静脉 CTA	肝硬化、脾大、侧支循环建立； 门静脉、脾静脉血栓形成； 肠系膜上静脉起始段灌注减低	肝硬化、脾大、侧支循环建立； 门静脉左支及肠系膜上静脉起始段少许血栓
腹部彩超	肝硬化、脾大； 门脾静脉内径增宽，内附壁血栓形成； 胃左静脉曲张	肝硬化、脾大； 门静脉左支内径增粗，内栓子形成； 门静脉右支内径增粗，内可疑栓子形成； 门静脉主干及脾静脉内径增粗，血流通畅； 胃左静脉曲张

二、临床诊治思维过程

本例患者在完善腹部增强 CT 及胃镜检查后明确诊断为乙型肝炎肝硬化失代偿期。对于患者腹痛的病因查找，我们从以下几方面进行排查：腹腔占位、腹腔积液（如结核）；肠道损伤（如肠梗阻）；泌尿系统疾病（如肾脏或输尿管结石）；胆道系统疾病（如胆管结石）；血管源性腹痛。通过门静脉 CTA 检查及患者腹痛的症状目前明确诊断腹痛原因为肠系膜上静脉血栓所致。分析血栓形成原因主要有以下几方面：①肝硬化或肝外压迫引起门静脉充血和血流淤滞；②腹腔内化脓性感染；③某些血液异常如真性红细胞增多症，口服避孕药造成的高凝状态；④外伤或手术造成的损伤。而患者职业为出租车司机，长期久坐，亦是血栓形成的高危因素[1]。

三、诊疗体会

首先，肝硬化伴有腹痛的患者，如果肝功能的情况与门静脉高压的程度不一致，我们应当考虑是否合并存在血管源性的问题，应在排除其他腹痛相关疾病的前提下，尽早进行 CTA 检查，以明确诊断，防止患者出现如肠管缺血坏死等严重并发症，甚至危及生命。其次，在该患者诊断过程中，既往史及环境暴露史非常重要，我们发现并非所有肝硬化患者都会合并血栓形成，本例患者合并广泛血栓形成，考虑除了肝硬化本身因素以外，还与患者为出租车司机，久坐、缺乏活动密切相关。再次，明确诊断后，尽早抗凝治疗，这仍是该病治疗的关键，因患者已处于肝硬化失代偿状态，因此在华法林使用过程中，剂量调整应严格遵照 PTA、INR、血小板及血栓变化来完成，同时密切监测患者出血的风险。抗病毒等对因治疗亦应坚持。最后，本例患者治疗的过程中，我们还发现 D- 二聚体亦是监测血栓是否再生的很好的指标，同时通过 D- 二聚体的变化及影像学复查，我们考虑该患者多为急性血栓形成。

肠系膜上静脉血栓形成可分为原发性和继发性两种[2]。病因明确者称为继发性，病因不明者称为原发性或特发性。随着对遗传性凝血功能障碍诊断及高凝状态识别能力的增强，特发性病例所占的比例逐渐缩小，目前约75%的肠系膜静脉血栓形成可以获得病因诊断[3, 4]。本病前驱症状多仅表现为不确定的腹部深压痛，各项化验及辅助检查也无特异性变化，此时诊断很困难。进入进展期，病程发展速度明显加快，患者的症状多突然加重，腹痛剧烈，呈持续性但定位不确切，一般止痛药物无效。随后肠管缺血逐渐加重，肠壁水肿、渗出，继发腹膜炎，则会出现相应的体征。对于肠系膜上静脉血栓形成的病例，CTA 检查是较好的检查方法，不仅可以显示肠系膜血管并确定受累肠管的范围，还可以排除其他导致腹痛的疾病。肠系膜血管造影则应在怀疑有血栓形成倾向患者使用，这种情况下血栓往往位于肠系膜静脉系统中较小的血管中。对于本病的治疗主要有手术取栓治疗，在患病早期给予肝素抗凝治疗，可以明显提高患者的存活率，降低复发率。其他治疗包括胃肠减压、液体复苏和禁食。对没有新血栓形成的患者，抗凝治疗的时间应维持 6 个月至 1 年[5, 6]。

四、专家点评

肠系膜静脉血栓形成占全部肠系膜血管缺血性疾患的 5% ～ 15%，通常累及肠系膜上静脉，而肠系膜下静脉很少受累。该病在临床上表现较为隐匿，诊断往往被延误，大多数病例是在开腹探查时才获得确切诊断。对于肝硬化失代偿期患者门静脉压力升高，静脉血液回流障碍，极易形成血栓。该病例患者间断上腹胀痛，入院后给予恩替卡韦抗病毒、甘草酸类保肝及改善微循环等治疗，患者腹痛症状仍间断出现，并有突发突止的特点。该病例中医生及时考虑到了门静脉或肠系膜上静脉血栓形成的可能，并且采用 CTA 检查进一步明确肠系膜上静脉血栓形成，并采用华法林抗凝，同时检测了 PTA、INR、血小板及血栓变化。整个诊治过程规范，临床思路清晰。

肝硬化失代偿期出现腹痛时除考虑自发性细菌性腹膜炎、腹腔其他脏器的炎症、缺血、扭转、套叠等常见病因外，还应考虑门静脉、脾静脉、肠系膜上静脉血栓形成的可能。CTA 是一种诊断血栓形成的无创检查手段，有条件的医院可采用。诊断明确后有计划地进行抗凝治疗应首先考虑。有文献报道，217 例肝硬化合并门静脉血栓患者抗凝治疗组血管完全再通的概率显著高于未抗凝组（OR 3.4，CI 1.5 ～ 7.4）。在抗凝治疗中，华法林、低分子肝素均可选择，但因华法林个体差异大，受其他药物及食物影响大，且受人群个体的细胞色素 P450 系统的快代谢、慢代谢型影响，故应密切监测 INR 值，并精细调节剂量。

作者：何晶晶　张岭漪（兰州大学第二医院肝病科）

点评者：刘凯军　陈东风（陆军军医大学大坪医院）

参 考 文 献

［1］Wang YC, Chuang FR, Lee WC, et al. Low-molecular-weightheparinsuccessfully used to treat a nephrotic patient complicated by superiormesenteric vein thrombosis and portal vein thrombosis. Med Princ Pract, 2011, 20（2）: 196-199.

［2］Wang MQ, Liu FY, Duan F, et al. Acute symptomatic mesenteric venous thrombosis: treatment by catheter-directedthrombolysis with transjugular intrahepatic route. Abdominal Imaging, 2011, 36（4）: 390-398.

［3］符晓阳，金毕，郑鸿. 急性肠系膜上静脉血栓形成的诊治: 附 12 例报告. 中国普通外科杂志，2012，21（6）: 771-772.

［4］张波，尤龙. 急性肠系膜上静脉血栓形成 23 例的诊治体会. 血栓与止血学，2013，19（4）: 191-192.

［5］张鹏，吴萍. 急性肠系膜上静脉血栓形成的诊断与治疗. 中国煤炭工业医学杂志，2002，38（4）: 336-337.

［6］牛应林，张澍田，于中麟. 肠系膜静脉血栓形成的临床特点分析. 中国实用内科杂志，2007（8）: 96-97.

病例 55 消瘦、腹痛、发热、肝大和肝损伤 1 例

关键词：发热，肝脾大，肝损伤

一、病例介绍

患者男，34 岁，主因"消瘦 6 个月，腹痛半个月，发热 4d"入院。患者 6 个月前开始出现消瘦伴乏力，未在意。半个月前出现腹痛，为隐痛，服止痛药缓解。4d 前寒战、发热，体温 39℃，腹痛加重伴恶心、呕吐及呃逆，予止痛、抗感染治疗 3d 未好转。1d 前就诊于笔者所在医院急诊科，全腹增强 CT：肝脾大、门静脉高压。诊断肝硬化，门静脉高压，予抗感染治疗 1d 未好转。患病以来患者有双下肢痛，无腰痛，无关节痛，无皮肤瘙痒及灰白便，无牙龈出血及鼻出血，无胸闷、气短，无咳嗽、咳痰，无呕血及黑便，睡眠差，近 6 个月体重下降 30kg。患者既往有高血压、糖尿病病史；否认肝炎及结核病史。无输血史及不洁注射史。当地有养羊区域，否认有羊直接接触史。入院查体：T 36.6℃，P 76 次 / 分，R 18 次 / 分，BP 139/89mmHg，神志清，语言清晰，扑翼样震颤（－），球结膜无水肿，轻度贫血貌，皮肤、巩膜无黄染，无肝掌及蜘蛛痣，无毛细血管扩张，全身浅表淋巴结未触及肿大，颈软，未见静脉怒张，双肺听诊呼吸音粗，未闻及明显干湿性啰音，心音有力，节律齐，未闻及病理性杂音，无心包摩擦音，腹软，右下腹压痛（＋），反跳痛、肌紧张（－），肝肋下 5cm，脾 4cm，质硬 2 度，触痛（＋），Murphy 征（－），移动性浊音（－），双下肢无水肿。入院前辅助检查：（2013 年 7 月 29 日，外院）胃镜：浅表性胃炎；腹部 CT：肝脾大，心包少量积液，肠系膜上动脉未见明显异常；肝炎病毒标志物阴性；出血热抗体阴性；肝功能：ALT、AST 正常，Alb 正常，ALP 232U/L。2013 年 8 月 1 日医院急诊检查显示：血常规：WBC 10.9×10⁹/L，NEU% 71.8%，RBC 4×10¹²/L，Hb 97g/L，PLT 271×10⁹/L；PT 18.9s，PTA 44%；尿常规：尿蛋白（＋）；全腹增强 CT：肝脾大，门静脉高压，少量盆腔积液，心包少量积液，右侧少量胸腔积液。入院初步诊断：门静脉高压症；消瘦、腹痛、发热、肝脾大；高血压；2 型糖尿病。入院后辅助检查：甲状腺功能系列、血脂系列、心肌酶谱、血清离子、血淀粉酶、血脂肪酶、肝胆胰癌系列、铜蓝蛋白、免疫球蛋白定量、类风湿因子、血清补体、尿便常规正常。布鲁菌凝集试验、肝炎病毒标志物、抗核抗体系列、肝病自身抗体系列、血细菌培养、痰细菌培养、结核抗体、军团菌抗体、肺炎支原体抗体、肺炎衣原体抗体、结核菌素试验、胸水结核杆菌 DNA、EBV-IgM、CMV-IgM、HIV+TPPA 阴性。血分析：WBC 6.1×10⁹/L，NEU% 73.4%，RBC 3.51×10¹²/L，Hb 83g/L，PLT 223×10⁹/L；降钙素原 0.69ng/ml；C- 反应蛋白 133.00mg/L。凝血功能：PT 16.0s；PTA 59%；D- 二聚体 403μg/L。生化检查：Alb 31.1g/L；AST 105U/L，ALT 115U/L；GGT 663U/L；ALP 392.7U/L；TBil 13.7μmol/L；血糖（空腹）10.77mmol/L；糖化血红蛋白 7.6%；血细菌培养（骨髓，延长至 13d）：布氏杆菌生长。胸水生化检查：总蛋白 50.5g/L，糖 8.59mmol/L，

氯 97.3mmol/L；胸水常规：李凡他试验阳性（＋），细胞总数 10.20×10⁹/L，WBC 1.18×10⁹/L；NEU% 40%，红细胞形态为新鲜红细胞。肝胆脾彩色超声检查：①肝脾大（同时伴有副脾）；②肝内胆管结石或钙化灶。心脏彩色超声检查：心内结构大致正常，左室舒张功能减低，静息状态下左室整体收缩功能正常。骨髓穿刺检查：骨髓象增生活跃，粒、红比例增高，粒系有轻度感染表现。肝脏增强 MR+MRCP：肝、脾增大；肝实质 T_2 信号增高，注意弥漫性肝损伤。门静脉增宽，门静脉高压。心包少量积液，双侧少量胸腔积液；肺 CT：双侧胸腔积液。双肺膨胀不良伴炎症。胸椎 MR：第 9、10 胸椎椎体骨质改变，请结合相关检查诊断。最终确诊为：布氏杆菌病；布氏杆菌性心包积液；布氏杆菌性双肺膨胀不良伴炎症、胸腔积液；布氏杆菌性肝损伤；布氏杆菌性第 9、10 胸椎椎体炎；继发性贫血；高血压；2 型糖尿病。遂予利福平、多西环素及左氧氟沙星治疗，体温逐渐正常，3 周后停用左氧氟沙星，病情稳定后出院。出院后患者继续口服利福平及多西环素 9 周，并接受门诊随访。

二、临床诊治思维过程

思考 1：患者初次就诊时，是否考虑门静脉高压症

门静脉高压是布氏杆菌病（布鲁菌病）的一种罕见并发症。门静脉高压症是指由各种原因引起的门静脉系统血流受阻和（或）血流量增加，导致门静脉及其属支血管压力升高，临床表现为脾大、门腔静脉侧支循环形成和开放，以及腹水。其中肝硬化所致的门静脉高压最常见，约占 95%。本病例腹部影像学检查提示门静脉增宽、门静脉高压、脾大，但该患者无肝炎病史，也可除外酒精、药物、免疫、寄生虫等致病因素损害。无慢性肝病体征，无黄疸及腹水，实验室检查显示肝脏储备功能正常，肝炎病毒阴性，肝胆胰癌系列阴性。胃镜检查无重度食管胃底静脉曲张（外院），2 次 B 超均未提示门静脉增宽（13mm），尽管 MR 提示门静脉宽度 19mm，未见门静脉血流量增加的相关病症，包括动脉 - 门静脉瘘、脾毛细血管瘤、门静脉海绵血管瘤等。未见门静脉血流阻力增加的相关病症等，包括血栓癌栓形成、门脾静脉受压、肝硬化等。不支持门静脉高压症。

思考 2：患者有持续发热、腹痛、消瘦、肝脾增大，是否存在恶性肿瘤

患者无淋巴结肿大，血象未见异常分布，肿瘤标志物无异常，骨髓未见恶性提示，彩色超声、肺 CT 与 MR 未见占位提示；不支持实质空腔脏器肿瘤及血液、淋巴、单核 - 吞噬细胞系统肿瘤。

思考 3：患者有肺部受累表现，是否为肺布氏杆菌病

布氏杆菌病累及肺部较为罕见，肺布氏杆菌病的常见影像表现包括：肺实变 / 大叶性肺炎、胸腔积液，或同时存在上述两种表现。此外，少部分表现为支气管炎、肺部结节影。本病例病初发热第 5 天，胸部 DR 未见异常，病程第 2 周患者出现胸闷气短，胸部 CT 示双侧胸腔积液。双肺膨胀不良伴炎症。第 3 周复查提示右侧胸腔积液较前增多，右肺膨胀不良伴炎症。第 4 周复查提示右侧胸腔积液较前减少，右肺散在多发炎症较前吸收，右肺下叶后基底段结节及斑片，考虑炎性。结合患者接触史、临床表现特点，以及经标准的布氏杆菌病联合抗菌治疗有良好反应，进一步说明本病例存在肺布氏杆菌病（图 55-1）。

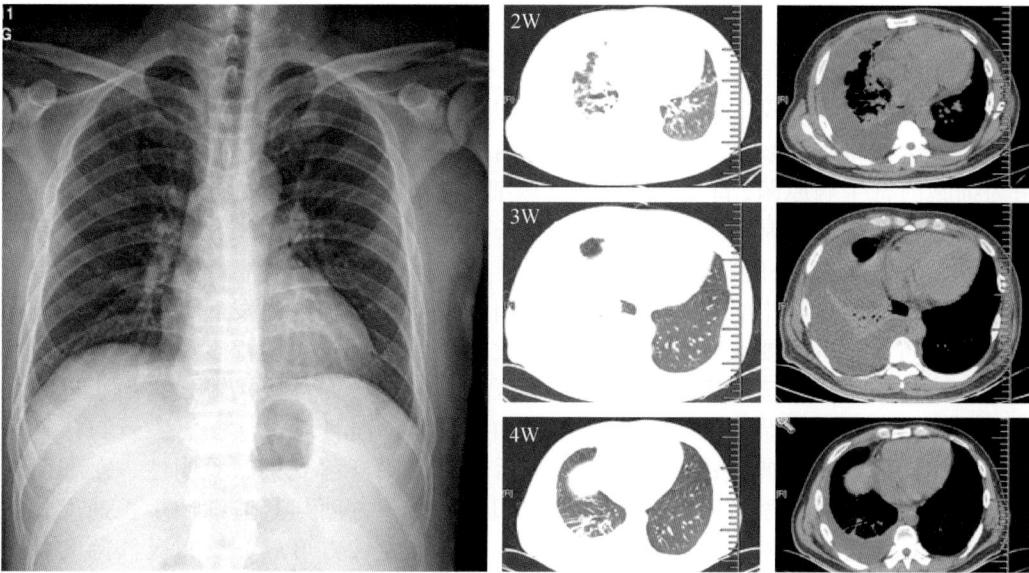

图 55-1　肺布氏杆菌病治疗过程中胸部 CT 变化

思考 4：患者消瘦、发热、腰背部疼痛，是脊柱结核，还是脊柱布氏杆菌感染

布氏杆菌病性脊柱炎与脊柱结核均有发热、多汗及腰背部痛，影像学表现均为受累椎体破坏，相邻椎间盘破坏，椎间隙变窄或消失，可有椎旁脓肿形成。但脊椎结核有结核杆菌感染的临床特征，多为午后低热、盗汗、乏力，且多有肺结核病史；影像学以椎体破坏和骨质疏松为主，常见受累椎体失去正常形态即塌陷，脊柱可见向后成角畸形，常见死骨及寒性脓肿（腰大肌脓肿）。而布氏杆菌病性脊柱炎以椎体破坏及硬化为主，破坏多局限于椎体边缘，破坏边缘见硬化边，无死骨形成，椎旁脓肿与腰大肌分界清晰。此外，本病例胸椎 MRI 提示第 9、10 胸椎椎体骨质改变，椎间盘损害比较轻，结合患者血清学、胸水细菌学检测不支持结核，骨髓细菌培养有布氏杆菌生长，因此考虑脊柱布氏杆菌感染（图 55-2）。

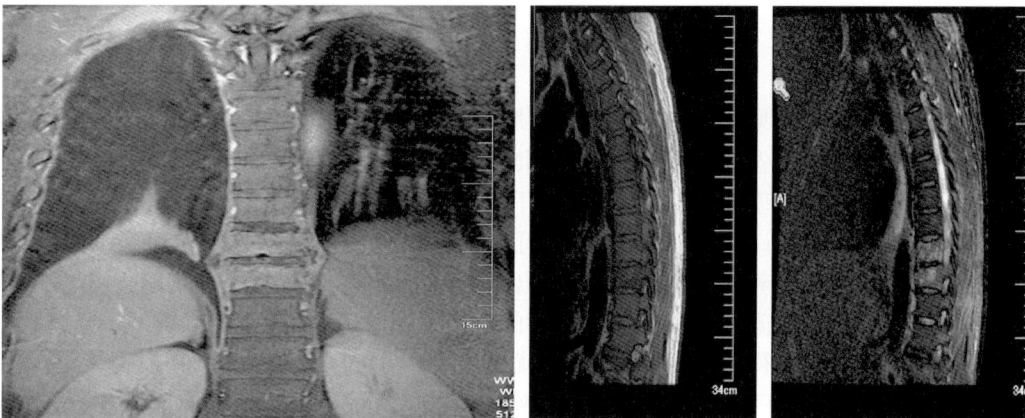

图 55-2　患者胸椎 MRI 增强显示脊柱布氏杆菌感染

三、诊疗体会

布氏杆菌病属自然疫源性疾病，为常见的人畜共患传染病，可累及全身多个系统并有致残性。全球每年新发病例500多万。国内主要流行于内蒙古、西北及东北地区。布鲁菌为细胞内寄生病原菌，寄生于单核/巨噬细胞内，破坏机体免疫功能，一旦进入血中，可侵犯全身各系统，最常见的症状和体征有长期间歇性发热、多汗、关节疼痛、疲乏、睾丸炎等。然而，布氏杆菌病临床表现极其复杂多样，临床上常常容易误诊和漏诊。

本病例在诊治过程中难点有：①布氏杆菌病主要临床表现为发热、多汗、关节痛、睾丸炎等，而本患者主要表现为发热、肝脾大，先后有腹痛、腰背疼痛，与典型布氏杆菌病临床特征不符；②该患者居住地有养羊区域，但本人无直接接触史，由于近来发现人通过饮食传染布氏杆菌病的病例有逐年增加的趋势，而且通过饮食传染者与接触病羊而致病者相比症状常不典型；③本病例入院后血清布氏杆菌凝集试验阴性、血细菌培养阴性，一方面考虑血清学实验有假阴性和假阳性，另一方面与其他细菌生长速度相比，布氏杆菌生长缓慢，需时较长，一般经培养4周后无生长方可放弃。布氏杆菌的骨髓培养阳性率高于外周血液培养。本例患者骨髓细菌培养且延长培养2周后发现布氏杆菌生长，所以疑诊该病时应延长细菌培养时间，从而提高培养阳性率。

从另一个角度分析，该病例又是一个典型且成功的布氏杆菌病治疗病例，回顾疾病发生发展整个过程：患者有间歇性发热、肝脾大、门静脉增宽、腹痛、布氏杆菌性心包积液、布氏杆菌性双肺膨胀不良伴炎症、胸腔积液、布氏杆菌性肝损伤、布氏杆菌性第9和10胸椎椎体炎，包含了布氏杆菌所致的常见及罕见并发症。根据WHO推荐的首选治疗方案，应用利福平900mg/d联合多西环素200mg/d口服，因为患者有肺炎、脊柱炎等多种并发症，我们联用左氧氟沙星静脉滴注，其中利福平联合多西环素总疗程为12周。2个月后随访，只有第9和10胸椎椎体骨质破坏未修复，其余均正常，包括门静脉宽度。6个月后随访，同上所述，患者病情未再复发。

综上所述，对于布氏杆菌病的诊断必须全面分析，要学会从不同角度看问题，要仔细深挖患者诊断布氏杆菌病的依据有哪些，不符合的依据又有哪些。如果诊断思路狭窄，孤立地看待某一系统的症状、体征，就可能造成误诊、误治。

四、专家点评

该病例虽有众多表现，但主线是发热伴肝脾大。因此，检查和鉴别诊断应由此展开。在我国，发热性疾病首先考虑的还应是感染性疾病或并发感染。鉴别的疾病种类主要有血液系统疾病、自身免疫性疾病。在伴有肝脾大的感染性疾病中，布氏杆菌病应是重要的候选疾病。在本病例诊断过程中，难能可贵的是医疗团队未被一些实验室阴性结果所迷惑，延长血、骨髓培养时间，终于检测出布氏杆菌。这基于医疗团队对发热性疾病诊断思路的清晰认知，更显示了对布氏杆菌病的深刻了解。

从本病中我们还应得出另一认知，这就是肝脾大、门静脉高压、肝损害未必是原发于肝脏的疾病。在主要证据不支持肝脏原发疾病时，应及时想到其他伴有肝脏损伤的疾病。

作者：翟永贞（中国医科大学附属盛京医院）
点评者：阎明（山东大学齐鲁医院）

病例 56 自身免疫性肝炎合并原发性胆汁性胆管炎重叠综合征 1 例

关键词：肝炎，自身免疫性；诊断；治疗；原发性胆汁性胆管炎；重叠综合征

一、病例介绍

患者女，43 岁，2 周前无明显诱因出现腹胀，以上腹部为主，进食后加重，略感恶心，无呕吐，未重视，3d 前患者上述症状加重，偶有周身皮肤瘙痒，伴有尿色加深，就诊于笔者所在医院门诊。实验室检查：ALT 262U/L，AST 130U/L，GGT 863U/L，ALP 505U/L，TBil 36.8μmol/L，DBil 25.1μmol/L；自身免疫性抗体：抗核抗体（ANA）1 ：3200（＋），抗线粒体抗体 M2 型（AMA-M2）（＋＋）。FibroTouch 检测：肝脏硬度 16.5kPa。既往史：既往体健，无肝炎及饮酒史，近期无药物服用史。查体：体型中等，巩膜轻度黄染，心肺未见异常，腹软，无压痛、反跳痛及肌紧张。

入院诊断：肝损害原因待查。

二、临床诊治思维过程

病例特点：患者为中年女性，以腹胀、恶心为主要表现，伴有周身瘙痒，查体：皮肤及巩膜轻度黄染。辅助检查提示转氨酶升高，胆汁淤积明显。肝病自身免疫性抗体提示 ANA、AMA 阳性。

诊断及治疗过程：入院后（2017 年 1 月 4 日）肝功能示 ALT 249U/L，AST 114U/L，GGT 717U/L，Alb 35.7g/L，ALP 460U/L，TBil 28.4μmol/L，DBil 19.4μmol/L；血氨 63μmol/L，胆碱酯酶 4577.2U/L。复查自身免疫性抗体：ANA 1 ：3200（＋），抗线粒体 M2 抗体（＋＋），IgG 28g/L。凝血功能正常，进一步行肝胆胰增强 MRI 及水成像：未见确切异常（图 56-1）。考虑患者为原发性胆汁性肝硬化（PBC）可能性大，但 PBC 一般转氨酶升高不明显，除外病毒性、酒精性、药物性肝损害，且患者同时合并 ANA 阳性，故不除外合并自身免疫性肝炎（AIH）可能。为进一步明确病因，进一步行肝活组织病理检查：穿刺肝组织可见多个（＞10 个）汇管区结构，汇管区扩大，大部分（＞50%）汇管区胆管缺失，伴毛细胆管增生，间质内大量淋巴细胞、浆细胞及小血管和纤维组织增生，Masson 和网状纤维染色显示汇管区周围纤维组织增生伴纤细的纤维间隔形成，部分汇管区见明显界面性肝炎，汇管区周围肝细胞肿胀，胞质呈稀疏颗粒状，未见明显淤胆，小叶内肝细胞点状、小灶状坏死，符合 PBC，Scheuer 组织学分期Ⅱ～Ⅲ期（图 56-2）。

诊断：重叠综合征（自身免疫性肝炎合并原发性胆汁性胆管炎）。

入院后予异甘草酸镁降酶，腺苷蛋氨酸降黄，门冬氨酸鸟氨酸降血氨，明确诊断后加用熊去氧胆酸口服，出院后口服熊去氧胆酸联合甘草酸二铵，门诊随访肝生物化学指标等（表 56-1、图 56-3）。

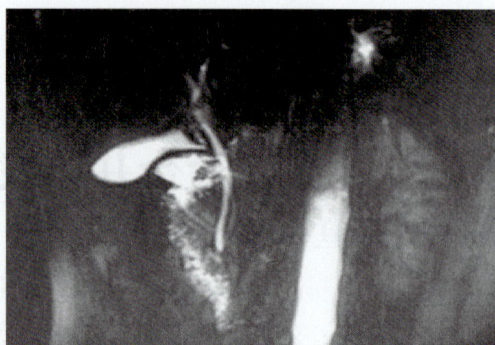

图 56-1　患者肝胆胰 MRI 及水成像

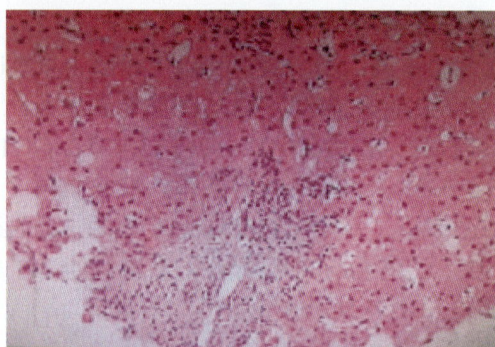

图 56-2　患者肝活组织病理检查（HE×100）

表 56-1　患者住院及随诊期间 AST、ALT、GGT、ALP 变化情况

时间（年－月－日）	AST（U/L）	ALT（U/L）	GGT（U/L）	ALP（U/L）
2017-01-02	262	130	863	505
2017-01-04	249	114	717	460
2017-01-05	221	106	716	456
2017-01-23	19	63.8	572	294
2017-03-21	47	57.4	394	193
2017-05-26	22	54	269	154

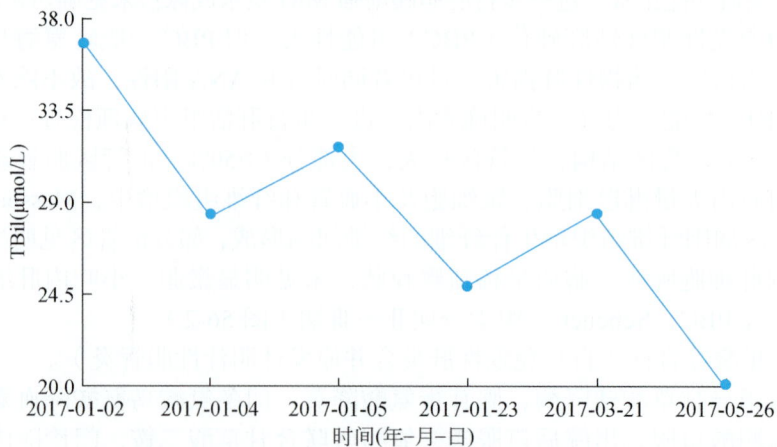

图 56-3　患者住院及随诊期间 TBil 变化情况

三、诊疗体会

患者同时或在病程的不同阶段存在两种自身免疫性肝病的临床、血清学、组织学特征，称为自身免疫性肝病重叠综合征（简称重叠综合征），以 AIH-PBC 重叠综合征最为多见，如我们介绍的这个病例。重叠综合征并非独立疾病，目前缺乏明确的诊断标准和治疗方案[1]。

PBC 是一种以小叶间胆管非化脓性破坏性胆管炎为特征的自身免疫性肝病。由于疾病早中期并无肝硬化表现，建议将疾病名称改为原发性胆汁性胆管炎，仍保留 PBC 缩写，以更精确地反映疾病特点，缓解患者心理压力[2]。AIH 是一种由针对肝细胞的自身免疫反应所介导的肝脏实质炎症，以血清自身抗体阳性、高 IgG 和（或）γ- 球蛋白血症、肝组织学上存在界面性肝炎为特点。2008 年 Chazouilleres 等[3] 提出了 AIH-PBC 重叠综合征诊断标准（巴黎标准），即 AIH 和 PBC 三项诊断标准中的各二项同时或者相继出现。AIH 诊断标准包括：①血清 ALT ≥ 5×ULN（正常值上限）；②血清 IgG ≥ 2×ULN 或血清抗平滑肌抗体阳性；③肝脏组织学提示中重度界面性肝炎。PBC 诊断标准包括：①血清 ALP ≥ 2×ULN 或血清 GGT ≥ 5×ULN；②血清 AMA 阳性；③肝脏组织学表现为非化脓性破坏性胆管炎。来自欧美的研究表明，巴黎标准用于诊断 AIH-PBC 重叠综合征的敏感性和特异性分别达到 92% 和 97%[4]。本病例中，该患者一方面血清 ALT ≥ 5×ULN，且 ANA 强阳性，肝脏组织中也可以看到明显的界面性肝炎，符合巴黎标准；另一方面患者 ALP、GGT 明显升高，血清 AMA 阳性，且肝脏组织学表现符合 PBC，结合患者尚未达到肝硬化标准，故诊断为重叠综合征（自身免疫性肝炎合并原发性胆汁性胆管炎）。

目前多数学者建议以泼尼松（龙）和熊去氧胆酸（UDCA）进行联合治疗，可能有利于缓解病情，改善患者预后。泼尼松（龙）联合 UDCA 治疗不能缓解或泼尼松（龙）不良反应明显者，可加用免疫抑制剂如硫唑嘌呤。欧洲多中心研究结果显示，88 例 PBC-AIH 重叠综合征患者中，37% 对 UDCA 单剂治疗无应答，重度界面性肝炎是无应答的独立危险因素。UDCA 和免疫抑制联合治疗在 73% 初始治疗或对 UDCA 单剂治疗无应答的患者中有效，而进展期纤维化与对联合治疗无应答有关。二线免疫抑制剂（环孢素、他克莫司和吗替麦考酚酯)可诱导 54% 的对初始免疫抑制无应答的患者获得生化缓解[5]。我国最新研究发现，糖皮质激素和 UDCA 联合治疗可显著改善重叠综合征患者的短期预后[6]。对于本例患者在考虑患者合并 PBC 后及时加用 UDCA，患者界面性肝炎不重，考虑到激素及免疫抑制剂不良作用及家属意愿未予应用激素及免疫抑制剂，单独应用 UDCA 和双环醇等护肝药物，并进行随访，我们可以看出在随访过程中患者肝功能进行性好转，近期复查 IgG 恢复正常，FibroTouch：肝脏硬度 9.8kPa，硬度较前明显好转，整体恢复良好。

尽管近年来在 PBC 和 AIH 诊断、治疗和发病机制研究方面取得了长足的进步，但仍面临诸多问题和挑战。诸如病因和发病机制尚不完全明确，对于重叠综合征患者没有明确的诊断标准和治疗方案，对 UDCA 治疗生物化学应答欠佳的患者预后较差，尚无确切有效的治疗方案，这些都需要进一步研究。

四、专家点评

这是一例 AIH-PBC 重叠综合征的典型病例。除生物化学指标、自身免疫性抗体检测外，肝组织病理检查是诊断的金标准。该患者通过熊去氧胆酸联合双环醇治疗，但不是标准治疗方案，虽然有生物化学指标改善，但随访时间尚短（5 个月），监测指标仅仅是生物化学指标，缺乏动态的免疫球蛋白指标，甚至需要肝组织学病理检查来判断是否应答。AIH-PBC 重叠综合征的标准治疗方案是熊去氧胆酸联合皮质激素和（或）硫唑嘌呤，组织学应答迟于生物化学应答和免疫学应答，有报道，即使 2 年激素治疗获得肝组织学应答，停药后仍有不少患者复发，因此不宜过早停药。熊去氧胆酸联合免疫抑制剂是无肝硬化患者的最佳治疗方案，而对于终末期患者，肝移植是唯一有效的治疗选择。

作者：赵方程（大连医科大学附属第二医院）
点评者：江建宁（广西医科大学第一附属医院）

参 考 文 献

［1］Boberg KM，Chapman RW，Hirschfield GM，et al. Overlap syndromes： the International Autoimmune Hepatitis Group（IAIHG）position statement on a controversial issue. J Hepatol，2011，54（2）：374-385.

［2］Beuers U，Gershwin ME，Gish RG，et al. Changing nomenclature for PBC： from 'cirrhosis' to 'cholangitis'. Gastroenterology，2015，149（6）：1627-1629.

［3］Chazouillères O，Wendum D，Serfaty L，et al. Primary biliary cirrhosis-autoimmune hepatitis overlap syndrome： clinical features and response to therapy. Hepatology，1998，28（2）：296-301.

［4］Kuiper EM，Zondervan PE，van Buuren HR. Paris criteria are effective in diagnosis of primary biliary cirrhosis and autoimmune hepatitis overlap syndrome. Clin Gastroenterol Hepatol，2010，8（6）：530-534.

［5］Ozaslan E，Efe C，Heurgue-Berlot A，et al. Factors associated with response to therapy and outcome of patients with primary biliary cirrhosis with features of autoimmune hepatitis. Clin Gastroenterol Hepatol，2014，12（5）：863-869.

［6］Yang F，Wang Q，Wang Z，et al. The natural history and prognosis of primary biliary cirrhosis with clinical features of autoimmune hepatitis. Clin Rev Allergy Immunol，2016，50（1）：114-123.

病例 57　反复意识障碍伴高氨血症的青少年 Citrin 缺陷病 1 例

关键词： 意识障碍；高氨血症；高瓜氨酸血症Ⅱ型；非酒精性脂肪肝

一、病例介绍

患者男，17岁，学生，因"反复意识障碍2月余"入院。患者2个月前无明显诱因出现意识障碍，伴言语不利、性格改变，伴恶心、呕吐，呕吐物为胃内容物，无头晕、头痛。就诊于当地医院，查肝功能：ALT 194.02U/L，AST 124.39U/L，血氨263.34μmol/l；头颅CT未见异常，腹部B超提示肝质不均。给予患者保肝、降血氨等治疗，效果欠佳，血氨持续在较高水平，最高达540μmol/L。患者上述症状平均4～5d发作一次，性质同前。为进一步诊治收住入院。患者既往体健，否认肝炎、结核病史，否认空腹低血糖病史，否认长期用药史，否认药物过敏史。自幼喜肉类、高蛋白饮食。否认吸烟、饮酒史。否认家族类似病史。入院查体：生命体征平稳，身高165cm，体重34kg，体质指数（BMI）12.49kg/m²，无力体型，营养欠佳。神清语利。全身皮肤无黄染，无肝掌、蜘蛛痣。浅表淋巴结未扪及肿大。心、肺、腹查体（－）。神经系统查体（－）。

辅助检查：血常规：WBC 3.0×10^9/L，RBC 3.8×10^{12}/L，Hb 116g/L，PLT 164×10^9/L。肝功能：AST 100U/L，ALT 80U/L，ALP/GGT 272/436U/L，Alb/Glob 35.1/23.8g/L，胆红素正常。肾功能及电解质正常。三酰甘油5.08mmol/L，血糖4.36μmol/L。凝血功能：PTA 69.80%，PT 13.70s。血氨209μmo/L。AFP 125.16ng/ml。甲型肝炎、乙型肝炎、丙型肝炎、戊型肝炎均为阴性。病毒七项：CMV、EB病毒、COxB、HSV1、HSV2、ADV及RBV免疫球蛋白抗体均阴性。铜蓝蛋白0.12g/L（0.20～0.60g/L）；24h尿铜9.2μg。风湿免疫指标阴性。ANCA阴性。AMA-M2阴性。免疫球蛋白＋补体：IgG、IgM、IgA正常，C3 0.53g/L，C4 0.04g/L。甲状腺功能：T_3 0.82nmol/L，T_4 656.0nmol/L，TSH正常。腹部B超：肝稍大，肝质不均匀。腹部磁共振提示：脂肪肝可能。眼科会诊：未见K-F环。入院初步诊断：意识障碍原因待查：①肝性脑病？②颅脑疾病？③代谢性疾病？

二、临床诊治思维过程

该患者以神经精神症状发病，临床表现为意识障碍，转氨酶升高伴高氨血症。考虑：

（1）肝性脑病：临床上多发生在肝硬化及各种肝病的终末期，但该患者既往无肝病病史，各种常见肝病筛查均为阴性，无慢性肝病的体征，肝脏储备功能基本正常，且血氨升高水平与肝功能损伤程度并不一致，影像学未见门静脉高压等表现，常规降血氨效果欠佳，因此，用肝性脑病并不能完全解释患者的病情。

（2）颅脑疾病：部分颅脑疾病本身可引起神经精神症状，但症状多为进行性加重。

该患者神经系统查体无异常发现，头颅 CT 未见异常，因此不支持颅脑疾病的诊断。

（3）遗传代谢性疾病：该患者为青少年男性，神经精神症状突出，铜蓝蛋白轻度下降，需要考虑铜代谢异常所致的肝豆状核变性。但患者 24h 尿铜正常，眼科 K-F 环阴性，诊断肝豆状核变性的依据不足。

（4）脂肪肝：患者腹部 MR 提示脂肪肝，单纯脂肪肝是常见病、多发病，但临床上发生意识障碍的情况不能用脂肪肝解释。

入院后患者出现 3 次神经精神症状，表现为躁动不安，意识不清，定向力障碍，具有攻击倾向，发作时血氨分别为 553μmo/L、286μmo/L、456μmo/L。

患者的病例特点为意识障碍、肝功能异常、高氨血症，不能用脂肪肝解释。为明确肝损伤的病因，给患者进行了肝脏穿刺活组织检查。肝脏病理表现为大、小泡性脂肪变，肝脏轻度炎症及纤维化，无假小叶形成；铜铁染色均为阴性，从而排除肝硬化、肝豆状核变性，支持非酒精性脂肪肝诊断。

那么，对这样一个低体重却合并脂肪肝、意识障碍伴高氨血症的青少年患者，诊断较为困难，反复追问病史，患者发病前曾进食巧克力、大量肉类。查阅大量文献后发现这样一类遗传代谢性疾病——Citrin 缺陷病与该患者的临床表现相关。

为明确诊断，我们完善了代谢酶学检查和基因检测：尿筛查未见明显异常；血筛查提示 Cit、Thr、Cit/Phe、Met/Leu、C0/C16、C8/C12 增高，Val、Gln：Cit 降低，Citrin 缺陷症可疑。同时将患者血样标本送至日本进行基因检测，发现 SLC25A13 突变：IVS4+6A>G（杂合子）；c.1194 A>G（杂合子）Leu->Leu（？）。最终诊断：Citrin 缺陷病，成人期发作高瓜氨酸血症 II 型。

治疗及评价：与患者及家属充分交代病情，征得同意后，予丙酮酸钠 100mg/（kg·d）试验性治疗，同时低糖和高蛋白脂肪饮食。未再发作神经精神症状，无不良反应发生。实验室指标：ALT 95U/L，AST 95U/L，NH$_3$ 122μmol/L，TG 2.73μmol/L。患者治疗好转要求出院。后因患者处于成长发育时期，再次进食高蛋白、高糖饮食，仍间断意识障碍、肝功能异常而于 2016 年 5 月在外院进行肝移植。术后恢复良好，定期监测，目前指标尚可，随访观察中。

三、诊疗体会

Citrin 缺陷病是一种常染色体隐性疾病，目前国内无该病例相关报道，日本统计发病率为 1/23 万～ 1/10 万。Citrin 缺陷病是由于编码 Citrin 蛋白的 SLC25A13 基因突变所致。Citrin 蛋白是一种位于线粒体内膜上的天冬氨酸 / 谷氨酸载体（aspartate glutamate carrier，AGC），其主要功能是将天冬氨酸由线粒体转运到细胞质，同时将瓜氨酸逆转运，参与尿素循环、蛋白质和核苷酸合成等机体多种代谢通路。同时作为苹果酸 / 天冬氨酸穿梭的一员，将胞质中还原型烟酰胺腺嘌呤二核苷酸（NADH）运至线粒体参与糖代谢过程。当Citrin 蛋白缺乏时通过以上两种途径导致各种尿素循环障碍，以及蛋白质、脂肪及糖代谢紊乱，从而引起相应的症状[1, 2]。

成人期发作高瓜氨酸血症 II 型（adult-onset type II citrullianaemia，CTLN2）是 Citrin 缺陷病的一种临床亚型。多数 CTLN2 患者以神经精神症状为主，与肝性脑病极为相似，表现为突发意识丧失、行为异常、攻击倾向、定向力障碍、扑翼样震颤、谵妄、嗜睡等。部分严重的患者可反复发病，数年后死于脑水肿。实验室检查多有高氨血症和高瓜氨酸血症。肝脏影像学或病理学检查多表现为脂肪肝。与大多数非酒精性脂肪性肝病患者不同的是，CTLN2 患者的 BMI 通常 $\leqslant$ 15kg/m^2，却常合并高脂血症，这也是 CTLN2 患者鲜明的特点之一。此外，CTLN2 患者具有特殊的饮食偏好，如喜食富含蛋白质和脂肪的食物，如花生和豆类；厌食富含糖类的食物，如大米、糖果等。这种特殊的饮食习惯与 Citrin 缺陷病理生理学机制有关[3]。本例患者以神经精神症状起病，高氨血症，BMI 仅为 12.49kg/m^2，三酰甘油高，合并非酒精性脂肪肝，具有特殊的饮食偏好，最终结合代谢性酶学及遗传学检测突变位点明确诊断。

治疗上，饮食管理是非常重要的。CTLN2 患者推荐低糖、高蛋白饮食。而高糖、低蛋白饮食，包括输注高糖溶液等常规治疗肝性脑病的方法，可导致发病并且加重病情，甚至引发脑水肿而死亡。药物治疗效果有限。散在病例报道表明，补充丙酮酸钠对 CTLN2 可能有效，可改善临床症状、高氨血症和瓜氨酸血症等[3]。精氨酸参与尿素生成过程，亦可改善高氨血症和瓜氨酸血症，可能对治疗 CTLN2 有效[4]。但目前国内外尚缺乏上述药物的大宗病例报道和随机对照临床研究的资料。肝移植被认为是目前最有效的治疗手段。肝移植后 CTLN2 患者症状及代谢指标均可恢复正常，改善患者的生活质量，10 年生存率高达 95.5%[5]。但存在肝源短缺、费用高昂、器官排异等困难，且肝移植的远期效果尚待进一步评估。在该病例中，由于国内尚无丙酮酸钠，为患者从日本购买丙酮酸药物治疗，结合饮食管理后神经精神症状得到控制。后期在外院进行了肝移植，近期效果较好。

笔者认为，对临床上发现神经精神障碍、肝功能异常及高氨血症，不能仅考虑肝性脑病，还应该详细询问病史，抓住病例的主要特点，尤其是对低体重合并脂肪肝时，还要考虑到 Citrin 缺陷病可能。但由于该病罕见，误诊率较高，仅靠临床表现、生化及实验室检查等无法获得明确诊断，还需要精准的基因检测确诊。笔者也希望通过本病例的分享，提高国内临床医师对该病的认识。

四、专家点评

Citrin 缺陷病主要有两种表型，成人起病的 II 型瓜氨酸血症和 Citrin 缺陷导致的婴儿肝内胆汁淤积症（intrahepatic cholestasis caused by citrin deficiency，NICCD）。该病例 17 岁男孩出现的神经系统症状与肝性脑病相似，突发定向障碍、意识丧失、行为异常，有高氨血症，头颅 CT 无异常发现。患者有轻度肝功能异常，AST 高于 ALT，但肝脏穿刺病理提示脂肪肝。脂肪肝患者出现神经系统异常症状，未能有其他更多的解释，这让主治医师一度陷入诊断的迷途。因高糖饮食而诱发。通过追问病史，发现患者有喜食肉类和发病前大量进食巧克力一类高糖食物史。这时对于一般的临床医师用常规的诊断方法和思路很难作出准确的诊断，由于现代分子生物学技术的发展，临床医师也应该考虑应用分子和基因诊断技术。该文作者积极对患者进行代谢酶学检查和基因检测，最后确诊为 Citrin 缺陷病。诊断明确后为患者后续的饮食指导、之后反复发病的对症治疗及后期选择肝脏移植提供了明确的治疗依据。

作者：王民 王宇 欧晓娟（首都医科附属北京友谊医院肝病中心 首都医科大学少见罕见肝病临床诊疗与研究中心）

点评者：陆伦根（上海交通大学附属第一人民医院消化科）

参 考 文 献

［1］Saheki T，Kobayashi K，Iijima M，et al. Metabolic derangements in deficiency of citrin，a liver-type mitochondrial aspartate-glutamate carrier. Hepatol Res，2005，33（2）：181-184.

［2］Saheki T，Kobayashi K，Iijima M，et al. Pathogenesis and pathophysiology of citrin（a mitochondrial aspartate glutamate carrier）deficiency. Metab Brain Dis，2002，17（4）：335-346.

［3］Saheki T，Inoue K，Tushima A，et al. Citrin deficiency and current treatment concepts. Mol Genet Metab，2010，100 Suppl 1：S59-64.

［4］Imamura Y，Kobayashi K，Shibatou T，et al. Effectiveness of carbohydrate-restricted diet and arginine granules therapy for adult-onset type Ⅱ citrullinemia：a case report of siblings showing homozygous SLC25A13 mutation with and without the disease. Hepatol Res，2003，26（1）：68-72.

［5］Kimura N，Kubo N，Narumi S，et al. Liver transplantation versus conservative treatment for adult-onset type Ⅱ citrullinemia：our experience and a review of the literature. Transplant Proc，2013，45（9）：3432-3437.

缩 略 词 表

AFP	甲胎蛋白	alpha-fetoprotein
Alb	白蛋白	albumin
AIH	自身免疫性肝炎	autoimmune hepatitis
ALD	酒精性肝病	alcoholic liver disease
ALF	急性肝衰竭	acute liver failure
ALP	碱性磷酸酶	alkaline phosphatase
ALT	丙氨酸氨基转移酶	alanine aminotransferase
APTT	活化部分凝血活酶时间	activated partial thromboplastin time
AST	天冬氨酸氨基转移酶	aspartic aminotransferase
BAS	嗜碱性粒细胞	basophil granulocyte
BUN	尿素氮	urea nitrogen
C Ⅲ	Ⅲ型胶原蛋白	type Ⅲ collagen
C Ⅳ	Ⅳ型胶原蛋白	type Ⅳ collagen
CEA	癌胚抗原	carcinoembryonic antigen
CHB	慢性乙型肝炎	chronic hepatitis B
CHE	胆碱酯酶	cholinesterase
CHOL	胆固醇	cholesterol
CRE	肌酐	creatinine
CRP	C- 反应蛋白	C-reactive protein
CT	X 线计算机断层摄影术	X-ray computed tomography
CTL	细胞毒性 T 淋巴细胞	cytotoxic T lymphocyte
DBil	直接胆红素	direct bilirubin
DMSO	二甲亚砜	dimethyl sulfoxide
EOS	嗜酸性粒细胞	eosinophil granulocyte
ESR	血沉	erythrocyte sedimentation rate
FIB	纤维蛋白原	fibrinogen
GGT	γ- 谷氨酰转移酶	gamma-glutamyltransferase
Glob	球蛋白	globulin
HAV	甲型肝炎病毒	hepatitis A virus
Hb	血红蛋白	hemoglobin
HBcAg	乙型肝炎核心抗原	hepatitis B core antigen
HBeAg	乙型肝炎 e 抗原	hepatitis B e antigen